放射線技術学スキルUPシリーズ

標準
X線CT画像計測

Image quality and radiation dose assessment of X-ray CT

日本放射線技術学会◎監修　市川勝弘・村松禎久◎共編

改訂2版

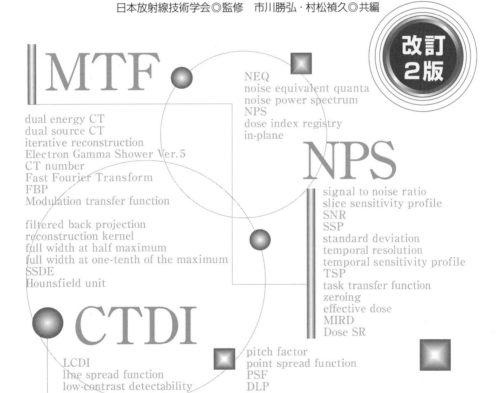

Ohmsha

放射線技術学スキル UP シリーズ
標準 X 線 CT 画像計測（改訂 2 版）

編著者：市川　勝弘（金沢大学医薬保健研究域）
　　　　村松　禎久（国立がん研究センター 東病院）
著　者：佐藤　和宏（東北大学大学院医学系研究科）
　　　　原　　孝則（中津川市民病院医療技術部）
　　　　丹羽　伸次（中津川市民病院医療技術部）
　　　　瓜倉　厚志（静岡県立静岡がんセンター画像診断科）
　　　　西丸　英治（広島大学病院診療支援部）
　　　　大橋　一也（名古屋市立大学病院中央放射線部）
　　　　藤井　啓輔（名古屋大学大学院医学系研究科）
　　　　小山　修司（名古屋大学脳とこころの研究センター）
　　　　高木　　卓（千葉市立海浜病院放射線科）
　　　　野村　恵一（国立がん研究センター東病院）

(執筆順)

Microsoft Windows および Microsoft Office Excel は，米国およびその他の国における Microsoft Corporation の登録商標です．
　その他，記載されている会社名，製品名は各社の商標または登録商標です．

本書を発行するにあたって，内容に誤りのないようできる限りの注意を払いましたが，本書の内容を適用した結果生じたこと，また，適用できなかった結果について，著者，出版社とも一切の責任を負いませんのでご了承ください．

　本書は，「著作権法」によって，著作権等の権利が保護されている著作物です．本書の全部または一部につき，無断で次に示す〔　〕内のような使い方をされると，著作権等の権利侵害となる場合があります．また，代行業者等の第三者によるスキャンやデジタル化は，たとえ個人や家庭内での利用であっても著作権法上認められておりませんので，ご注意ください．
　　　〔転載，複写機等による複写複製，電子的装置への入力等〕
　学校・企業・団体等において，上記のような使い方をされる場合には特にご注意ください．
　お問合せは下記にお願いします．
　〒101-8460　東京都千代田区神田錦町 3-1　TEL.03-3233-0641
　　　株式会社オーム社編集局（著作権担当）

改訂 2 版 はじめに

　X線コンピュータ断層撮影（computed tomography : CT）が登場して，半世紀以上が経過し，その間に起きたエレクトロニクス技術の発展はほぼ遅滞することなくCTに注ぎ込まれていった．それは，1画像を取得するのに5分間を要した初期から，現在では全身を数秒で撮像し1mm以下のisotropicなボクセルを持つ3次元データが出力されるようになった目をみはる発展からも理解できる．このCTから出力される画像は，人体内の線減弱係数μを元にした計測値の分布であるが，様々な要因から誤差を含み，これが診断の妨げとなる．その最たるものは，X線量子ノイズを主要因とする画像ノイズである．近年，逐次近似再構成技術（iterative reconstruction : IR）が導入され，CT画像のノイズ低減がある程度実現されたことで，この"妨げ"は緩和されたかのように見える．

　しかし，CTで現場を務める診療放射線技師や放射線科医師からはこのIRの導入に両手を上げて賛成できないという意見が少なからず聞かれる．IRが，ノイズやコントラストに依存して画像内で画質がコントロールされる非線形な画像であることの理解は広がっているが，その影響を測定し評価する手法は確立されてはいない．この手法を確立し真に診断に役立つ画像を提供するために，IRの画質特性の理解と評価手法の習得が必要となるが，IRの画像に集中して評価することを編者としてはお勧めしない．

　すべてのCT装置に装備される基本的画像再構成法は，filtered back projection（FBP）法であり，これは，基本に忠実でほぼ線形なデータ処理によって導かれる信頼性の高い手法である．ノイズは画像に寄与したX線量に依存し（線量の平方根に反比例），信号対雑音比の2乗は線量に比例する．フィルタ関数によって，空間周波数特性が変化しノイズとのトレードオフが成立する．ただし，CT装置の構成や検出器の完成度に依存して不必要なノイズ増加やアートファクトを生じる．IRはこのような特性を有するFBP法の上に立脚したものである．

　一方で，CTはX線を入力源とする以上，被検者は確実に放射線に曝される．実効線量で100mSv以下，いわゆる低線量被ばくによる人体への影響は，科学的には証明されていない．このため，放射線防護の原則として，"被ばくを経済的および社会的な要因を考慮に入れながら合理的に達成できるかぎり低く保たなければならない（as low as reasonably achievable : ALARA）"ことはよく知られている．CT-AECやIRの導入は，画質と線量のバランス点を動かし，被ばく線量の低減を

改訂2版はじめに

可能にする．また体軸方向のビーム幅の拡幅は，線量効率を向上させる．

しかし，これらの装置の高度化に，操作モニタに表示される線量指標のエディションや精度を十分に考慮せずに，統計処理し，診断参考レベルとの対比で満足すべきでない．世界は，"平均的な患者"に対する医療から，"特定の疾患にかかりやすい集団（subpopulation）"に分類し医療サービスを提供（Precision Medicine）する取り組みへと進んでいる．

本書では，CTの画質測定においては，素直な（リニアな）特性のFBP画像の特性について基礎から丁寧に解説し，演習を通じて確認できる．そして"その上で"，IRの画質特性も学ぶこともできる．また線量測定においては，線量指標の成り立ちを正確に解説し，演習を通じて表示される線量指標との対比ができる．そして，被検者の体格を考慮したSize-Specific Dose Estimates：SSDEの算出方法，さらには被検者個々の臓器線量をシミュレーションする例も記述されている．

最近は，異なる2つの線質で収集した撮像データから物質分別などを可能とするデュアルエナジーCTが臨床で使用されるようになり，ますますその画質特性・線量特性が複雑化している．本書でCTの画質測定・線量測定の基礎を学び，CT-AEC，IR，そしてデュアルエナジーCTの応用研究に発展させていただきたい．

2018年3月

編者しるす

第 1 版 は じ め に

あることがきっかけで，この本の著者の一人である市川勝弘氏と二人で今年の5月初めにスウェーデンを訪れた．滞在先でノーベル物理学賞の選考委員長であったPer Carlson教授（この方は2002年に小柴教授が受賞された時のプレゼンターも務められている）にお会いする機会を得，ノーベル物理学賞と化学賞を選考するThe Royal Swedish Academy of Sciencesを見学させていただいた．選考会議を行う会議室や受賞者に電話をかける部屋などを紹介していただき，あこがれていた世界を身近に感じることができた．医学を対象とするノーベル生理学・医学賞を選考するのはカロリンスカ大学で，そのすぐ近くにあったが，残念ながら今回は前を通っただけで訪れることは叶わなかった．

1972年4月，英国のEMI社が世界初のX線CT装置EMI Scannerを発表した．その衝撃は今日まで続いているといっても過言ではない．CTの原理である立体復元の数学的理論は1917年，オーストリアの数学者ヨハン・ラドン（Johann Radon）によって確立されている．その数学的な美しさは見事であるが，それを実現するまでには長い年月が必要であった．CTの実現のための数学的解法と技術開発によりアラン・コーマック（Allan M. Cormack）とゴッドフライ・ハウンスフィールド（Godfrey N. Hounsfield）にノーベル生理学・医学賞が授与されたのは1979年のことであった．CTの開発までの間に多くの研究者が断層撮影法を発表している．我が国でも1951年に高橋信次先生がX線フイルムを利用した回転横断撮影法を発表し，1958年には梅垣洋一郎先生がエミッション型による逆投影法を発表している．これらの先生方がなぜノーベル賞を受賞されなかったのかは私には不思議でならないが，それほどCT装置の医学に与えたインパクトが大きかったということであろう．

さて，わが国は世界有数のCT保有国である．少し古いデータで申し訳ないが，2000年の経済開発協力機構（OECD）のHealth Dataでは人口100万人当たりのCT保有台数は日本が69.2で2位の韓国の20.1をはるかに引き離して世界一である．2002年の厚生労働省のデータではCTの保有台数は7,920台であった．このようなことから，2004年にLancetに掲載されたBerrington de Gonzalezらの論文は，我が国に大きな衝撃を与えた．彼らはこの論文で，我が国のX線による診断での医療被曝は世界一であり，それによる発癌率は発生する癌全体の3.2%（年間7,582人）にのぼり，その大半はCTによる被曝であると述べている．その後，多

第1版はじめに

くの研究や調査が行われ，この論文に対する疑問や問題点が指摘されたことから，必ずしもこの数字を額面通りに受け取ることには疑問があるようであるが，CTの保有台数が世界一であることには変わりはなく，その取扱いに責任があることは言うまでもない．

　前置きが長くなったが，本書はCT装置の画質と線量の計測に関するおそらく世界で初めての書である．CTの原理や解説，診断に関する書は多々あるが，画質と線量の測定法について詳細に記したものがないということは，ある意味驚きであり，ある意味納得でもある．それはこの書をご覧になればわかることであるが，ここまで詳細に記述するためには，その背景として非常に膨大な知識と経験，データの蓄積がなければできないからである．それは，単に我が国のCTの保有台数が世界一だからということではなく，常日頃CT装置を取り扱う診療放射線技師の方々が，通常の診療業務の間を縫って弛まぬ努力と研究を行い，詳細なデータを蓄積された結果であると確信している．世界一のCTの保有台数と世界一の研究レベルを保つ診療放射線技師のグループがあったからこその結果である．この書をもとに，普段の診療から高い研究レベルまで縦横無尽にCT装置を扱っていただきたい．それが本書に携わる者の願いでもある．

2009年8月

　　　　　　　　　　　　社団法人　日本放射線技術学会　元会長　小寺吉衞

目　次

改訂2版はじめに
第1版はじめに
本書の使用方法

序章　概　論

1. CT装置の発展と画質計測 …………………………………… ［市川］… *2*
2. CTの基本構成と画像再構成 ………………………………… ［市川］… *3*
    2.1　基本構成　*3*
    2.2　投影データ　*4*
    2.3　フィルタ補正逆投影法　*5*
    2.4　CT値　*7*
3. 画質への影響因子 …………………………………………… ［市川］… *8*
    3.1　投影データの精度　*8*
    3.2　投影データのディジタル的な扱い　*9*
    3.3　CT画像の均一性　*10*
    3.4　画像再構成の画質への影響　*12*
    3.5　スライスコリメーションとディテクタコリメーション　*14*
    3.6　CTシステムの線形性　*15*
    3.7　逐次近似再構成画像の画質計測　*16*
4. CTの線量測定 ………………………………………………… ［村松］… *17*
    4.1　CTの線量測定の前に　*17*
    4.2　CT画像における画質と線量のバランス点　*18*
    4.3　ポジショニング技術と被ばく線量　*19*
    4.4　CT検査における被ばく線量評価と医療被ばくの履歴管理　*20*
    ◎ 参考文献　*22*

第1章　スライス面の画質評価

1・1　空間分解能 ………………………………………………… ［佐藤］… *26*
    1・1・1　CTにおける空間分解能の定義　*26*
    1・1・2　空間分解能の測定　*28*
        〔1〕繰り返しパターンファントム　*28*
        〔2〕MTFの測定　*29*
            （1）測定原理　*29*
            （2）ワイヤ法　*33*

◎演習（ワイヤ法）　42
　　〔3〕非線形画像のMTFの測定　48
　　　（1）ESF（ERF）法　48
　　　（2）円形エッジ法　52
　　　◎演習（エッジ法・円形エッジ法）　54
　1·1·3　空間分解能の臨床応用　61
　　〔1〕撮影条件と空間分解能　61
　　〔2〕非線形画像のMTF　66
　　　◎参考文献　70

1·2　ノイズ特性 ……………………………………………［原］… 72
　1·2·1　CTにおけるノイズ特性の定義　72
　1·2·2　CTにおけるノイズ特性の影響因子　76
　　〔1〕X線量子の影響　76
　　〔2〕システムノイズ　77
　　〔3〕再構成・画像処理等の出力パラメータの影響　77
　1·2·3　ノイズ特性の測定　78
　　〔1〕ファントム　78
　　〔2〕SDによる評価　79
　　〔3〕NPSによる評価　80
　　　◎演習（ノイズ画像の解析）　85
　1·2·4　ノイズ特性評価の臨床応用　91
　　〔1〕撮影条件とノイズ　91
　　〔2〕非線形画像のノイズ　96
　　　◎参考文献　98

1·3　CNR測定 …………………………………………［丹羽］… 102
　1·3·1　CTにおけるCNRの定義　102
　1·3·2　CNR測定法　106
　　〔1〕測定原理　106
　　〔2〕ファントム　106
　　〔3〕データ処理　109
　　　◎演習（CNR）　112
　1·3·3　CNR測定の臨床応用　118
　　〔1〕撮影条件とCNR　118
　　〔2〕非線形画像のCNR　122
　　　◎参考文献　124

1·4　Signal-to-noise ratio（SNR）測定 …………………［瓜倉］… 126
　1·4·1　CTにおけるSNRの定義　126
　1·4·2　データ処理　128

- 1·4·3　SNR測定の臨床応用　*130*
  - 〔1〕　撮影条件とSNR　*130*
  - 〔2〕　非線形画像のSNR　*131*
- ◎参考文献　*133*

第2章　体軸方向の特性　［西丸］

2·1　スライス厚 …………………………………………………… *136*
- 2·1·1　CTにおけるスライス厚の定義　*136*
  - 〔1〕　ノンヘリカルスキャンとヘリカルスキャン　*136*
  - 〔2〕　ピッチファクタ　*138*
  - 〔3〕　SSP　*138*
  - 〔4〕　SSP測定の意義　*142*
  - 〔5〕　Slice profile quality index（SPQI）　*142*
- 2·1·2　SSPの測定　*143*
  - 〔1〕　測定原理　*143*
  - 〔2〕　ファントム　*143*
  - 〔3〕　データ収集　*146*
  - 〔4〕　データ処理　*147*
  - 〔5〕　体軸方向のMTF　*149*
- 2·1·3　傾斜金属線による測定　*151*
  - 〔1〕　測定原理　*151*
  - 〔2〕　ファントム　*152*
  - 〔3〕　データ収集　*153*
  - 〔4〕　データ処理　*155*

2·2　SSPの臨床応用 ……………………………………………… *156*
- 2·2·1　撮影条件とSSP　*156*
  - 〔1〕　設定スライス厚の検証　*156*
  - 〔2〕　焦点サイズの影響　*157*
  - 〔3〕　ヘリカル補間再構成法による影響　*158*
  - 〔4〕　ピッチファクタ（ヘリカルスキャン）の影響　*158*
  - 〔5〕　収集データのコリメーションの影響（スライス厚，列数）　*158*
  - 〔6〕　その他の情報（再構成関数）　*160*
  - 〔7〕　体軸方向MTFの臨床応用　*160*
  - 〔8〕　体軸方向MTFによる再構成間隔の決定　*163*
- 2·2·2　非線形画像のSSP　*164*
- ◎演習（SSPの解析）　*168*
- ◎演習（MTFの解析）　*171*

◎ 参考文献　*174*

第3章　時間領域の評価　［大橋］

3·1　時間分解能　*178*
3·1·1　CTにおける時間分解能の定義　*178*
〔1〕　CTにおける時間分解能　*178*
〔2〕　時間感度プロファイル　*178*
〔3〕　TSPの評価　*180*
〔4〕　時間領域のインパルス信号とTSP　*180*
〔5〕　TSPに影響する因子　*182*
3·1·2　TSPの測定　*183*
〔1〕　測定原理　*183*
〔2〕　ファントム　*184*
〔3〕　データ収集　*186*
〔4〕　データ処理　*187*
3·1·3　時間分解能測定の臨床応用　*188*
〔1〕　撮影条件とTSP　*188*
〔2〕　心臓CTの時間分解能　*189*
◎ 演習（TSPの解析）　*193*
◎ 参考文献　*196*

第4章　CTの線量計測

4·1　CT装置における線量計測
　　　　　［村松・小山・高木・野村・藤井］… *198*
4·1·1　線量計測の基礎　*198*
〔1〕　CTによる被ばく形態　*198*
〔2〕　Computed Tomography Dose Index（CTDI）　*198*
〔3〕　Multiple Scan Average Dose（MSAD）　*199*
〔4〕　MSADとCTDIの理論的関係　*200*
〔5〕　MDCTにおけるCTDIの適用　*201*
〔6〕　Dose Length Product（DLP）　*201*
〔7〕　Size-Specific Dose Estimates（SSDE）　*202*
　（1）　背景と概略　*202*
　（2）　AAPM TG204レポートの背景　*202*
　（3）　AAPM TG220レポートの背景　*204*
　（4）　CT（axial）画像による算出例と解釈　*206*
〔8〕　ヘリカルスキャンにおけるCTDI，DLPの適用　*208*

〔9〕　CTDI用線量測定システム　*209*
　〔10〕　標準規格上のCTDI$_{vol}$の変遷　*210*
　〔11〕　ペンシル型チェンバによるCTDI$_{vol}$測定の限界　*212*
4·1·2　線量プロファイルの測定方法　*213*
　〔1〕　MDCTにおけるオーバービーミング現象　*213*
　〔2〕　Film法による線量プロファイルの測定　*214*
　　（1）　線量に対するフィルム濃度曲線の作成　*214*
　　（2）　線量プロファイルの測定　*216*
　　（3）　線量効率の測定例　*217*
4·1·3　実効エネルギーの測定　*218*
　〔1〕　実効エネルギー測定の必要性と測定限界　*218*
　〔2〕　実効エネルギーの測定方法　*220*
　　（1）　固定照射法　*220*
　　（2）　回転照射法　*221*
4·1·4　CTDIの測定方法　*223*
　〔1〕　データ収集および解析　*223*
　　（1）　使用機器　*223*
　　（2）　CTDIの計算式　*224*
　　（3）　DLPの計算式　*226*
　　（4）　CTDI$_{free\ air}$の測定　*227*
　　（5）　CTDI$_w$の測定　*228*
　　（6）　計算　*230*
　　（7）　測定値の評価と管理　*230*
　◎ 演習（CTDIの測定）　*232*
4·1·5　CTDI・DLPの臨床応用　*237*
　〔1〕　X線CT装置の精度管理における線量評価　*237*
　〔2〕　版（Ed.）の違いによるCTDI　*237*
　〔3〕　CTDI測定の被写体サイズに対する考察　*238*
　〔4〕　診断参考レベル　*240*
　〔5〕　CT Dose Check　*241*
　〔6〕　線量管理システム（Dose Index Registry：DIR）　*244*

4·2　CT検査における線量計測　……………［藤井・小山・野村］… ***247***

4·2·1　実効線量による評価の考え方と活用　*247*
　〔1〕　実効線量の評価の考え方　*247*
　　（1）　等価線量の計算式　*247*
　　（2）　実効線量の計算式　*247*
　〔2〕　実効線量の活用と利用上の注意点　*249*
4·2·2　人体ファントムを用いた線量測定の方法　*250*
　〔1〕　使用機材　*250*

　　　　（1）　人体型ファントム　　*250*
　　　　（2）　小型線量計　　*250*
　　〔2〕　人体型ファントムとTLD素子を用いた線量測定　　*251*
　　　　（1）　TLDの準備　　*251*
　　　　（2）　人体ファントムの照射　　*252*
　　　　（3）　TLD素子の読み取り　　*252*
　　　　（4）　測定値の取り扱い　　*253*
　4・2・3　シミュレーションによる線量評価　　*255*
　　〔1〕　汎用モンテカルロシミュレーションコード　　*255*
　　　　（1）　EGS5　　*256*
　　　　（2）　EGS5によるX線CTシミュレーション　　*256*
　　〔2〕　線量計算ソフトウェア　　*260*
　　　　（1）　線量計算ソフトウェアCT-Expoの概要　　*260*
　　　　（2）　線量シミュレーションソフトウェアImpactMCの概要と使用例　　*261*
　　◎ 参考文献　　*266*

索　　引 ……………………………………………………………… *270*

本書の使用方法

本書では，各章の理解をより深められるように，実際の画像ファイルを使っての演習セクションが設けてあります．その中で使用するCT画像計測用のソフトウェアは，特定非営利活動法人日本CT技術学会から配布されている「CTmeasureBasic」と，著名な画像処理ソフトウェアでNational Institutes of Health (NIH) より提供されている「ImageJ」です．一部，日本CT技術学会の会員のみが使用できる「CTmeasure」を用いた演習がありますが，その演習を是非学びたいという方は，当該学会へ入会して，ソフトウェアを取得してください．

画像計測用のソフトウェアは，以下のURLから所定のリンクやバナーなどをクリックすることで取得できます．
◆ CTmeasureBasic
→ http://www.jsct-tech.org/ （特定非営利活動法人 日本CT技術学会）
◆ ImageJ
→ https://imagej.nih.gov/ij/

演習に必要な画像ファイルやEXCELシート等は，オーム社のホームページからダウンロードできます．
◆ https://www.ohmsha.co.jp/
→ トップページの「書籍・雑誌検索」に本書名（標準 X線CT画像計測 改訂2版）を入力して検索 → 本書ウェブサイト → 「ダウンロード」タブ
※ ダウンロードサービスは，やむを得ない事情により，予告なく中断中止する場合があります．

■禁止事項
ダウンロードファイルに収録されているデータの著作権は，本書の監修者である公益社団法人 日本放射線技術学会に帰属します．なお，すべてのファイルに関して許可なく転載・複写・配布・加工することをお断りします．また，無断で営利目的に使用することはできません．
ダウンロードファイルは，個人で利用する範囲のみを対象として作成しており，それ以外の目的でのご使用は，著作者および出版社の許可がある場合を除いて，固く禁じます．

本書の使用方法

■免責事項

　ダウンロードファイルに収録されたデータを利用・運用したことによる直接あるいは間接的な損害に関して，著作者およびオーム社はいっさいの責任を負いかねますので，あらかじめご了承ください．ご利用は，利用者個人の責任において行ってください．また，ソフトウェアの動作・実行環境，操作についてのご質問にはいっさいお答えすることはできません．

序章

概　　論

1. CT装置の発展と画質計測
2. CTの基本構成と画像再構成
3. 画質への影響因子
4. CTの線量測定

序章
概　　　論

1．CT装置の発展と画質計測

　　　Computed tomography（CT）は，エレクトニクスとコンピュータ技術の医療応用として最も成功した機器の1つであり，現在まで，magnetic resonance imaging（MRI）と並んで，医療画像診断の中心を担っている．MRIが発展し様々なシーケンスから多種多様なコントラストや生体機能値を持つ画像が出力されるのに対して，CT装置からは長年物体の密度に比例したCT値分布を示した画像が提供されてきた．近年，2管球を装備したCT装置によりデュアルエネルギー収集が可能となり，密度だけでなく線減弱係数の線質依存を解析して仮想単色画像再構成や物質弁別を可能とする技術の臨床応用が進んだ．このデュアルエネルギーにおいては，収集方式が高速kVスイッチング，2層検出器，およびビームの体軸方向分割など様々な方式が実用化され，多くのアプリケーションとともに急速に普及し，CTの高い空間分解能と即時性という利点だけでなく，病巣の性状解析にまで及ぶ高い臨床的有用性によりその役割は引き続き重要とされている．

　　　CT装置においては，性能評価のためのガイドライン[1]〜[5]が従来より出版されており，その中の性能評価手法は主にファントム画像の目視評価を中心としたものが多く，本書で取り上げる定量的な評価法の記述が一部含まれる程度であった．その中で，CT装置の発展はめざましく，これらのガイドラインが半ば取り残されるような形で，今や前述したデュアルエネルギースキャンを可能とした装置や，160 mmというワイドカバレッジが可能な256列や320列の幅広い平面上の検出器（面検出器）を有したCT装置も製品化されるに至っている．そして，CTの基本的な原理からやや外れた機構であったとしても，分解能や高速性を重視する傾向にあり，低速で基本に忠実なCTに比べて基本的な画質が低下することは容認される形で発展してきた．

　　　例えば，ヘリカル機構のCTでは，スキャン中に寝台が移動するため目的断面の投影データはごく限られ，必要な他の投影データは補間によって作成されることから，その影響はスライス厚やノイズ特性に影響した．また検出器を多数列有するマルチスライスCT装置は，中心の検出器以外は，コーン角のある斜めの投影であるために1断面における投影データ収集の原理が守られていない．さらに，ハイエンドのマルチスライスCTや面検出器CTでは体軸方向の検出器幅は80〜160 mmに広がり，CTの原理に対して忠実なナロービームではなくなり，散乱線の影響が無視できなくなってきている．よって，従来のチャンネル方向だけに隔壁を立てる散乱線除去格子では不十分となり，体軸方向にも散乱線を制限するように3次元構造を持つ高性能な散乱線除去格子を装備する傾向にある．しかし，ワイドカバレッジによるコーン角の増加は深刻であり，コーン角補正のアルゴリズムをもってしても不十分な領域に達している．

このように，CT装置の発展は，多種多様な機構変化をもたらしたため，スキャンパラメータの設定によって画質や被曝線量は大きく変化するようになり，もはや装置の性能評価という目的ではなく，1つ1つのパラメータに対する特性変化を詳細に評価する必要性を引き出してきた．そのために有効な手法は，画質においては定量的な結果の導き出せる物理的評価手法であり，本書で紹介するスライス面の空間分解能とノイズ特性，体軸方向の空間分解能，そして時間分解能は代表的な評価項目とされ，それらを正確に測定する技術の習得の必要性は高い．また，線量評価においても，各評価項目を正しく理解し，精度良く測定して活用することは重要である．

本書では，CTの画質評価と線量計測について，定義，測定技術，臨床応用に分けて詳細に解説した．非常に基本的な事柄であっても省略せずに解説することに努めたため，CT検査における初学者の方にもある程度習得可能な内容となっている．また演習では，我が国で普及率の高い日本CT技術学会のオフィシャルソフトウェアであるCTmeasureBasicと，表計算ソフトとして名高いExcelでの処理方法を詳細に段階的に解説した．本書によって，基礎から実践までの総合的な知識と技術が習得できることを望む次第である．

なお，本章では，続く各章の補助となるべく，CTの基本的構成について述べ，これらと画質との基礎的関係について解説する．

2．CTの基本構成と画像再構成

2.1 基本構成

現在のCT装置の基本的スキャン機構は，図1に示すファンビーム方式である．

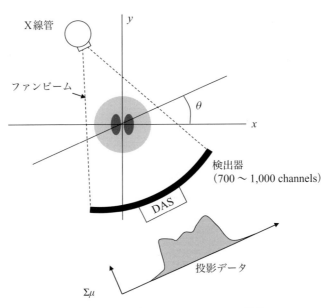

図1 ファンビームによるスキャン機構

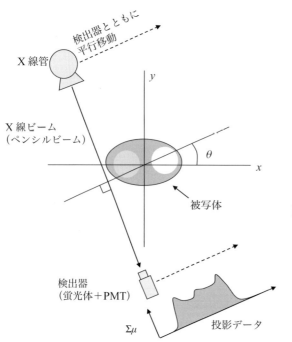

図2 ペンシルビームによる平行走査によるスキャン（第1世代）

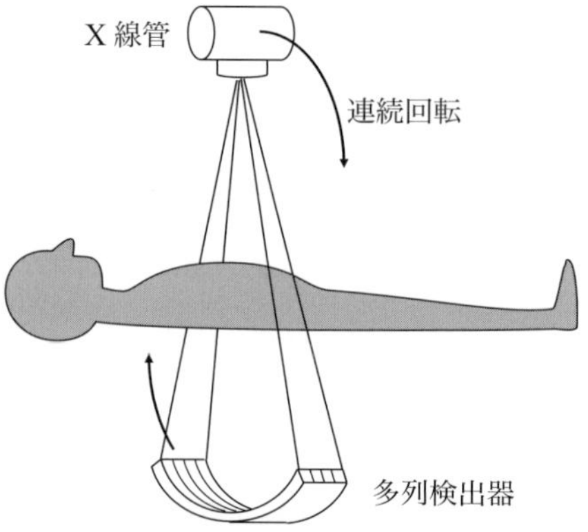

図3 マルチスライスCTによるスキャン機構
スリップリング機構により連続回転が可能であり、マルチスライスの列数増加に応じてさらに高速化される．

CTスキャンの基本に忠実なスキャン機構は，図2に示すようなペンシルビームの平行走査によるスキャンと角度変更を繰り返す方式（第1世代）であるが，この方式では高速度化は不可能である．そこでファンビームにより被写体全体をカバーすることで平行走査をなくした方式（第3世代）が開発され，さらにスリップリングと摺動素子により電源供給を行い連続回転が可能となったことでヘリカルスキャンが実現された．そして検出器を複数列としたマルチスライスCT（図3）へと発展して，連続回転機構とあいまって列数（体軸方向の検出器幅）の増加に応じて高速化が実現された．

2.2 投影データ

CT装置の重要な基本原理は，人体のある断面において多方向から投影したX線の強度分布を用いて，内部のCT値（水の線減弱係数を基準にした値）を計測することである．投影データは，ある角度における投影つまり線減弱係数の積算による1次元分布である．この投影に忠実なスキャン方式は，図2に示したペンシルビームによる平行走査である．ここで，図4左に示した一辺がtで吸収係数の異なる9つ立方体（図では前面から見たため正方形）の投影を考える．図のように左の列の3つの立方体の透過を測ることで，この透過経路上の線減弱係数μの和が次式のように求められる．

$$I = I_0 \cdot e^{-(\mu_1+\mu_2+\mu_3)t} \tag{1}$$

両辺の対数をとり

2. CTの基本構成と画像再構成

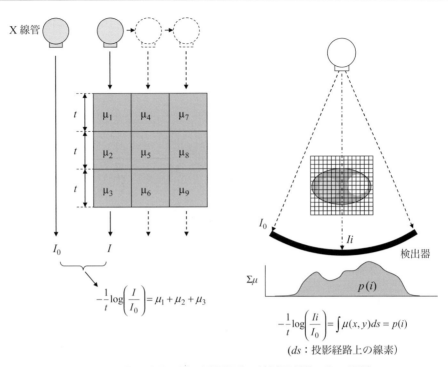

図4 物体の透過X線と透過経路の線減弱係数の和の関係

$$\mu_1 + \mu_2 + \mu_3 = -\frac{1}{t}\log\left(\frac{I}{I_0}\right) \tag{2}$$

　すなわち，被写体の無い状態のX線強度I_0に対する3つの立方体を透過後の強度Iの比の対数をとり$-1/t$を掛けた結果が，透過経路の線減弱係数の和となる．同様に$\mu_4+\mu_5+\mu_6$と，$\mu_7+\mu_8+\mu_9$の和を式（2）に従って求めれば，横方向にスキャンした投影データが得られる．この基本的な考え方は，tがCT画像のボクセルサイズに相当すると考えれば，現実のCTに置き換えることができ，図4右に示すように，I_0が被写体のない場所での検出器のデータ，Iiは検出器の1つ1つの素子からのデータとなり，その素子とX線管焦点とを結ぶ経路上の$\mu(x,y)$の総和からなる投影データがこれらから求められる．図4左では，図の投影の他に横方向の投影と，斜め方向の投影があれば，それぞれから連立一次方程式を解いて各ピクセルのμが求められる．CTの再構成とは，このようにある方向からの投影経路上の和の集合，すなわち投影データから，個々のマトリックスにおけるμを求めることであり，実際には，連立一次方程式を用いるわけではなく，ラドン[7]らが導いた投影切断面定理に従って考案されたフィルタ補正逆投影法が用いられるが，CT値計測のために投影データを求めるための基本的な計算（式2）が行われる点では共通している．

2.3　フィルタ補正逆投影法

　投影切断面定理によると，図5に示すようにある方向からの投影データを1次元フーリエ変換した結果は，空間周波数領域において原点を通る同じ角度の線上（切

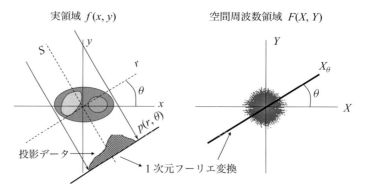

図5 投影切断面定理の概要
ある角度θで得た投影データは，2次元空間周波数領域におけるθの線分上（切断面）の成分に等しい．

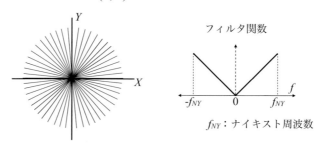

図6 投影データ収集による空間周波数領域の充填（左）と，フィルタ補正逆投影法における基本的なフィルタ関数（右）

断面）の成分である．よって，細かい角度間隔で多方向から投影することにより，空間周波数領域内のすべての情報が得られ，この空間周波数領域の情報を2次元逆フーリエ変換して実分布に変換すれば，断面画像が得られる．しかし，実際のCT装置では，高速な再構成を実現するために投影データを逆投影しながら加算するという手法をとる．この場合多方向からの投影データを何の処理もすることなく逆投影加算することは，**図6**左のように，空間周波数領域を線分により充填していくことと等価である．図からもわかるように逆投影によって空間周波数領域全面のデータが得られるものの，線分の密度は原点付近（ゼロ空間周波数から低空間周波数）に集中しており，その結果として画像に強いボケを生じる．そこで，線分の密度 ρ が $\sqrt{(X^2 + Y^2)}$ に反比例することを補正するように，ρ に比例するようなフィルタ関数（図6右）を用いて投影データをフィルタ処理した後に，逆投影加算することにより，ボケを補正する再構成法がフィルタ補正逆投影法（filtered back projection：FBP）である．FBPでは，フィルタ関数を図6右の基本形から変化させることで画像のシャープネスを調整することが可能である．例えば，高周波成分を抑制することでノイズを低減したフィルタ関数は，腹部や軟部組織に適用され，逆に高周波成分を強調したフィルタ関数は，骨や肺野などの高コントラストな対象

に有効である．このフィルタ関数は，フィルタカーネルや再構成カーネルなどと呼ばれ，それぞれのCT装置に数種から十数種用意されることが多い．このフィルタ関数による解像特性やノイズ特性の変化についてはそれぞれ第1章の1・1節と1・2節を参照されたい．

2.4 CT値

CTでは，前述したように投影と画像再構成（FBP）によりμの2次元分布が得られる．この測定結果のμの値を用いて，CT値は次式で算出される[6]．

$$CT = 1,000 \times \frac{(\mu_t - \mu_w)}{\mu_w} \tag{3}$$

（ただし，μ_t：物体の線減弱係数，μ_w：水の線減弱係数）

ここで特徴的なのは，水の線減弱係数であるμ_wとの比をとることである．物体のμは，線質により変化し，低エネルギーでは大きく高エネルギーになるにつれて減少する．したがって，CT値を単純にμに比例する値とした場合，たとえ120 kVの管電圧を指定したとしても装置によってX線質が異なることでCT値が変化する．これを避けるように式（3）のように，μ_wとの差をμ_wで除して，相対値とすることで線質による影響を低減する．一般には，管電圧は120 kVが標準的であり，これによって，臓器のCT値は装置によらずほぼ一定となり（ある範囲内に収まり），客観的な画像観察が可能となる．ただし，近年，低管電圧撮影が造影検査に有効とされ利用されているが，この場合には，水のCT値がゼロに保たれるだけで，CT値は，特に骨や脂肪組織で大きく変化する．

式（3）から，水のCT値は0となり，線減弱係数が0（吸収がない）の場合にはCT値が$-1,000$，水の2倍の線減弱係数の物質（骨の皮質がそれに近い）が$+1,000$となる．図7に人体の各組織の代表的なCT値をスケール表示した．人体内のCT値は空気と骨と脂肪を除くと，かなり密集した範囲に集中している．この事から，CT画像の画質には，骨などの高コントラストな対象を高い空間分解能で描出する能力とともに，僅かなCT値差を高い密度分解能をもって表す能力が必要とされることがわかる．

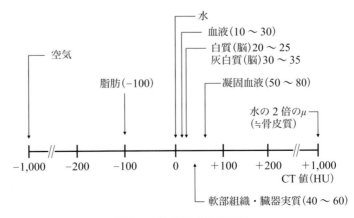

図7　人体各組織のCT値

3. 画質への影響因子

3.1 投影データの精度

　　投影データを微小な点線源を用いて微小なデータ間隔（検出器間隔）で散乱線の影響を受けることなく正確に取得して（図8左），それを微小な投影角度間隔で収集すれば理論的にそのデータから再構成したCT画像（CT値の2次元的分布）は，ボケもノイズもなく元の分布と一致した理想的な画像となる．しかし実際は，X線管の焦点サイズによる半影や，X線検出器素子1つ1つの開口幅によるアパーチャ効果に起因して投影データはボケを有する．そして，検出器素子がある間隔を持って並ぶことから，連続データではなく，離散的データ（ディジタルデータ）となる（図8右）．またX線量子は必ずゆらぎ成分を持っており，投影データにもそのゆらぎは反映され，低線量になる程（被写体の吸収が大きくなる程）ノイズ成分の比率は高くなる．

　　投影データのボケ成分に応じて，CT画像にもボケが表れる．もし微小な1点の物体があるならば，そのCT画像は，1点ではなく，広がりを持った分布に観察される（第1章1·1節，点像強度分布）．このボケへの寄与率はアパーチャ効果とFBP時のデータ補間の影響が主体であると言われ，次いで焦点サイズによる半影が影響する．アパーチャ効果とは，ある1点の強度分布をある開口幅を持った検出器で検出すると，あたかもその開口幅と同じ幅を持った信号に観測される現象であり，それによるボケは開口幅に応じて強くなる．一般的に，CTにおけるアパーチャ効果は，検出器素子自体の開口幅ではなく，回転中心に換算したサイズで論じる．焦点サイズの影響は，少なからず現れ，小焦点ほど解像特性が向上し，スライ

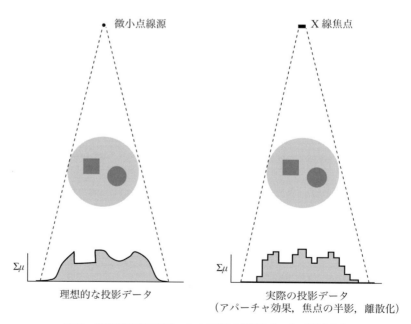

図8　理想的な投影データと実際の投影データ（概念図）

ス厚には1mm以下のthin sliceで影響する．また最近登場した0.25mmの高精細検出器のCTでは，焦点サイズが顕著に影響し，大焦点のままでは十分な効果は得られない．これはCTの回転中心が焦点－検出器間のほぼ中央よりにあり2倍近い拡大ジオメトリになっていることと大きく関係する．拡大ジオメトリでは，焦点の半影の影響が大きいため高解像実現のためには小焦点が不可欠である．

現在主流となっているファンビーム方式は高速なデータ収集を実現する反面，画質劣化を引き起こしやすい．例えば，X線焦点に近い領域では半影の影響が強くなり解像度が低下する．したがって，CTのスライス面内解像度は，周辺に行くに従い低下する．また高速に回転しながら投影することで周辺部は検出器の時間分解能の影響を受けやすくなり，これも解像度に影響する．したがって，高速スキャンは高い時間分解能を有する検出器と，細かい角度間隔の投影が不可欠であるが，これには膨大な検出データに対して非常に高速な処理が必要となりCT装置では常に時代の最先端の信号処理技術が利用されている．

3.2　投影データのディジタル的な扱い

CT画像はディジタルデータである投影データから再構成され，その再構成された画像も当然，ディジタル画像である．しかし，CTの投影は，1.0度以下の非常に細かい角度間隔で投影されることから，投影データの1つ1つは離散的データであっても，複数の投影データにおいて，物体は様々なアライメントで検出器素子に投影され，結果的に投影データのサンプリング間隔をほぼ無視してアナログに近いデータとして取り扱うことが可能である．**図9**は，スライス面と垂直に張ったごく細い金属ワイヤから得られた点像強度分布である．CTのDFOV（display field of view）を50mmとして拡大再構成した画像（図9左）では，ごく自然なグラデーションを持った画像となり，ディジタル画像特有のサンプリングに起因するエリアシング誤差は見られない．しかし，DFOVを300mmとした画像では（図9右），ピクセルによるモザイク状の画像が観察され，DFOVが大きく画素ピッチが荒いことに起因するエリアシング誤差が生じる．このことは，CT画像の元となる生データは，非常に細かいサンプリング（オーバーサンプリング）を行ったディジタル画像と同じように扱えることを意味しており，拡大再構成することでその細かい

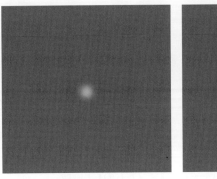
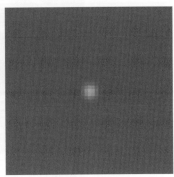

　　　　DFOV＝50mm　　　　　　　　DFOV＝300mm
図9　ごく細い金属ワイヤから得られた点像強度分布のCT画像

サンプリングを生かした画像を再構成できる利点を示している．

一般にディジタルX線画像における解像特性の測定では，ディジタル特有のエリアシング誤差を考慮した測定法が必要である．しかし，CTでは，DFOVを小さくすることでサンプリング間隔を非常に細かくすることができ，そのような考慮の必要性はない（逐次近似再構成法ではこの限りではない）．これはCTの臨床画像において拡大再構成が有効であることと関連している．

3.3 CT画像の均一性

CTは，ごく細くコリメートされた単一エネルギーのX線を用いることで原理に近いスキャンにより透過の計測が正確になり，より理想的な画像となる．しかし，実際は単一エネルギーのX線を得るのは困難であることから，X線管からの連続X線を用い，さらに，スキャン効率のためにある厚みのあるファンビームを用いる．このことによって，連続X線が被写体を通過する際に起こす線質硬化（beam-hardening）や散乱線が問題となり，結果的にCT値の均一性に影響する．図10は，均一性の違う2つの機種の水ファントム画像である．図の右側のCT画像では，線質硬化の補正不良によるキャッピング現象（カッピングとは逆に中心部が高い）と検出器の感度むらによる不均一が出現している．この画像は画像表示のウィンドウ幅を20程度と狭くしているため不均一性が強調されているが，実際の臨床画像での影響も少なからずある．

CT画像の均一性については，このようなCT値の不均一性だけでなく，解像特性とノイズ特性も均一でないことが知られている．解像特性については，ファンビームを用いるCTでは焦点の不鋭の影響が避けられず，周辺部の解像特性は中心より劣る（図11）．ファンビームであるがゆえに，焦点側と検出器側でファンの広がりに応じてデータ密度がかわりこれも不均一性につながる．また，最近の高速化されたCT装置では，検出器の時間分解能の影響を受け周辺部の劣化を起こしている[8]．ファンビーム方式の原理上，周辺部では回転に応じて投影位置がサインカーブを描きながら遷移し，その移動速度は，回転速度に比例する．よって，高速回転化により移動速度が高まり，検出器の時間分解能の影響を受け解像特性が低下す

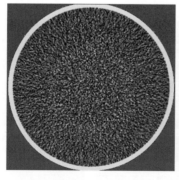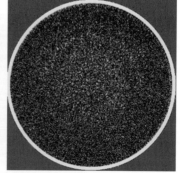

図10　均一な水ファントムのCT画像
　　　右の図では，カッピング現象と検出器感度不均一による画像の不均一性が出現している．

3．画質への影響因子

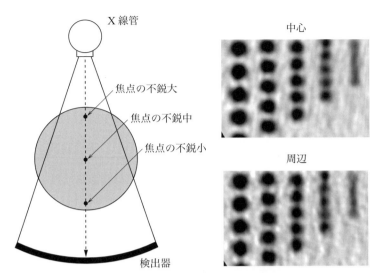

図11　被写体位置によるX線焦点の不鋭の影響と，中心と周辺の高コントラスト分解能ファントムの画像の比較

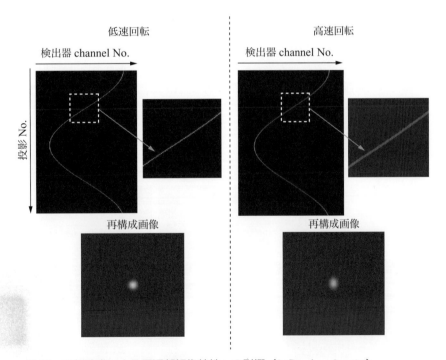

図12　回転速度による周辺部解像特性への影響（シミュレーション）
中心より100 mmの位置の点状物体のサイノグラムと再構成画像．

る．図12は，高吸収な点状物体をスキャンした場合のサイノグラムと再構成画像のコンピュータシミュレーションである．周辺部に配置した点状物体は，高速回転では検出器の時間分解能の影響を受け画像にボケを生じる[9]．

ノイズ特性に関しても，CTの原理上やむを得ない不均一性が生じる．円筒形の

被写体を想定したとき，CTではX線の透過経路長が，中心では円の中心を通るため長く，周辺では，短くなる．これによって透過線量に偏りが生じるだけでなく，線質硬化の状況が著しく異なる．これを補正するためにCT装置ではbowtieフィルタ（または，beam shaping filter）が装備されている．図13は，その概要を示した図である．一般にこのフィルタは規定された円形断面に対して補正するように設計され，さらにノイズ（線量）を均一化するために設計されているとは限らないため，ノイズ特性は中心部と周辺部では異なることが多い．

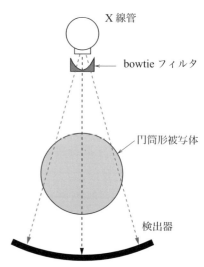

図13　CTのbowtieフィルタ

3.4　画像再構成の画質への影響

CTの一般的な再構成手法であるフィルタ補正逆投影法（filtered back projection法：FBP法）では，CTの投影データに対してフィルタ補正をしながら逆投影する手法である．図14は，単純な形状のファントムの再構成シミュレーションの画像である．FBP法では，投影データに対してボケを補正するような周波数係数のフィルタ処理を施して再構成し，このフィルタの周波数特性（フィルタ関数）により画像の解像特性が変化する．このフィルタ関数は，比較的自由な特性の設定が可能で，腹部や軟部用に高周波成分を減衰させた関数から，骨，中耳，肺野などのた

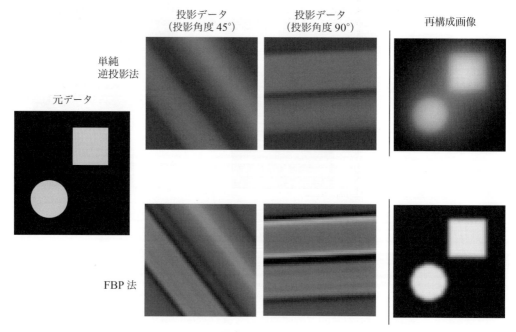

図14　単純逆投影法とフィルタ補正逆投影法の投影データと再構成画像（シミュレーション）

めに高周波とともに中低周波を強調してエッジを強調した関数など様々である．このフィルタ処理は投影データに作用させるため，CTの検出器開口幅などのボケによって低値となった高周波成分を補償するには至らない．よって，フィルタ関数は，その高周波レベルより低い，ある程度レスポンスのある領域について空間周波数特性を調節するように働く．したがって，中耳などの高解像度が必要な部位においては，まず投影データが高分解能となるスキャン条件（低速回転など）の選択が必須である．もし，スキャン条件が高解像度でない場合にいくらフィルタ関数に強い強調タイプを用いても画質の改善にはつながらない．フィルタ関数は，投影データに作用させるため，含まれるノイズ成分にも同様に働き，周波数強調をするタイプのフィルタ関数ではノイズ成分も増加する．

　投影におけるビュー数（投影角度間隔）は，空間分解能に影響すると言われている．図15は，そのシミュレーションである．画像内に配置した骨レベルの高コントラスト物体の分離度合いは，ビュー数によらず変わらない．これに対して少ないビュー数では投影データの不足に伴うアーチファクトが顕著となっており，これにより特に軟部組織の描出が損なわれている．空間分解能の低下は，このようにアーチファクトによる画像の乱れによるところが大きい．

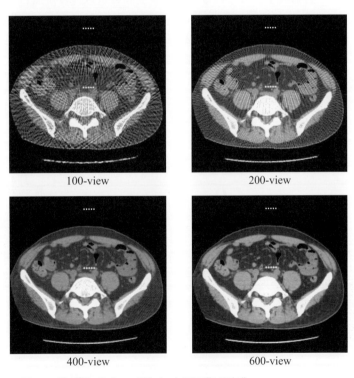

図15　投影数（ビュー数）による画像の変化
コンピュータシミュレーションにより256×256のマトリクスサイズのデータに対して投影と逆投影を行った．

3.5 スライスコリメーションとディテクタコリメーション

　検出器が1列のCTでは，コリメータによりX線をスライス方向に制限し，スライス厚はそのコリメーションされた幅に依存していた（**図16左**）．ヘリカルCTが登場する以前には，このコリメーションがスライス方向の特性を支配しており，体軸方向の感度分布を示すスライス感度分布はほぼ矩形であったことから，その形状はあまり意識されず，そのコリメーションの幅自体が重視された．そこへ，ヘリカルCTが登場して，補間再構成が用いられるようになり，補間再構成による重み付けとの関係で，スライス感度分布の形状が変化するようになった．

　マルチスライスCTの登場により，スライスを制御するための新しい方式であるディテクタコリメーションが採用された．それまでのX線自体の幅を制御する方式に対して，ディテクタコリメーションでは，複数のディテクタ列の全体の幅でX線は照射して，スライスをディテクタ側の一列の幅で切り分けることで，スライス厚を制御可能である（図16右）．マルチスライスCTでは複数あるディテクタ列を電子スイッチで切り換え，あるいは統合してディテクタコリメーションを制御するため，自由度の高いスライス厚制御が可能となり，これに対して新しく開発された再構成手法におけるディテクタ列の重み付けが加わりそのスライス感度分布は様々に変化する．よって，スライス厚の制御により，例えばヘリカルピッチによらず（ピッチの限界はあるが），設定したスライス厚に対して常に一定のスライス感度分布とすることも可能である．

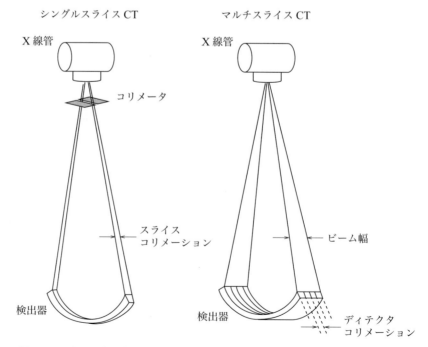

図16 コリメータによるスライスコリメーションとディテクタコリメーション

3.6 CTシステムの線形性

　CTの画像計測において，解像特性やノイズ特性を測定する際にCTシステムの線形性についての考慮が必要である．あるシステムの解像特性やノイズ特性を測るときには，入力に対して出力がどう変化したかを測定するのが通常である．CTの場合には物体の線減弱係数（またはCT値に換算した後の値）の分布が入力であり，CTというシステムによってそれがどのような分布に変化するかを評価することになる．この時，理想的にはシステム内で信号値の扱いが一貫して線形であることが望ましいが，もし出力値が入力値に比例していない場合には，その補正が必要となる．例えば，computed radiography（CR）システムでは，ディジタル特性曲線が非線形（露光量の対数に比例）であるため，出力ディジタル値（非線形）を入力の露光量（線形）に変換して，その上で測定を行う．

　では，CTの場合はどうであろうか．まず，投影データからの再構成は線形なフィルタ演算と積分計算で構成されるため線形である．これに対して，投影データの算出（投影経路上のμの加算）では対数演算があり非線形な過程が含まれる（投影データの項参照）．この対数演算は，検出器の強度データからの投影データ算出のために行われるため，その測定系が正確であるならば，線形性を損なうことはない（図17）．しかし，もしこの対数演算の前のアナログ信号処理にボケ成分がある場合には，対数変換の影響で信号値によってMTFが変化して非線形となる．ただし，CTでは検出器素子1つ1つが隔壁（反射素材）で仕切られ独立しておりクロストークもほとんどないと考えられるため，対数変換によって投影データのプロファイル形状に変化はなく，信号の大小による解像特性変化すなわち非線形性はほとんど観測されない[10]．また人体内の臓器コントラストはCTの投影データ内ではほとんど低コントラスト信号であり，この低コントラスト信号には疑似線形性が成り立つ．

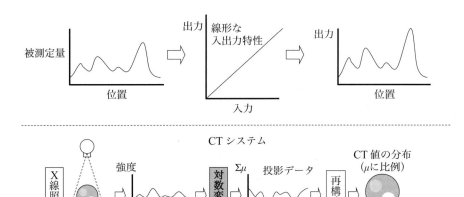

図17　線形システムとCTシステム
　　CTでは，X線照射によって得られた強度分布から投影データを得るために
　　対数変換を行うが，この測定系が正確ならば線形性を損なうことはない．

疑似線形性とは，非線形なシステムにおいて，低コントラストな信号を入力した場合に，その少ないコントラスト範囲では，入力と出力がほぼ比例関係となる性質である．

CTにおいて線形性を損なう要因としては，連続X線を用いるがゆえのビームハードニング現象と散乱線が考えられる．ビームハードニングはμの推定精度を明らかに低下させ，その程度は被写体依存となる．散乱線も被写体依存であり精度低下をきたす．これに対して，骨などの高吸収物質や高濃度な造影血管を多く含まない軟部組織領域ではビームハードニングが無視できる程度であり，また散乱線は散乱線除去格子により効率的に除去されているはずである．したがって，多くの場合CTを線形システムとして扱えることができ，ファントム形状を無理のない構造のものを用いて測定することでシステムの性能測定が可能である．

3.7 逐次近似再構成画像の画質計測

近年，逐次近似画像再構成法（iterative reconstruction：IR）が臨床的に使用されるようになり，エッジを保存した（解像度を維持した）ノイズ低減により，被ばく低減が可能であると報告されている[11]．IRには，再構成された画像のみや投影データのみの繰り返し演算，またはその組合せ演算を適用して，その演算時間を実用的な時間に短縮したhybrid IRと呼ばれる処理もある．これらの処理に共通して言えることは，被写体コントラストやノイズ（線量）レベルに応じて解像特性やノイズ特性が変化する，いわゆる非線形性を有することである．例えば，肝実質などの一様な領域では，スムージング処理を施しノイズを低下させる．この時，内在する低コントラスト領域は同時にスムージングされるが，元来低コントラスト物体には解像特性は必要とされないため問題は少ない．逆に骨などの高コントラスト物体では，現信号を維持するまたは高周波強調を施す．この場合も，高コントラスト信号はノイズに強い性質があるため，問題は生じにくい．さらにコントラストやノイズレベルに従ってスライス厚も制御すればさらなるノイズ低減が可能である．したがって，線形性を前提とした測定法を用いることは適切でない．例えばMTF測定に用いられるワイヤ法では，臨床画像にほとんど存在しない非常に高吸収な金属線を用い，さらに臨床的にあまり用いられない拡大再構成を用いる（第1章1・1節参照）ため，IRではその極端な条件下の特性としての扱いとなり，臨床的状況と対応しない．

そこで，提案されたのは，タスクベース（task-base）というコンセプトである．タスクベースとは，コントラスや線量を特定のタスクとして指定した測定であり，例えば100 HUのコントラス物体を30 cm径の水ファントム内に固定しさらに線量を指定し，その物体のエッジからエッジ法の原理に従いMTFを測定する．この結果は，その条件（タスク）限定の特性となるため，広く臨床的状況を反映しない．しかし，数種のタスクで代表させることが可能で，測定が煩雑になるが，IRに対応できる有効な手法である．タスクの形状は一般的に円柱（ロッド）が用いられ，axial断面で円形として描出されるため，その円形エッジからMTFを測定する（circular edge法）[12]．注意すべきは，ロッドのCT値（バックグラウンドとのコントラスト）や線量（CTDI）を指定するだけでなく，これを収納するファントムサイズやdisplay field of view（DFOV）も，指定すべきという点である．しかし，

成人の腹部には30 cmファントムを用いることに矛盾はなく，必然的にDFOVも臨床的状況に近似する．小児ならば，16 cmファントムを用いればよいであろう．ノイズについては水ファントムを用いる点では，従来と変わりないが，ファントムサイズとDFOVを同様に注意する．

　タスクベースによる測定は，あくまでも近似的である．当然のことながら，すべての臨床タスクを網羅することはできない．また，物体のエッジ近辺は投影データの処理がアルゴリズム依存により様々で，エッジ周辺のノイズ特性と水ファントムから測定したノイズとが一致するとは限らない．コンピュータ上の擬人化されたオブザーバーによる評価手法の提案などもあるが，現時点で一般的で有効な手法はこのタスクベースによる方法であり，本書でもその評価手法について解説しているので参照されたい．

4．CTの線量測定

4.1　CTの線量測定の前に

　人体が放射線にさらされる，つまり被ばくすると放射線による何らかの影響を受ける．このとき被ばく線量がいき値を超えると放射線障害の発生頻度が急激に増加し，確定的影響が発生する．国際放射線防護委員会（international commission on radiological protection：ICRP）によれば[13]最低のいき値は子宮内被ばくにおける吸収線量100 mGyであるが，一般的なCT検査においていき値を超えることはほとんどない[14]．一方，被ばく線量の大小にかかわらず障害が発生する可能性もあり，確率的影響と定義される．しかし，その発生確率は実効線量100 mSvを超えると直線的になる（linear non-threshold：LNT，いき値なし直線仮説）とされるが，それ以下の線量帯では決定的な説はない（図18）．すなわち，0から100 mSvの線量帯においてLNTに従うのか，それともシグモイドカーブを描くのか，逆に放射線ホルミシス効果により老化やがんを含む生活習慣病の抑制をもたらす[15]か

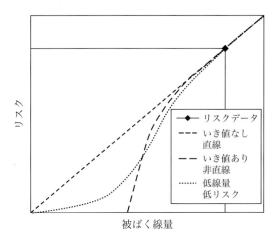

図18　被ばく線量に対する放射線障害のリスク

は定かではない．

　元来，医療被ばくは特殊であり，被ばくする本人が直接的に利益を得るために線量限度は適用されない．しかしこれには，患者に対し明確な利益があること，放射線従事者が放射線防護および装置管理に十分な知識を持つこと，さらに検査リスクを恒常的に下げる努力をする前提条件があることを忘れがちである．ICRPでは as low as reasonably achievable：ALARA，すなわち「すべての被ばくは経済的・社会的な要因を考慮に入れ，合理的に達成しうる限り低く保つべきである」と提言[16]している．

4.2　CT画像における画質と線量のバランス点

　CT画像における画質と線量の関係は古くから研究されている．図19は，6機種のCT装置を対象とした線量と低コントラスト分解能[17]である．横軸はCT Dose Index：CTDI，縦軸は視覚評価による最小識別径の値である．線量の増加は画質の向上をもたらすが，一定以上の線量では飽和傾向となる．また機種によってこの傾向は変わらないが，同一線量の評価では機種間で画質が異なっている．

　図20は，肝細胞がんの経過観察を目的とした腹部CT画像（オリジナル画像）である．肝臓のSegment 8（矢印）に単純画像で低吸収，動脈優位相で高吸収，平衡相で低吸収領域となる約20mmφの病変を認める．図21，22は図20のCT画像の生データ上にノイズを付加し再構成を行い，疑似的に作成[18)19)]した低線量画像である．オリジナル画像の単純CT画像上に円ROIを設定すると標準偏差（SD）は約8.0で，低線量画像のSDは13.5および25である．相対線量比は1.0：0.25：0.08である．ノイズ量の大小により病変の見え方が大きく異なることは明らかである．

　機種ごとに適正に診断可能な画質レベルとそのスキャン条件における被ばく線量を把握することは放射線従事者としての責務であり，同時に，その測定方法と数値

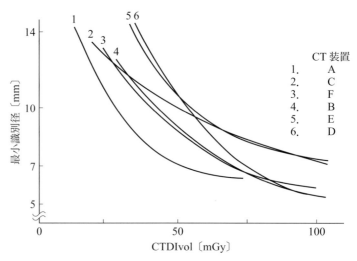

図19　機種間における線量と低コントラスト分解能
　　　（ΔCT＝5％）

4．CTの線量測定

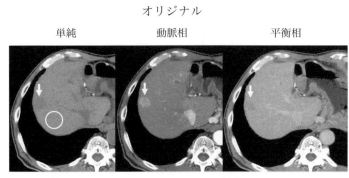

図20　腹部CT画像のオリジナル画像の画質肝細胞がんの経過観察例
　　　線量比：1.0，ROI：SD8.0（単純画像）

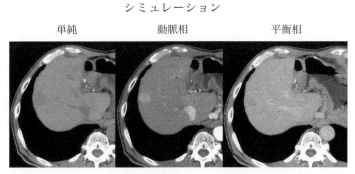

図21　オリジナル画像（図20）から疑似的に作成した低線量画像
　　　線量比：0.25，ROI：SD13.5（単純画像）

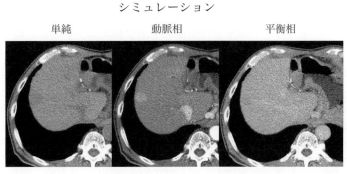

図22　オリジナル画像（図20）から疑似的に作成した低線量画像
　　　線量比：0.08，ROI：SD25.0（単純画像）

に一般性を持たせればエビデンスが明確となる．具体的には，画質設定機能を有するCT用自動露出機構（CT-Automatic Exposure Control：CT-AEC）における画質レベル設定などに容易に応用することができる．

4.3　ポジショニング技術と被ばく線量

MDCTの実用化により，臨床では胸部，腹部といった従来の部位撮影から症状，

序章 概　　論

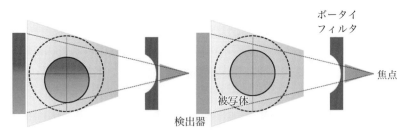

図23　被写体の位置ズレと線量分布の幾何学的な位置関係
　　　例：管球角度 90 deg.

　疾患および進行度に応じた撮影が可能となった．その結果，1回のCT検査のスキャン範囲が広がり，スキャン範囲全体において被写体中心と回転中心を合わせるということが現実的に不可能になった．検査件数の増加も相まって，スキャン時に安易にDisplay FOV：DFOVを大きく設定しViewer上で拡大表示をする所作が見受けられ，最も基本的なポジショニング技術が忘れられている．

　一般にCT画像において，最高空間分解能はDFOVの大きさにより必然的に決定することになり，Viewerで拡大表示をしても単にボケを助長し観察することになる．また被写体の中心ズレは表面線量の増大をもたらす．**図23**は，管球位置90°において回転中心および縦（Y）方向に変位させた被写体と線量分布との位置関係を示した模式図である．CT装置には再構成用検出器に入斜する線量分布を平坦化させるために，回転中心部で薄く外側部で厚い形状のボータイフィルタが装着されている．被写体が変位するとボータイフィルタの薄い部分が被写体の表面に位置することになり，断面全体の画像ノイズの均一性が低下し，かつ中心に位置した表面部分の被ばく線量が増加することになる．

　特に画質設定機能付きCT-AEC下では，位置決め画像の拡大・縮小による被写体サイズの誤認識から画質と線量が大きく変化する．例えば，胸部撮影において，被写体中心が下方に変位してポジショニングされ，位置決め画像を管球角度180°から撮影した場合を考える．位置決め画像は見掛け上拡大するために設定線量が増加し，かつ回転中心に位置する乳房の吸収線量が増大することになる．装置の高度化に撮影技術が伴ってこそ真の性能が発揮されることを理解しなければならない．

4.4　CT検査における被ばく線量評価と医療被ばくの履歴管理

　放射線検査全体の5%程度の件数に満たないCT検査が，実効線量換算では35%にも及ぶことはよく知られている事実[20]である．現時点でも，検査の正当化と被ばくの最適化が重要であることは4.1項で述べたとおりであるが，Retrospectiveに放射線被ばくを検証する時代は必ず訪れるものと思われる．すでにCT画像を基に4つの物質に置換した数学ファントムを作成し，モンテカルロシミュレーションにより患者固有の被ばく線量を推定する研究[21]が行われている．コンピュータ性能の発展とともに検査前後に被ばく線量が瞬時に算出されることも近いと予想される．実際に，4・2・3項に記述されるように，一般のユーザレベルでも十分に高い精度で線量シミュレーションが実施できる環境になっている．

　一方で，被ばくの最適化をより現実的・有効的に実施するツールとしては，診断

参考レベル（Diagnostic Reference Levels：DRLs）の活用に他ならない．診断参考レベルは1996年に発行されたICRP publication 73[22]で示された概念であり，欧米ではその後すぐにこれに基づいた線量調査が実施され，CT検査における成人および小児を対象とした数値が公表されてきた．残念ながらわが国ではこの取り組みに後れを取ったものの，ようやく2015年に医療被ばく研究情報ネットワーク（Japan Network for Research and Information on Medical Exposure：J-RIME）より関連団体の承認を受けて，わが国における診断参考レベルが発行された[23]．

発行された診断参考レベルは，今後継続的な調査の上で，更新作業を繰り返していくことが求められる．このような調査では，従来はアンケート方式が採用されることが一般的であるが，少なからず記入者のバイアスが生じる．また先般の調査ではエクセルシートに手入力する方法で行われており，誤入力も起こり得る．これに対し，線量情報を電子的に出力する方式がDICOM規格内に線量構造レポート（Radiation Dose Structured Report：RDSR）として規定され，医療情報システムの相互接続性を推進する国際的なプロジェクトを推進する団体であるIHE（Integrating the Healthcare Enterprise）のガイドラインに従って線量情報を取り込むアプリケーション（線量情報システム）がリリースされている．

線量情報システムは，検査終了とともに医用X線装置，ここではCT装置から生成されるCT線量構造レポート（CT-Radiation Dose Structure Report：CT-RDSR）を受信し，データベースを作成する．CT-RDSRには，患者基本情報をはじめ，検査プロトコル，スキャン条件，線量指標等，すべてのデータが含まれる．これにより様々な統計処理が容易に実施可能となる．たとえば，標準的な体格の患者データのみを抽出すれば，わが国における診断参考レベルとの比較が可能であり，エビデンスを持った医療被ばく管理が実行できる．また匿名化後は，調査団体へのデータ提供も容易である．施設側からのデータ提供も容易である．

米国では，American College of Radiology：ACRが主導する放射線検査データ登録（National Radiology Data Registry：NRDR）プロジェクトのひとつとして，2011年5月からCT線量指標登録事業（ACR-Dose Index Registry：ACR-DIR）が開始された[24)25)]．参加する各医療施設とACRが管理するデータサーバは，バーチャルプライベートネットワーク（Virtual Private Network：VPN）でインターネットに接続され，CT線量構造レポートがオンラインで送信され，定期的に米国内の線量情報の実態が自施設のデータとととともにフィードバックされる．わが国でも臨床研究等ICT基盤構築研究事業の一環として，画像診断ナショナルデータベース実現のための開発研究（主任研究員：本田浩，九州大学）[26]が2016年4月より開始された．また，日本肺がんCT検診認定機構でも施設認定事業の一環として，2018年4月より，線量指標の他，受診者および胸部標準ファントム（模擬腫瘤封入型）のCT画像が申請施設より収集される．

CT画像を扱う従事者には，これらの事業に対し積極的に参画することを推奨するとともに，CT装置の高度化に沿った線量測定理論と精度の高い測定技術の理解，そしてこれらの実践が基本であることを復唱する．

◎参考文献

1) Judy, P. F., Balter, S., Bassano, D., et al. : Phantoms for performance evaluation and quality assurance of CT scanners. American Association of Physicists in Medicine Report no.1 (1977)
2) 竹中栄一, 飯沼 武, 遠藤真広, 他：X線コンピュータ断層撮影装置の性能評価に関する基準（第二次勧告）, 日本医師会誌, 82, pp. 1175-1185 (1979)
3) 速水昭雄, 伊藤博美, 岡本日出夫, 他：日本放射線技術学会CT装置性能評価検討班X線CT装置性能評価に関する基準（案）, 日放技学誌, 47(1), pp. 56-63 (1991)
4) American Association of Physicists in Medicine, Specification and acceptance testing of computed tomographic scanners, Report No.39, AAPM (1993)
5) 花井耕造, 石田智広, 井田義宏, 他・日本放射線技術学会ラセンCT性能評価班：ラセンCTの物理的な画像特性の評価と測定法に関する報告, 日放技学誌, 53(11), pp. 1714-1732 (1997)
6) Jiang Hsieh : Computed Tomography : Principles, Design, Artifacts, and Recent Advances, SPIE Press Book (2008)
7) Johann Radon : Uber die Bestimmung von Funktionen durch ihre Integralwerte langs gewisser Mannigfaltigkeiten, Ber. Ver. Sachs. Akad. Wiss, Leipzig, Math-Phys. Kl, 69, pp. 262-277 (1917) (in German)
8) Takanori Hara, Katsuhiro Ichikawa, Shigeru Sanad, Yoshihiro Ida : Image quality dependence on in-plane positions and directions for MDCT images, EJR, 75 (1), pp. 114-121 (2009)
9) 原 孝則, 市川勝弘, 丹羽伸次：CT撮像系におけるスライス面の位置と方向に対する解像力特性の評価, 日本放射線技術学会雑誌, 64(1), pp. 50-56 (2008)
10) 市川勝弘, 他：CTにおける金属ワイヤによるMTFの測定法．日放技学誌, 64(6), pp. 672-680 (2008)
11) Geyer, L. L., Schoepf, U. J., et al. : State of the Art: Iterative CT Reconstruction Techniques, Radiology, 276 (2), pp. 339-357 (2015)
12) Richard, S., Husarik, D. B., et al. : Towards task-based assessment of CT performance: system and object MTF across different reconstruction algorithms, Med Phys, 39 (7), pp. 4115-4122 (2012)
13) ICRP Publication 60 : 1990 Recommendations of the International Commission on Radiological Protection, Annals of the ICRP, 21(1-3) (1991)
14) Angel, E., Wellnitz, C. V., Goodsitt, M. M., et al. : Radiation dose to the fetus for pregnant patients undergoing multidetector CT imaging, Monte Carlo simulations estimating fetal dose for a range of gestational age and patient size, Radiology, 249(1), pp. 220-227 (2008)
15) T. D. Luckey著, 松平寛通監訳：放射線ホルミシス（微量放射線の生物刺激効果）, ソフトサイエンス社（1990）
16) ICRP Publication 26, Recommendations of the ICRP, Annals of the ICRP, 1(3) (1977)
17) 村松禎久, 三塩宏二, 松田幸宏, 他：最近のX線CT装置の動向（X線発生方式による被曝線量と低コントラスト分解能との関係）, 日放技学誌, 50(1), pp. 20-27 (1994)
18) Mayo, J. R., Whittall, K. P., Leung, A. N., et al. : Simulated dose reduction in conventional chest CT : validation study, Radiology, 202(2), pp. 453-457 (1997)
19) Frush, D. P., Slack, C. C., Hollingsworth, C. L., et al. : Computer-simulated radiation dose reduction for abdominal multidetector CT of pediatric patients, AJR

Am. J. Roentgenol, 179(5), pp. 1107-1113 (2002)
20) ICRP Publication 87 : Managing Patient Dose in Computed Tomography, Annals of the ICRP, 30(4) (2002)
21) Salvadó, M., López, M., Morant, J. J., et al. : Monte Carlo calculation of radiation dose in CT examinations using phantom and patient tomographic models, Radiat Prot Dosimetry, 114(1-3), pp. 364-368 (2005)
22) International Commission on Radiological Protection: Radiological Protection and Safety in Medicine, ICRP Publication 73, Pergamon Press (1996)
23) 最新の国内実態調査結果に基づく診断参考レベルの設定,医療被ばく研究情報ネットワーク(J-RIME),平成27年6月7日
24) ACR-DIR (Dose Index Registry) : American College of Radiology. http://www.acr.org/Quality-Safety/National-Radiology-Data-Registry/Dose-Index-Registry.
25) Bhargavan-Chatfield, M., Morin, R. L. : The ACR computed tomography dose index registry: The 5 million examination update, J Am Coll Radiol, 10, pp. 980-983 (2013)
26) 画像診断ナショナルデータベース実現のための開発研究(臨床研究等ICT基盤構築・人工知能実装研究事業),臨床研究・治験基盤事業部 臨床研究課
https://www.amed.go.jp/content/000004875.pdf

第1章
スライス面の画質評価

1・1 空間分解能
1・2 ノイズ特性
1・3 CNR測定
1・4 Signal-to-noise ratio (SNR) 測定

第1章
スライス面の画質評価

1・1 空間分解能

1・1・1 CTにおける空間分解能の定義

空間分解能とは，近接して存在する2つの物体を分離して描出する能力のことである．分離して見える物体の大きさが小さいほど，空間分解能が高いという評価になる．図1・1・1に，CTで使用される空間分解能測定用ファントムの例を示す．典型的なファントムは，アクリル樹脂製の円盤（直径10 cm前後，厚さ15 mm前後）に異なる直径dの孔が，孔の直径の2倍（$2d$）の間隔で配列されている．分離して見える孔の直径がdであるとすると，その装置の空間分解能はdということになる．一般的なCTの最高空間分解能が0.3 mm程度であることから，ファントムには直径は0.3 mm程度から2.0 mm程度の孔が配列されている．このようなファントムを，繰り返しパターンファントムという．この他に，孔ではなく板状のものが配列されているファントム（バーファントム，図1・1・2）が用いられることもある．

空間分解能と同義の指標に，高コントラスト分解能がある．AAPM（American Association of Physicists in Medicine）やIEC（International Electrotechnical Commission）のガイドラインによると，空間分解能とはspatial resolutionに統一されている．空間分解能について，測定時の画像雑音量に関する規定がないとする

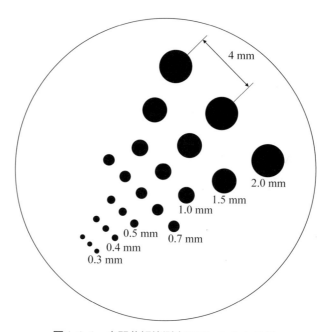

図1・1・1　空間分解能測定用ファントムの例

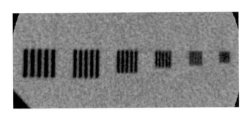

図1・1・2 空間分解能測定用ファントム
（バーファントム）の画像の例

考え方もあるが，CTにおいては，測定時に画像雑音の影響を排除しなければならない．

JIS Z 4752-3-5:200では空間分解能の概要について，「点広がり関数（point spread function：PSF）のフーリエ変換から得られたMTF（modulation transfer function，変調伝達関数）曲線によって，最適に表現される」と記されている[1]．先に述べた繰り返しパターンファントムは，MTFに代わって空間分解能を測定するときに使用するものと位置づけられている．

MTFとはシステムの周波数応答，すなわち正弦波信号を入力したときに，出力信号の振幅がどれくらい変化するのかということを表すものである．MTFの縦軸は入力信号に対する出力信号の振幅比，横軸は信号の周波数で，画像を対象にした場合には空間周波数である．

周波数とは，電波や音波に関して使われる場合には時間軸上で定義され，単位時間（1秒間）あたりに含まれる波の数である．波の周期をT（秒）とすると，周波数（単位：Hz）はその逆数（$=1/T$）で求められる．たとえば，**図1・1・3**上に示す正弦波の周期Tを10秒とすると，周波数は$1/10=0.1$ Hzとなる．それに対して空間周波数は，空間座標軸上で定義され，単位長さ（たとえば1 mm）あたりに存在する白黒の縞模様の波（図1・1・3下）の数であり，波の周期（T）の逆数（$=1/T$）で求められる．単位はcycles/mm（またはmm^{-1}），cycles/cmが一般的に用いられるが，その他に，白黒のコントラストのペアが単位長さあたりにいくつ存在するかというlp/mm（lines pair per millimeter），lp/cm（lines pair per centimeter）が用いられることもある．図1・1・3下の画像は，画素値の変化が正弦波関数にしたがっており，このような波を正弦波格子という．たとえば，この波の周期Tを10 mmとすると，空間周波数は0.1 cycles/mmである．

MTFと繰り返しパターンファントムの評価値（すなわち分離識別可能な最小径）にはかかわりがあり，MTFが5％なる空間周波数（以下，5％MTF）が最小径に対応するといわれている[1,2]．％MTFをf_5 cycles/mm，これに対応する繰り返しパターンファントムの孔の直径をd_{res} mmとすると，厳密ではないが，両者には以下のような関係がある．

$$f_5 = \frac{1}{2d_{res}} \tag{1・1・1}$$

たとえば5％MTFが1 cycles/mmであったとき，MTFから算出される最小径は0.5 mmとなる．

第1章　スライス面の画質評価

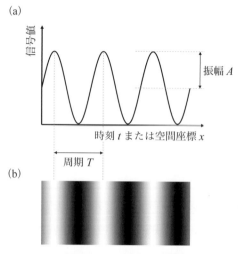

図1・1・3　正弦波（a）と正弦波格子（b）の例
正弦波格子とは，一定方向に沿って画素値が正弦波関数にしたがって変化する縞模様のことをいう．周期 $T=10\,\mathrm{mm}$ とすると，空間周波数は $1/10=0.1\,\mathrm{cycles/mm}$．

1・1・2　空間分解能の測定

〔1〕　繰り返しパターンファントム

　繰り返しパターンファントムによる空間分解能の測定では，ファントムをスキャンして得られた画像を視覚的に評価する．簡易的な方法である反面，人の目で評価する官能的な手法であるため，客観性が問題になり得る．また，モニタの性能や観察環境が結果に影響を与えることがある．したがって，再現性についても問題になる場合がある．JIS Z 4923:2015 では，繰り返しパターンファントムによる評価は空間分解能の代替試験方法の中の1つと規定している[3]．

　空間分解能の具体的な測定方法は，以下の通りである．図1・1・1に示すファントムを管球の回転中心に配置してスキャンし，視野サイズを10 cm程度に拡大した再構成画像を得る．JIS Z 4752-3-5:2008 では，ファントムの孔の深さ方向がスライス面に垂直，かつ孔の配列は x 軸に対して45度の角度になるようにファントムを配置すると定められている[1]．

　一般的に空間分解能の測定はできるだけ画像雑音の影響を受けないような環境で行われるが，厳密には測定時の雑音量に関する規定はない．画像雑音の影響を無視できる条件でファントムをスキャンする場合，線量を増加させるために管電流値を大きくすると，大焦点と小焦点がある管球では焦点サイズが切り替わることがある．焦点サイズは空間分解能に影響するため，スキャン条件を設定するときには焦点サイズを意識しなければならない．また，管球の回転時間に伴う投影数（ビュー数）の変化も空間分解能に影響する因子ではあるが，回転中心付近ではほとんど影響しない．

　画像再構成時，再構成関数は目的に応じたものを使用する．高周波強調型再構成

関数（以下，強調型関数）で再構成した場合には，空間分解能が向上するにしたがい，画像雑音が増加する．そのため，強調型関数の空間分解能を測定する場合には，標準型再構成関数（以下，標準型関数）の場合にくらべて高線量でスキャンする必要がある．得られたファントム画像は十分に精度管理された高精細モニタに表示し，適切なウィンドウ条件で観察する．観察者は複数であることが望ましい[3]．

空間分解能は，CT装置によっては再構成視野サイズに依存して変化し，ある視野サイズを境にして大きくなるほど空間分解能が低下する場合がある（詳細は後述）．このような装置では，繰り返しパターンファントムではなく，目的に見合った視野サイズで計測したMTFにより空間分解能を測定することで評価が可能になる．

〔2〕 MTFの測定
(1) 測定原理

1・1・1項で述べたように，MTFを測定する場合の入力信号の定義は正弦波であり，当然のことながら出力信号も正弦波である．つまり，MTFとは正弦波信号を入力したとき，入力信号との出力信号の振幅比を，空間周波数ごとに表したもの（正弦波応答）である．信号を画像に置きかえて考えると，原画像のコントラストがどれくらい強調されて出力されるのか，あるいはどれくらい低下して出力されるのかということをMTFによって理解することができる．MTFは医用画像の分野に限らず，理工学系の分野でも一般的に用いられている指標である．

MTFの実用的な測定法として，点状の被写体から測定するpoint spread function（PSF）法[4,5]，ブロック状の被写体のエッジの部分から測定するedge spread function（ESF）法あるいはedge response function（ERF）法[6,7]，線状の被写体から測定するline spread function（LSF）法[8]の3通りある．いずれの方法でもインパルス信号の応答からMTFを測定する．様々な周期で板状（櫛状）の構造が配列されているファントム（ラダーファントムまたはバーファントム）を用いて測定する方法もあるが，あまり一般的ではない．

MTFを測定するために，インパルス信号が必要な理由を以下に述べる．簡単のため，1次元の連続関数を用いて説明する．インパルス信号はデルタ関数（ディラックのデルタ関数）で表される．デルタ関数はディラックによって発明され，空間の一点に存在するものを数式で表現することができる．デルタ関数 $\delta(x)$ は，以下の性質を満たす関数と定義される．

$$\delta(x) = \begin{cases} \infty & (x = 0) \\ 0 & (x \neq 0) \end{cases} \tag{1・1・2}$$

$$\int_{-\infty}^{\infty} \delta(x) dx = 1 \tag{1・1・3}$$

デルタ関数のフーリエ変換は，以下の式のようになる．

$$\int_{-\infty}^{\infty} \delta(x) e^{-ifx} dx = 1 \tag{1・1・4}$$

ここで，f は空間周波数である．式（1・1・4）より，空間周波数によらず1であることから，デルタ関数，すなわちインパルス信号はあらゆる周波数の正弦波を均等に含んだものである．

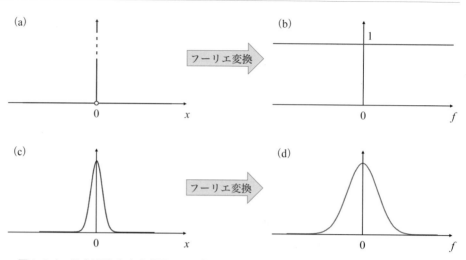

図1・1・4　入力関数と出力信号およびそのフーリエ変換の関係
(a) 入力信号（インパルス信号），(b) 入力信号のフーリエ変換，(c) 出力信号（システムにより変調されたインパルス信号），(d) 出力信号のフーリエ変換．

　インパルス信号を入力して得られた出力信号と，そのフーリエ変換の関係を図1・1・4にまとめる．図1・1・4(a)，(b) は，あるシステムに入力するインパルス信号とそのフーリエ変換である．入力信号はシステムによって変調される．たとえば，入力したインパルス信号がシステムによってぼかされた結果，図1・1・4(c) のような応答が得られとする．この応答をフーリエ変換して絶対値スペクトルを求め，ゼロ周波数のスペクトル値で正規化したものがMTF（図1・1・4(d)）である．このように，インパルス信号を入力することによって，理論に忠実に，かつ簡便にMTFを測定することができる．
　MTFを測定するときには，2つの前提条件がある．1つはシステムが線形でなければならない．線形とは，重ね合わせの原理が成立する，あるいは入力と出力が比例関係にあるということを意味する．もう1つは，位置不変性が成立することである．線形性が成立しない場合やMTFが位置により変化する場合，測定結果は限定的なものとして扱わなければならない．
　X線管の回転中心付近におけるMTFは，理論的には画像再構成処理の周波数応答$\mathrm{MTF_{arg}}$とスキャナ系の周波数応答ATF（aperture transfer function）の積として以下の式で表すことができる[9]．

$$\mathrm{MTF}(f) = \mathrm{MTF_{arg}}(f) \times \mathrm{ATF}(f) \tag{1・1・5}$$

　一般的に，入力信号の周波数が低いとき，出力信号の振幅の変化は小さい．その例を図1・1・5(a)～(d) に示す．周期が10 mm，振幅が1の正弦波信号を入力したとする（図 (a)）．たとえば，入力信号の振幅はシステムにより変調され，わずかに小さくなって0.8になったとする（図 (b)）．入出力信号として正弦波格子を考えると，振幅の変化はコントラストの変化である．図 (c)，(d) はそれぞれ入力，出力信号に対応する正弦波格子で，わずかなコントラスト低下が確認できる．
　それに対して，入力信号の周波数が高いときには出力信号の振幅の変化が大き

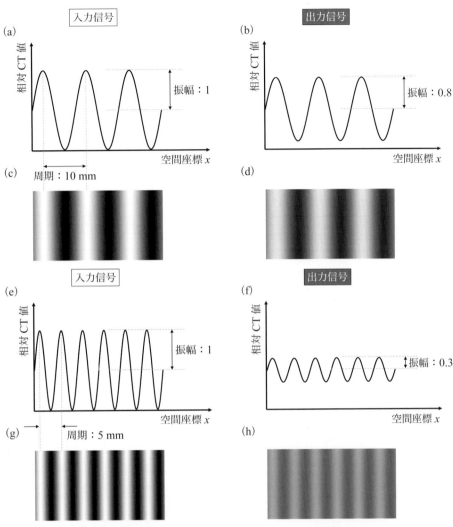

図1・1・5 入力信号の周波数が低い場合（(a)～(d)）と，高い場合（(e)～(h)）の例
(a) 正弦波の周期が10 mm，振幅が1の入力信号，(b) 振幅が0.8に低下した出力信号，(c) 入力信号 (a) に対応する正弦波格子，(d) 出力信号 (b) に対応する正弦波格子，(e) 正弦波の周期が5 mm，振幅が1の入力信号，(f) 振幅が0.3に低下した出力信号，(g) 入力信号 (e) に対応する正弦波格子，(h) 出力信号 (f) に対応する正弦波格子．
入力信号の周波数が低いときには振幅の変化は小さいが，周波数が高くなると振幅の変化が大きくなる．

く，周波数が高くなるほど振幅は小さくなる．その例を図1・1・5(e)～(h) に示す．入力する正弦波信号の周期を5 mm，振幅を1とする（図 (e)）．たとえば，システムにより変調された結果，出力信号の振幅が0.3にまで小さくなったとする（図 (f)）．図 (g)，(h) はそれぞれ入力，出力信号に対応する正弦波格子で，コントラストの低下が確認できる．

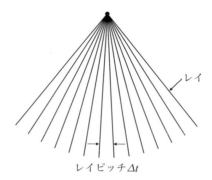

図1・1・6 レイとレイピッチ
投影データの一つ一つをレイといい，レイとレイの間隔をレイピッチという．

Appendix：回転中心付近のMTF

画像再構成法として，フィルタ補正逆投影法（filtered back projection：FBP）を考える．FBP法において画像再構成処理の周波数応答に影響を与える因子は，再構成関数（フィルタ関数）の周波数応答とレイのピッチ Δt（図1・1・6）である[9]．フィルタ関数の周波数応答を $H(f)$，逆投影時の補間処理の周波数応答を $I(f)$ とすると，MTF$_{arg}$ は以下の式で表される[9]．

$$\mathrm{MTF}_{arg}(f) = \frac{H(f)}{|f|} I(f) \tag{1・1・6}$$

$H(f)$ の基本型は原点から離れるに従い直線的に増加するramp関数，$1/|f|$ は逆投影に起因するボケ成分を示しており，$H(f)$ によってボケを補正することができる．実用化されている $H(f)$ はramp関数を修飾し，中周波数域の応答を強調したものや高周波数域の応答を抑制したものである．なお，$H(f)$ の周波数特性と再構成画像から測定されるMTFとは異なる．

逆投影時の補間処理は直線補間であるとすると，$I(f)$ は

$$I(f) = \left(\frac{\sin(\pi f \Delta t)}{\pi f \Delta t}\right)^2 \tag{1・1・7}$$

スキャナ系の周波数応答に影響を与える因子は，X線管の焦点幅 Δw と検出器の開口幅 $\Delta \tau$ である．ぼけをなくすために理想的なレイの幅は無限小である．しかし，実際には焦点の幅や検出器の開口幅によりレイはある幅をもつ．焦点および検出器の応答がともに矩形とし，X線管の回転中心におけるMTFをそれぞれMTF$_w$，MTF$_\tau$ とすると，

$$MTF_w(f) = \left(\frac{\sin(\pi f \Delta w)}{\pi f \Delta w}\right)^2 \tag{1・1・8}$$

$$MTF_\tau(f) = \left(\frac{\sin(\pi f \Delta \tau)}{\pi f \Delta \tau}\right)^2 \tag{1・1・9}$$

回転中心付近におけるATFは以下の式で表される．

$$\mathrm{ATF}(f) = \mathrm{MTF}_w(f) \times \mathrm{MTF}_\tau(f) \tag{1・1・10}$$

以上より，回転中心付近におけるMTFは式（1・1・5）に示すように，MTF$_{arg}$ と

ATFの積として表される．

(2) ワイヤ法

ワイヤ法[4)5)]はPSF法ともいわれる．ワイヤ法によってMTFを測定する方法は，JIS Z 4752-3-5:2008にも記載されており[1)]，最も普及しているMTF測定法の1つである．理論的にはワイヤが2次元のデルタ関数，すなわちインパルス信号であり，ワイヤの再構成画像が点像強度分布（点広がり関数），すなわちインパルス応答である．ワイヤの画像を基にMTFを測定する方法がワイヤ法である．測定には特別なアプリケーションソフトを必要とせず，既存のソフトで測定できることや測定用ファントムの作成が容易であることから，簡便にMTFを測定することができる．以下に，ワイヤ法について述べる．

a）ファントム

MTF測定用の自作ファントムを図1·1·7に示す．ファントムは，市販の金属ワイヤとシリンジなど直径50 mm程度の円筒容器を使って作成することができる．理想的には，ワイヤの材質はCT値のダイナミックレンジの上限を超えない範囲で，比較的吸収の大きいものが望ましい．また，ワイヤの直径は十分細いものが望まれる．このような条件を満たし，安価で手に入りやすく，かつ加工しやすい材質としては銅が適当である．図1·1·7に示すファントムの円筒容器は，造影剤用のシリンジを利用したものである．直径は約50 mmで，容器内を水で満たしている．容器の直径が大きくなると画像雑音の影響を受けて測定精度が低下する懸念があるため，直径は50 mm程度が望ましい[10)]．

様々な再構成関数のMTFを測定するためには，ワイヤを空気中に張るのではなく，水中に張ることが望ましい．円筒容器内を水で満たすことによって，強調型関数のときに発生するPSFのアンダーシュートを正確に表すことができる．一部のメーカのCT装置は，CT値のダイナミックレンジが−1,024 Hounsfield unit (HU) から3,071 HUまでである．このような装置においてワイヤの周囲を空気としてMTFを測定したとき，標準型関数で再構成した場合にはワイヤや空気のCT値がダイナミックレンジ内であっても，強調型関数で再構成した場合にはワイヤのCT値が3,071 HUを超えたり，ワイヤの周囲に発生したアンダーシュートの部分のCT値が−1,024 HU以下になったりすることがある．この場合，正確なMTFを測定することができない．装置によってはCT値のダイナミックレンジを拡張する

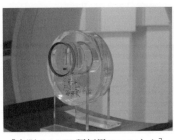 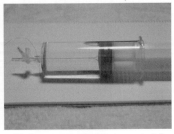

［市販のMTF評価用ファントム］　　［自作のMTF評価用ファントム］

図1·1·7　MTF測定用ファントム

機能をもつものがあり，拡張機能を有効にすればワイヤを空気中に張ってもMTFを測定することができないわけではない．しかし，ファントムの構造（円筒容器内が水か空気か）やCT値の拡張機能がオンかオフかの違いによって，測定結果が変化する可能性がある．装置間のMTFを比較するときには，CT値の拡張機能は使用せず，また，ファントムの構造は統一することが望ましい．このようなことからも，ワイヤは水中に張ったほうがよい．

b） ワイヤの直径

先に述べたように，理論的にワイヤがインパルス信号であるためには，直径が十分細くなければならない．しかし，直径が細くなるほどワイヤのCT値が低くなり，画像雑音の影響を受けてMTFの測定精度が低下する懸念がある．MTFを正確に測定するためには，ワイヤの直径はある程度の太さが必要とされる．ただし，ワイヤ径が太くなると，ぼけを含んだインパルス信号が入力されることになる．ぼけの影響を抑制して測定精度を高めるために，ワイヤの直径を基にしてぼけの影響を含んだ測定結果を補正する．このようなぼけ補正はベッセル関数を用いて行うことができ[4]，1次の第1種ベッセル関数をJ_1，ワイヤの直径をdとすると，補正式は以下の通りである．

$$C_{dia}(f) = \frac{\pi f d}{2 J_1(\pi f d)} \tag{1・1・11}$$

したがって，真のMTFをMTF_{True}とすると，

$$MTF_{True}(f) = MTF(f) \times C_{dia}(f) \tag{1・1・12}$$

表1・1・1にワイヤの直径が0.15〜0.30 mmのときの補正係数を示す．なお，補正係数は既存の表計算ソフトにより算出することができるため，あらかじめ係数表を作成しておくとよい．先行研究によると，MTF値がゼロになる空間周波数における補正係数が1.1を超えなければ，補正は省略することができる[4,5]．

標準型関数の場合，MTF値がゼロになる空間周波数（以下，周波数リミット）は，高周波数域まで応答があるときでもおよそ1.2 cycles/mmである．表1・1・1よりワイヤの直径が0.2 mmのとき，1.2 cycles/mmにおける補正係数は1.075であり，1.1を超えない．したがって，直径0.15〜0.2 mmのワイヤを用いて標準型関数のMTFを測定するときには，補正計算を省いても問題にはなりにくい．

強調型関数の場合，周波数リミットはおよそ1.5 cycles/mmである．したがって，表1・1・1より直径が0.15 mmのワイヤを使用してMTFを測定した場合には補正処理を省略できるが，0.2 mmのワイヤを使用した場合には補正処理が必要になる．

c） MTF測定用画像（点像強度分布）の取得

ワイヤは，z軸と並行（スライス面に垂直），かつ，X線管球の回転中心より20〜30 mm離して配置する．この理由は，ワイヤを回転中心に配置した場合，本来のMTFよりも低下して観測されるためである[4]．

ワイヤの周囲を水とした場合，特に強調型関数のMTFを測定するとき，画像雑音の影響により測定精度が低下することがある．低雑音画像を得るためにはある程度の線量を必要とするものの，装置によっては線量に依存して焦点サイズが切り換わる．式（1・1・8）より焦点サイズはMTFに影響するため，このような装置でワイヤを撮影するときには，焦点サイズを意識して線量を設定しなければならない．

表1・1・1　ワイヤの直径ごとのMTF補正係数
測定結果に補正係数を乗ずることによって，MTFを補正する．

空間周波数 [cycles/mm]	ワイヤの直径 [mm]			
	0.15	0.20	0.25	0.30
0.1	1.000	1.000	1.001	1.001
0.2	1.001	1.002	1.003	1.004
0.3	1.003	1.004	1.007	1.010
0.4	1.004	1.008	1.012	1.018
0.5	1.007	1.012	1.020	1.028
0.6	1.010	1.018	1.028	1.041
0.7	1.014	1.025	1.039	1.056
0.8	1.018	1.032	1.051	1.075
0.9	1.023	1.041	1.065	1.096
1.0	1.028	1.051	1.081	1.120
1.1	1.034	1.062	1.099	1.147
1.2	1.041	1.075	1.120	1.179
1.3	1.048	1.088	1.143	1.214
1.4	1.056	1.103	1.168	1.254
1.5	1.065	1.120	1.196	1.298
1.6	1.075	1.138	1.227	1.349
1.7	1.085	1.157	1.261	1.405
1.8	1.096	1.179	1.298	1.469
1.9	1.107	1.202	1.340	1.540
2.0	1.120	1.227	1.386	1.621

　測定用画像のワイヤのCT値と雑音標準偏差から求められるコントラスト雑音比（contrast to noise ratio：CNR）は，MTFを精度よく測定できるかどうかを判断する指標として用いることができる．たとえば，ワイヤのCT値が1,500 HU，背景（水の領域）の雑音標準偏差が3 HUとすると，CNRは1,500/3 = 500となる．市川らの報告によると，画像雑音の影響による測定精度の低下を避けるためには，CNRは200以上であることが望ましい[4]．

　図1・1・8にワイヤの画像を示す．再構成視野は50 mm，再構成関数は標準型である．ピクセル間隔，すなわちPSFのサンプリング間隔を十分せまくするために，再構成視野は50 mm程度，大きくても100 mm程度とする．たとえば，再構成視野を50 mm，100 mmとしたとき，ピクセル間隔によって決定されるナイキスト周波数（以下，ピクセルナイキスト周波数）は，それぞれ5.12 cycles/mm，2.56 cycles/mmである．一般的な装置において，高周波数域まで応答がある再構成関数の場合でも周波数リミットは2 cycles/mm未満であり，視野100 mmのときのピクセルナイキスト周波数よりも低い．つまり，どちらの視野で再構成してもワイヤが狭い間隔でサンプリングされており，ピクセル間隔による折り返し現象（エリアシング）を回避することができる．それに対してピクセル間隔が粗い場合，エリアシングによってMTFを正確に測定することができない．具体的には，再構成視野が150 mmを超えるとピクセルナイキスト周波数が1.7 cycles/mmを下回る．したがって，MTFを精度よく測定するためには，再構成視野は大きくても100 mm以下，可能であれば50 mm程度に拡大するべきである．

第1章　スライス面の画質評価

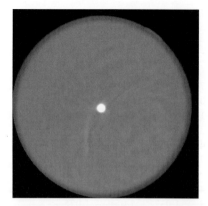

図1・1・8　ワイヤの再構成画像（点像強度分布）
ワイヤの直径：0.2 mm，再構成視野：50 mm，再構成関数：標準型．直径50 mmの円筒容器内にワイヤを固定．円筒容器内は水で満たされている．

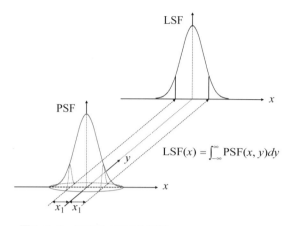

図1・1・9　PSFとLSFの関係
PSFをy軸方向に積分することによりx軸方向のLSFが得られる．LSFのある位置（x_1）における値は，PSFの中心からx軸方向にx_1だけ離れた位置でy軸に平行な面の断面積に一致する．

d）LSFの取得

　得られたワイヤの画像（点像強度分布）を2次元フーリエ変換することによってMTFを求めることができる．直接的かつシンプルな方法であるが，既存のアプリケーションソフトでは煩雑で膨大な作業が必要になる．

　回転中心付近であれば，点像強度分布（PSF）は等方性が成立する．この性質を利用することにより，煩雑で膨大な作業を伴わずにMTFを算出することができる．PSFからLSFを求める式は以下の通りである．

$$\mathrm{LSF}(x) = \int_{-\infty}^{\infty} \mathrm{PSF}(x, y) dy \qquad (1\cdot1\cdot13)$$

式（1・1・13）は，PSFをy軸方向に積分することによりx軸方向のLSFが得られることを意味している．図1・1・9に示すように，LSFのある位置（たとえばx_1）における値は，PSFの中心からx軸方向に同じ距離だけ離れた位置（x_1）でy軸に平行な面の断面積に一致する．LSFとPSFの中心を通る断面とは異なるということを理解しておく必要がある．

　LSFを得るために，ワイヤの画像に図1・1・10に示すような計測領域を設定し，PSFの加算処理を行う．得られたLSFをフーリエ変換することによりMTFを算出することができる．フーリエ変換には，表計算ソフトのフーリエ解析機能を利用する．表計算ソフトでは，高速フーリエ変換が用いられるため，データの個数は2のべき乗でなければならない．したがって，x軸方向のピクセル数は128または256とする．もし，データの個数が128または256にできない場合，LSFの外側（データ番号の最初の方と最後の方）にデータ値0（ゼロ）を挿入してデータの個数を2のべき乗にする．y軸方向のピクセル数，すなわち，PSFからLSFを求めるためy軸方向に加算するピクセル数は，ワイヤを中心としてワイヤ（アンダーシュートがあれば，それを含めた範囲）を過不足なく含む程度とする．理論的には

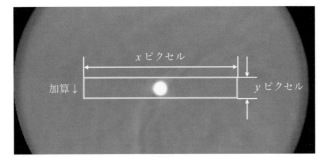

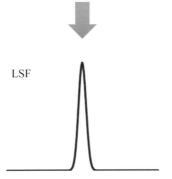

図 1・1・10 PSF から LSF を求めるための関心領域と得られた LSF

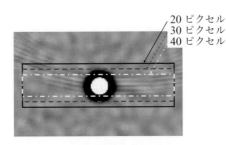 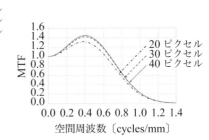

図 1・1・11 加算ピクセル数の違いによる MTF の測定結果
再構成関数は高周波強調型，再構成視野は 50 mm．加算ピクセル数が少ない場合，MTF は過小評価される．加算ピクセル数を 40 程度とすることにより，妥当な測定結果が得られる．

式（1・1・12）に示す通り，全範囲にわたって y 方向に CT 値を加算する．しかし，この場合には画像雑音の影響を受けやすくなり，測定精度が低下する懸念がある．たとえば再構成視野が 50 mm の場合，MTF を再現性良く測定するためには，y 方向に加算するピクセル数は 30 以上，40 程度にすると安定した結果が得られる[4]．加算ピクセル数の違いによって MTF が変化する例を図 1・1・11 に示す．加算ピクセル数の違いが測定結果に与える影響は標準型関数より強調型関数の MTF の方が大きく，加算ピクセル数が少ない場合，MTF は過小評価傾向である．

y 方向に 40 ピクセルの CT 値を加算するということは，1 ピクセル×40 ピクセルの仮想的なスリットを設定し，スリット内の CT 値を加算するという処理に等し

第1章　スライス面の画質評価

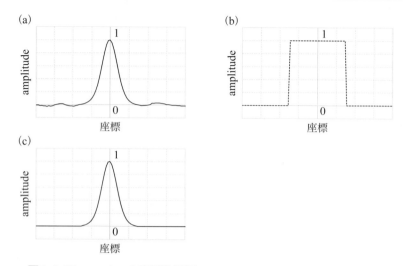

図1·1·12　zeroingと窓関数処理
(a) 画像雑音の影響を受けてゆらぎのあるLSF，(b) 矩形の窓関数，(c) 窓関数処理後のLSF．

い．この処理をx方向に繰り返す（スキャンする）ことから，ワイヤ法を仮想スリット法という場合がある．

　このようにして得られたLSFをフーリエ変換しても，画像雑音の影響を受けているため測定精度のいいMTFは得られない．画像雑音の影響を抑制するために，ワイヤの背景領域のCT値を強制的にゼロにする処理（zeroing）[4]を行わなければならない．zeroingは必要な信号を切り出す処理（窓関数処理）と考えることもできる．図1·1·12(a)のように（画像）雑音で汚れた信号（ゆらぎが含まれたLSF）に，矩形の窓関数（図1·1·12(b)）を乗算することによって，雑音の影響を除去したLSF（図1·1·12(c)）を得ることができる．

　図1·1·13は雑音を含んだLSFから求めたMTFと雑音を含まないLSFから求めたMTFの比較である．画像雑音の有無によって得られる結果の違いをわかりやすくするため，再構成関数は強調型とした．雑音を含んだLSF（図(a)）から算出されたMTFは，大きく振動している（図(b)）．zeroingによりワイヤの背景領域の雑音成分を除去したLSF（図(c)）を取得することで，図(d)のようなMTFを得ることが可能となる．

e) MTFの算出

　雑音除去処理を施した後，MTFを算出するためにLSFをフーリエ変換する．その結果はOTF（optical transfer function，光伝達関数）といい，複素数の関数である．

$$\mathrm{OTF}(f) = \int_{-\infty}^{\infty} \mathrm{LSF}(x) e^{-2\pi f x} dx \qquad (1·1·14)$$

各周波数のOTFにおける実部^{2}と虚部^{2}の和の平方根により絶対値を求め，ゼロ周波数の値で正規化したものがMTFである．

$$\mathrm{MTF}(f) = \frac{|\mathrm{OTF}(f)|}{\mathrm{OTF}(0)} \qquad (1·1·15)$$

以上の式により，MTFの値を求めることができる．

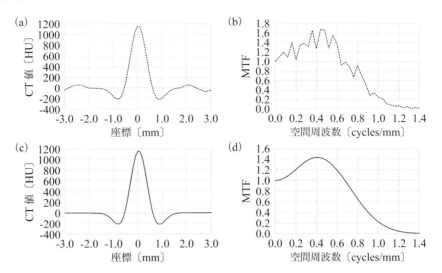

図1・1・13 雑音抑制処理の有無によるLSFとMTF
　(a) 雑音抑制処理のないLSF, (b) (a) から算出されたMTF,
　(c) 雑音抑制処理されたLSF, (d) (c) から算出されたMTF.

　次に，空間周波数について述べる．各MTF値と空間周波数を対応させるためには，周波数間隔（基本周波数ともいう）を求める必要がある．周波数間隔Δfはデータの個数N〔個〕とサンプリング間隔（ピクセル間隔）p〔mm〕により以下の式で求められる．

$$\Delta f = \frac{1}{p \times N} \tag{1・1・16}$$

たとえば，データの個数256個，再構成視野50 mmとすると，Δfは以下の式により求められる．

$$\Delta f = \frac{1}{\frac{50}{512} \times 256} = 0.04 \text{〔cycles/mm〕} \tag{1・1・17}$$

したがって，空間周波数とそれに対応するMTF値は，(0, 1)，(0.04, 2番目のMTF値)，(0.08, 3番目のMTF値)，(0.12, 4番目のMTF値)，・・・のようになる．例として，**図1・1・14**に標準型関数のMTFの数値データとグラフを示す．

f) ワイヤ法により測定したMTFの注意点

　拡大再構成画像を必要とするワイヤ法で測定したMTFを基に性能評価や装置間比較を行う場合，MTFが再構成視野に依存するかどうかをあらかじめ把握しておかなければならない．あるメーカの装置では，MTFは再構成視野に依存しない．このような装置では，拡大再構成画像から測定したMTFの結果を基にして性能評価や画質評価を行うことに問題はない．しかし，メーカによっては再構成視野に依存してMTFが変化する．具体的には，再構成視野が400 mm程度を境とし，視野が大きくなるにつれてMTFが低下する装置がある．**図1・1・15**に，その例を示す．図 (a)，(b) は，それぞれ標準型関数，強調型関数のMTFである．どちらの関数でも，視野が大きくなるにつれてMTFは低下している．このような装置では，拡

第1章　スライス面の画質評価

空間周波数 〔cycles/mm〕	MTF
0.00	1.000
0.04	0.993
0.08	0.974
0.12	0.943
0.16	0.901
0.20	0.850
0.24	0.793
0.28	0.730
0.32	0.665
0.36	0.599
0.40	0.534
0.44	0.472
0.48	0.413
0.52	0.359
0.56	0.310
0.60	0.266
0.64	0.227
0.68	0.193
0.72	0.163
0.76	0.137
0.80	0.114
0.84	0.095
0.88	0.078
0.92	0.064
0.96	0.052
1.00	0.041
1.04	0.032
1.08	0.025
1.12	0.019
1.16	0.014
1.20	0.011
1.24	0.008
1.28	0.006
1.32	0.004
1.36	0.003
1.40	0.002

図1・1・14　標準型再構成関数のMTFの例

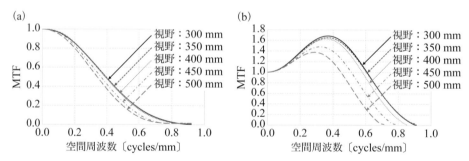

図1・1・15　再構成視野の違いによるMTFの変化
　　(a) 標準型再関数，(b) 強調型関数．
　　どちらの関数でも，再構成視野が400 mmを超え，大きくなるにつれてMTFは低下している．

　大再構成画像から測定したMTFの結果を基にして再構成視野400 mm以上（例：体格の大きい成人の体幹部画像）を対象とした性能評価や画質評価を行うことができない．そのため，評価目的にあった視野でMTFを測定する必要がある．特に臨床運用に見合った視野のMTFを評価する場合には，大視野の再構成画像からでも測定可能なESF法（ERF法）やLSF法（後述）を用いなくてはならない．

近年，画質向上あるいは線量低減を目的として，hybrid型逐次近似再構成法（hybrid iterative reconstruction：hybrid IR）や，逐次近似再構成法（iterative reconstruction：IR）が普及しつつある．詳細は後述するが，ワイヤ法により測定されたhybrid IR画像やIR画像のMTFは，臨床画像とは全く異なるMTFを得ることになる[12]．このことは常識的に知っておく必要がある．

第1章　スライス面の画質評価

◎演習（ワイヤ法）

　以下に，日本CT技術学会より無償配布されているCT画像計測プログラムソフトCTmeasure Basic ver. 0.97b2を使用し，ワイヤ法にてMTFを測定する方法について述べる．このソフトは，日本CT技術学会員だけが使用可能である正規版CTmeasureの機能が制限されたものである．正規版に比べると，機能は大幅に制限されているものの，非会員でも使用可能であり，アルゴリズムや測定精度は正規版と同じである．

(1) CTmeasure Basicを起動する（図1）．
(2) Read → 測定用画像を指定する（図2）→「開く(O)」
　　ファイルパスを確認するメッセージウィンドウが表示される（図3）→ OK → 画像と表示領域の中央に64ピクセル×64ピクセルの関心領域（region of interest：ROI）が表示される（図4）

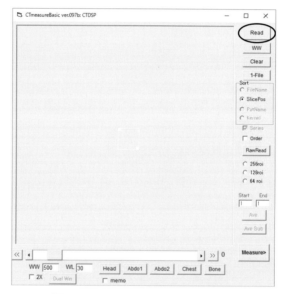

図1　CTmeasure Basicの初期画面

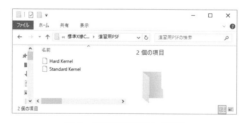

図2　測定用画像の選択

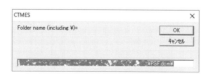

図3　ファイルパスの確認

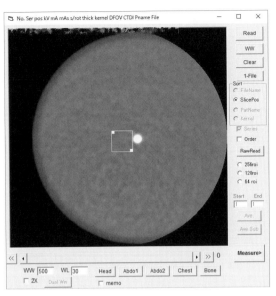

図4　ワイヤ画像の表示

　画像表示領域に測定用の画像ファイルをドラッグアンドドロップしても，画像を表示することができる．

(3) ROIの左上または右下をドラッグすると大きさを調整することができ，そのときのROIの大きさ（x方向のピクセル数×y方向のピクセル数）と座標が画像表示ウィンドウのタイトルバーに表示される．また，ROIの内側をドラッグすると，ROIの位置を調整することができる．

　ウィンドウ条件を変更する場合には，画像上でマウスの右ボタンを押しながらマウスを上下左右に動かす．手入力でウィンドウを調整する場合には，WW，WLの隣にあるテキストボックスに数字を入力し，テキストボックスをダブルクリックする．

(4) ROIを設定する．

　以下は，x方向にMTFを測定する場合の手順である．ROIの位置は厳密に設定する必要はなく，ROIの内側にワイヤがあればよい．後にROIのy方向のピクセル数を手入力で設定するため，図5のようにy方向のROIの大きさをワイヤの直径と同程度とする（図5では，ROIの大きさ：100ピクセル×35ピクセル，ROIの座標：(253,243)）．強調型関数の場合には，アンダーシュートの領域まで含めてROIを設定する．x方向のROIの大きさは，自動的に256ピクセルになる．これは，LSFからMTFを算出するとき，データの個数を256個として高速フーリエ変換（fast Fourier transform）を行うためである．

(5) Measure> → LSFの処理やMTFを表示するための新たなウィンドウが表示される．

　「MTF」→「Setting」

　MTFを表示するときの最高空間周波数（Freq max）と周波数間隔（Freq interval）を設定する（初期値のままでもよい）．

(6) 「MTF」→「Virtual Slit」（図6）

　設定および確認のためのメッセージウィンドウが表示される．

　MTFの測定方向（x方向かy方向か）：0(x方向)，1(y方向)「0」→「OK」

　再構成視野（DICOMタグ情報から自動的に入力される）→「OK」

第1章 スライス面の画質評価

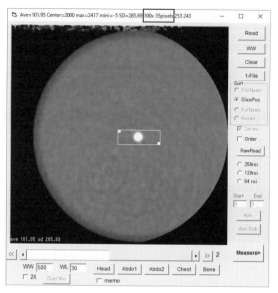

図5 ワイヤ画像と関心領域（region of interest：ROI）
ROIの内側にワイヤがあればよく，ワイヤの中心とROIの中心座標を厳密に合わせる必要はない．

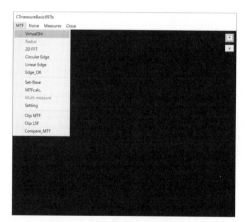

図6 LSFの処理やMTFを表示するウィンドウ
ワイヤの画像にVirtual Slit（仮想スリット）を設定し，MTFを解析．

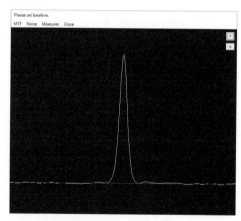

図7 PSFを仮想スリットによりスキャンして得られたLSF

　Slit height（仮想スリットの高さ）（4）で設定した大きさに約5足した値を入力 →「OK」
仮想スリットの高さはMTFの測定精度（特に強調型関数のとき）にかかわるため，慎重に入力しなければならない．
(7) LSFが表示される．
　LSFの裾野に引かれた赤線を左クリックして移動させ，LSFのベースラインを決定する（図7，バイアス成分を除去する）．
(8)「MTF」→「Set-Base」（図8）
　図9の矢印の位置を左クリックし，画像雑音の影響を受けてゆらいでいるLSFの裾野の部分

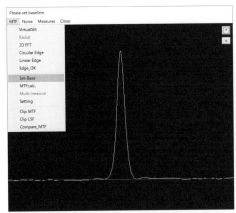

図8 赤線をクリックし，LSFのベースラインを決定（ゼロバイアスにする）

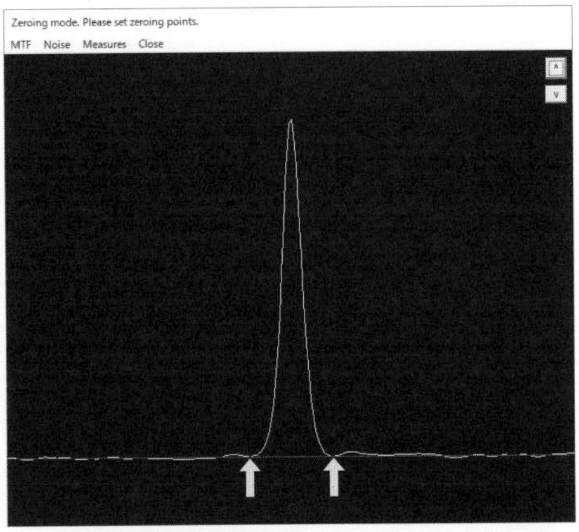

図9 画像雑音の影響によるLSFの裾野のゆらぎをなくすため，矢印より外側の数値をゼロにする（zeroing）

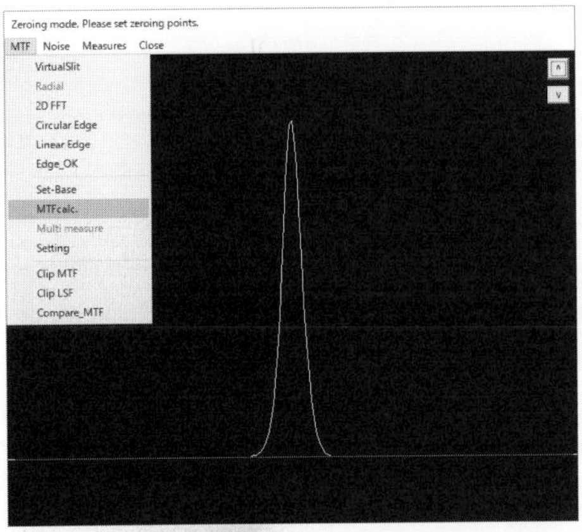

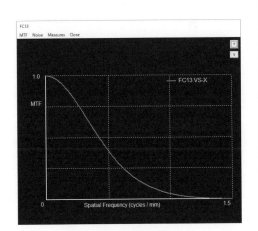

図10 LSFを高速フーリエ変換し，MTFを算出

図11 MTF測定結果表示

を強制的にゼロにする（zeroing）．

(9)「MTF」→「MTFcalc.」（図10）

メッセージウィンドウが表示される．

Data No.(0…cancel) =:「1」→「OK」→ MTFが表示される（図11）．

Basic版では2条件のMTFを比較することができる．「Data No.(0…cancel) =」のウィンドウで「1」または「2」と入力することにより2条件の数値データをメモリーすることが可能である．「3」以上の数値を入力した場合には，条件2の数値データが消去されて新しいデータが保存される．

(10) 測定結果（数値データ）をクリップボードにコピーする．

「MTF」→「Clip MTF」（図12）

メッセージウィンドウが表示される．

No. =:「1」→「OK」（条件1のデータをコピーする場合）

(11) 表計算ソフトを立ち上げて「貼り付け」．

第1章　スライス面の画質評価

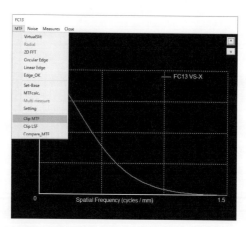

図12　測定結果（MTFの数値データ）をクリップボードにコピー

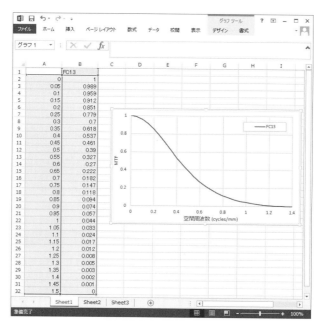

図13　クリップボードにコピーしたMTFのデータを表計算ソフトに貼り付け
「挿入タブ」→「グラフ」→「散布図」→ グラフが表示される．

数値データが貼り付けられる（図13）．
【補足】
　i）グラフの凡例には，再構成関数と測定方法の略称が表示される．詳細は以下の通り．
　　・Virtual slit：VS（X方向：VS-X，Y方向：VS-Y）
　　・Circular edge：RE
　　・Linear edge：EG
　ii）「MTF」→「Compare_MTF」
　　先に測定したMTFを表示させたり，測定済の2つのMTFを比較したりすることができる．
　　表示されるメッセージウィンドウの入力欄にデータ番号を入力する．

iii)「MTF」→「Clip LSF」

　LSFのデータをクリップボードにコピーすることができる．データの個数が256個であるため，表計算ソフトでそのままフーリエ変換を行うことができる．LSFのデータは，最新のものが1つだけメモリーされる．

〔3〕 非線形画像のMTFの測定

1・1・2項で述べたように，MTFを測定する場合，対象画像は線形性が成立しなければならない．一般的な再構成法であるFBP法はすべて線形の処理であるため，画質挙動は線形である．それに対してhybrid IRやIRによる再構成画像は，非線形の挙動を示す[12]．ここで非線形挙動とは，たとえば線量を2倍にしても雑音標準偏差が$1/\sqrt{2}$にならず，被写体の構造によって変化することや，画質改善処理の効果が一様ではなく場所や被写体の構造，画質などによって変化することをいう．また，アダプティブフィルタといわれる非線形画像フィルタ処理[13]された画像も非線形挙動を示す．以下，このような画像を非線形画像という．

非線形画像のMTFは，再構成視野，測定対象物と背景のコントラスト，背景雑音量などに依存して変化する[12]．以下に，先行研究を挙げながら非線形画像のMTFを評価する際の注意点について述べる．Richardらはhybrid IRおよびIR再構成画像のMTFを，円形のテスト被写体を使用してESF法（以下，円形エッジ法）により測定している[14]．この報告では，臨床運用に即した結果を得るためにエッジのCT値や画像雑音量を意図的に変えた条件（以下，このような条件をtask-basedという）で測定されたMTFによって，より総合的な解像度の評価が期待できると述べている．以下，非線形画像の解像特性評価を目的にtask-basedで測定されたMTFを，MTF_{task}という．また，高田らはCT値の等しいテスト被写体を使用し，円形エッジ法とブロックを用いたESF法（以下，ブロックエッジ法）によりIRおよびhybrid IR画像のMTF_{task}を測定した．その結果，被写体の形状が異なってもMTF_{task}は変化しないことを示している[15]．以上より，臨床に応用するためのMTF，すなわちMTF_{task}は，ESF（ERF）法やLSF法により適切なCT値のテスト被写体を用い，臨床運用条件を想定した再構成視野，雑音量の画像から測定する必要がある．

それに対してワイヤ法によるMTF測定では，ワイヤのCT値がとても高く，臨床条件と比較して背景雑音量がとても少ない拡大再構成画像が必要とされる．そのため，MTF_{task}を測定することは不可能である．たとえ非線形画像のMTFをワイヤ法で測定したとしても，その結果を臨床に応用することは困難である．図1・1・16にワイヤ法で測定したFBP画像とhybrid IR画像のMTFの比較を示す．ワイヤのCT値は約700 HU，背景（水）の雑音標準偏差は約5 HU，その他のスキャンおよび再構成条件は表1・1・2に示す通りである．高コントラストかつ低雑音画像からMTFを測定しているため，hybrid IR再構成の画質改善処理効果が表れにくい．そのため，FBP画像とhybrid IR画像のMTFはほぼ一致している．この結果は誤りではないものの，鵜呑みにして臨床応用することは危険である．

以下に，ESF（ERF）法に関してFBP再構成画像だけにとどまらず，非線形画像のMTFを測定することまでを想定し，測定法の原理と実際について述べる．

(1) ESF（ERF）法

ESF（ERF）法，エッジ法（以下，これらをまとめてエッジ法という）とは略称で，厳密にはブロックエッジ法，あるいは円形エッジ法など，テスト被写体の形状がわかるように示すことが望ましい．

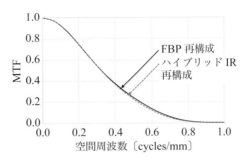

図1・1・16 ワイヤ法にて測定したFBP再構成画像とハイブリッドIR再構成画像のMTF
高コントラストかつ低雑音画像から測定しているため，FBP再構成画像のMTFとハイブリッドIR再構成画像のMTFはほぼ一致している．

表1・1・2　ワイヤ法によるMTF測定用画像のスキャンおよび再構成条件

スキャン方式	ノンヘリカルスキャン
ワイヤのCT値	約700 HU
背景の雑音標準偏差	約5 HU
画像再構成法	FBP法，ハイブリッドIR法（強度：最高）
再構成視野	50 mm
収集列数×収集スライス厚	4列×1.25 mm
再構成スライス厚	1.25 mm
再構成関数	標準型関数
$CTDI_{vol}$	59.7 mGy

　はじめに，ブロックエッジ法について述べる．ブロックエッジ法は，ブロック状の構造物をテスト被写体として用い，ブロックのエッジ部分のプロファイルカーブ（以下，ESF）を微分してフーリエ変換することによりMTFを求める方法である[6]．ESFを微分してLSFを求め，これをフーリエ変換することによりMTFを算出することができる．
　以下に，測定法の詳細について述べる．

a) ESFの取得

　図1・1・17は，測定用画像とROI設定の例である．ブロックは水で満たした直径約200 mmの円筒容器の中に入れ，ブロックの断面とスライス面が平行になるように配置している．円筒容器内を水で満たす理由は，ワイヤ法の場合と同様に強調型関数のときに発生するESFのアンダーシュートを正確に表すためである．エッジは実効サンプリング間隔の狭いESFを得るために，y軸に対して約3度傾けて配置されている．
　図1・1・17のようにエッジの部分に設定したROIからx軸方向に多数のESFを取得する（図1・1・18(a)）．それぞれのESFのエッジの位置をそろえ，ESFを合成する（図1・1・18(b)）．合成処理により，ピクセル間隔に依存することなくサンプリング間隔が十分狭いESFが得られる．したがって，大視野再構成画像からでもエリアシングの影響を受けずに精度よくMTFを測定することができる．合成処理により得られたESF（以下，合成ESF）の座標データ間隔は不均等である．そこで，

第1章 スライス面の画質評価

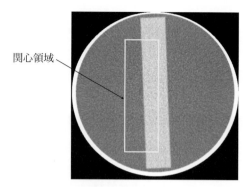

図1・1・17 エッジの再構成画像と関心領域
実効サンプリング間隔の狭いESFを得るため，エッジをy軸に対し約3度傾けて配置．再構成視野：200 mm，再構成関数：標準型，エッジのCT値：50 HU，直径約200 mmの円筒容器内にブロックエッジを固定．容器内は水で満たされている．

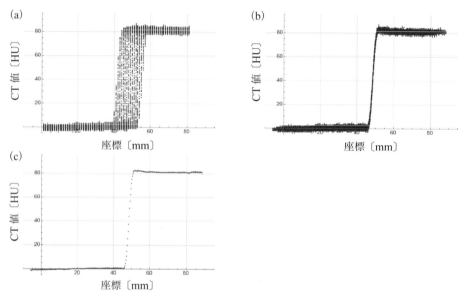

図1・1・18 合成ESFの取得
(a) エッジの部分に設定した関心領域から取得した多数のESF，(b) エッジの位置がそろうように合成したESF，(c) 合成ESFをbin処理して座標間隔を等しくしたESF．

　データ間隔を一定にするため合成ESFに対しbin処理[16)17)]を行う．binは箱の意味で，bin処理とはbin内（あるせまい範囲内）に存在するデータを平均することである．bin処理には画像雑音の影響を抑制する効果もあり，測定精度の向上が見込める[16)17)]．ただし，bin処理によりESFが平滑化された結果，MTFが過小評価される．そのため，binの幅を基に求められたMTFを補正する必要がある[16)17)]．bin処理によりデータ間隔を一定にした合成ESFを図1・1・18(c) に示す．

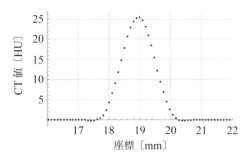

図 1・1・19 ESF を微分（隣接差分）して求めた LSF

b) LSF の取得

LSF を得るために，合成 ESF を微分する．離散データの場合は，隣り合うデータの値の差を求めること（以下，隣接差分）によって微分することができる．ただし，隣接差分は画像雑音の影響を受けやすいため，あらかじめ複数の測定用画像を加算平均して低雑音画像を得るなど，雑音対策が必要である．また，ワイヤ法の場合と同様に zeroing によって画像雑音の影響を抑制することも必要である．

ワイヤ法の場合と同様に，表計算ソフトを使ってフーリエ変換するときには，LSF のデータ数を 2 のべき乗にする．得られた LSF を図 1・1・19 に示す．

c) MTF の算出

LSF をフーリエ変換することにより，MTF を算出する．

はじめに，周波数間隔 Δf について述べる．Δf はデータの個数 N〔個〕と bin 間隔 Δb〔mm〕により以下の式で求められる．

$$\Delta f = \frac{1}{\Delta b \times N} \tag{1・1・18}$$

ワイヤ法の場合と同様に空間周波数と MTF 値は，(0, 1)，(Δf, 2 番目の MTF 値)，($2\Delta f$, 3 番目の MTF 値)，($3\Delta f$, 4 番目の MTF 値)，・・・のように対応する．

LSF をフーリエ変換して絶対値スペクトルを求める．これをゼロ周波数のスペクトル値で正規化することにより得られた結果（以下，$MTF_{blurred}$ と記す）は bin 処理と隣接差分による平滑化の影響が含まれている．そのため，sinc 関数による補正処理が必要である．

bin 処理による平滑化の影響の補正式 $C_{bin}(f)$ は，以下の通りである．

$$C_{bin}(f) = \frac{1}{\text{sinc}(\pi \cdot f \cdot \Delta b)} = \frac{\pi \cdot f \cdot \Delta b}{\sin(\pi \cdot f \cdot \Delta b)} \tag{1・1・19}$$

また，隣接差分による平滑化の影響の補正式 $C_{diff}(f)$ は，以下の通りである．

$$C_{diff}(f) = \frac{1}{\text{sinc}(\pi \cdot f \cdot \Delta l)} = \frac{\pi \cdot f \cdot \Delta l}{\sin(\pi \cdot f \cdot \Delta l)} \tag{1・1・20}$$

Δl：差分間隔（mm）

以上より，MTF の測定結果は次式より得られる．

$$MTF(f) = MTF_{blurred}(f) \cdot C_{bin}(f) \cdot C_{diff}(f) \tag{1・1・21}$$

図 1・1・20 に，式（1・1・21）により bin 処理および隣接差分による平滑化の影響を

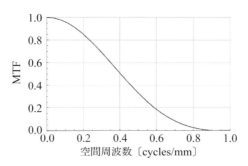

図 1・1・20 bin処理と隣接差分による平滑化の影響を補正して求められたMTF

補正して得られた MTF を示す.

d） ROIの大きさ，場所とMTFの測定結果

厳密には，CT画像の空間分解能はスライス面内の場所によって変化する．したがって，ROIの大きさや場所を変えただけで測定結果は変化することを理解しておかなければならない．また，異なる視野サイズの画像から計測したMTFを比較する場合，ROIの大きさを統一して計測すると，空間分解能の場所依存性の影響により妥当な比較ができない．視野サイズの違いによるMTFの変化を確認する場合には，ROIの面積を統一して計測しなければならない．

(2) 円形エッジ法

円形エッジ法とは，円柱状（または円盤状）の構造物をテスト被写体として用い，先に述べたブロックエッジ法と同様に，エッジ部分から取得したESFを微分してフーリエ変換することによりMTFを求める方法である[14)18)]．この方法では，円柱のCT値や大きさが適切であればあらためてファントムを準備する必要がなく，装置に付随している日常点検用ファントムのモジュールの一部を利用してもMTFを測定することができる．円柱の直径に規定はないが，2～3cm程度のものが扱いやすい．円柱の周囲は，ブロックエッジ法と同様に水であることが望ましい．

円柱は回転中心に配置するのではなく，回転中心から x 軸（または y 軸）方向に約 30 mm ずらして配置する．円柱を回転中心に配置した場合，わずかなリングアーチファクトの影響，あるいは再構成過程におけるリングアーチファクト補正の影響を受けて，MTFが低下する[19)]

腫瘍などの病変の形状を円によって模擬できることから，円形エッジ法により測定されたMTFは臨床に帰着させやすいという利点がある．また，視知覚試験[20)21)]に用いられる信号の形状も多くは円形である．円の直径とCT値差（信号のコントラスト）を一致させることによって，視知覚試験結果と円形エッジ法によるMTFの結果に矛盾がなくなる．このようなことから，MTFの測定方法として円形エッジ法が普及しつつある．

図1・1・16のようなブロックからMTFを測定する場合，ESFを取得する方向は x 方向に限られる．言いかえれば，x 方向のMTFを測定している．それに対して円

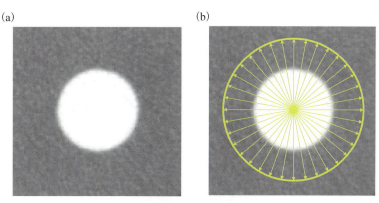

図1・1・21 円形エッジの再構成画像と関心領域
(a) 円形エッジの部分を切り取って表示．再構成視野：220 mm，再構成関数：標準型，円形エッジの CT 値：130 HU，円形エッジの直径：25 mm，内径 200 mm の円筒容器内に円形エッジを固定．円筒容器内は水で満たされている．
(b) 関心領域と ESF の取得．関心領域の中心から半径方向に多数の ESF を取得する．

形エッジ法では，合成処理によってあらゆる方向の ESF が平均化されることから，あらゆる方向の MTF を総合した測定をしていることになる．結果について考察する場合，MTF を測定している方向が異なるということは意識しておくべきである．

以下に，測定法について述べる．円形エッジ法とブロックエッジ法の違いは，被写体の形状の違うために多数の ESF を得る方向だけであり，合成 ESF を得てからの処理はエッジ法の処理と同じである．

a) ESF の取得

図 1・1・21(a) は，測定用画像の例である．図 1・1・21(b) に示すように ROI を設定し，その中心から半径方向に多数の ESF を取得する．エッジの位置をそろえて ESF を合成し，bin 処理により画像雑音の影響を抑制し，かつ一定の座標間隔とした ESF を得る．

b) LSF の取得

隣接データ値の差分処理により ESF を微分し，LSF を得る．zeroing によって雑音の影響を抑制した LSF を得る．

c) MTF の算出

LSF をフーリエ変換して絶対値スペクトルを求め，これをゼロ周波数のスペクトル値で正規化する．この場合にも，bin 処理と隣接差分による平滑化の影響が含まれている．そのため，式（1・1・21）により補正を行うことによって MTF が得られる．

第1章　スライス面の画質評価

◉演習（エッジ法・円形エッジ法）

〔1〕　エッジ法

(1) CTmeasure Basic を起動する．

(2) Read → 測定用画像を指定する → 「開く(O)」
ファイルパスを確認するメッセージウィンドウが表示される → OK
画像表示領域に測定用の画像ファイルをドラッグアンドドロップしても，画像を表示することができる．

(3) ROIを設定する．
図1に示すように，エッジの部分にROIを設定する．このとき，エッジがROIのほぼ中心を通るようにする．図1の配置の場合，y方向のROIのサイズを大きくすることによって合成するESFの数が増え，測定精度の向上が期待できる．
ROIの大きさとROIの座標は画像表示ウィンドウのタイトルバーに表示される（図13は，ROIの大きさ：60ピクセル×400ピクセル，ROIの座標（188,61））．前述したようにMTFはROIの大きさや場所によって変化する．ROIを設定する際には，このことを意識しておかなければならない．

(4) Measure> → LSFの処理やMTFを表示するための新たなウィンドウが表示される．
「MTF」→「Setting」
MTFを表示するときの最高空間周波数（Freq max）と周波数間隔（Freq interval）を設定する（初期値のままでもよい）．

(5) 「MTF」→「Linear Edge」（図2）

(6) 多数のESFが表示される（図3）．
右上のボタン < > をクリックし，図4に示すようにESFを収束させる（合成ESFを得る）．☑fineとすると，ESFの移動量が小さくなり，微調整できる．

(7) 「MTF」→「Edge_OK」（図5）

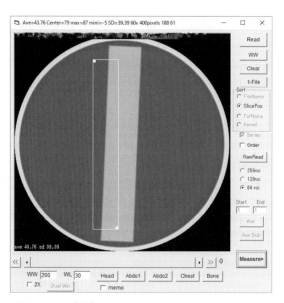

図1　エッジ画像とROI
　　　エッジがROIのほぼ中心を通るようにする．

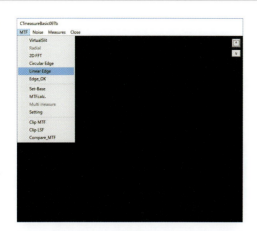

図2 ESFやLSFの処理とMTFを表示する
ウィンドウ
Linear Edgeを選んで解析．

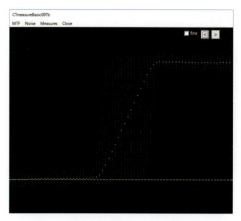

図3 ROIから取得した多数のESF

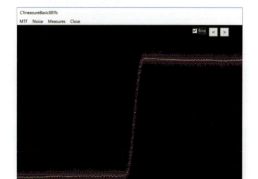

図4 多数のESFを合成したESF（合成ESF）

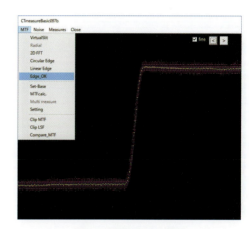

図5 合成ESFを微分

(8) ESFの微分によりLSFが表示される．
　LSFの裾野に引かれた赤線を左クリックして移動させ，LSFのベースラインを決定する（図6，バイアス成分を除去する）．
(9)「MTF」→「Set-Base」（図7）
　図8の矢印の位置を左クリックし，zeroing処理．
(10)「MTF」→「MTFcalc.」（図9）
　メッセージウィンドウが表示される．
　Data No.(0…cancel)＝：「1」→「OK」→ MTFが表示される（図10）．
　Basic版では2条件のMTFを比較することができる．「Data No.(0…cancel)＝」のウィンドウで「1」または「2」と入力することにより2条件の数値データをメモリーすることが可能である．「3」以上の数値を入力した場合には，条件2の数値データが消去されて新しいデータが保存される．
(11) 測定結果（数値データ）をクリップボードにコピーする．
　「MTF」→「Clip MTF」（図11）

第1章 スライス面の画質評価

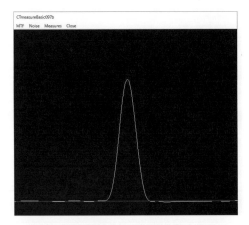

図6 ESFの微分により得られたLSF

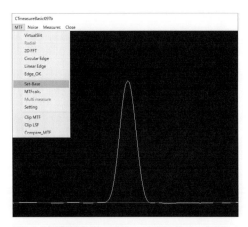

図7 赤線をクリックし，LSFのベースラインを決定（ゼロバイアスにする）

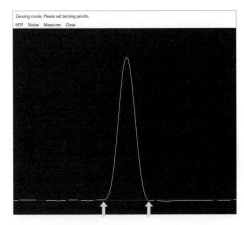

図8 画像雑音の影響によるLSFの裾野のゆらぎをなくすため，矢印より外側の数値をゼロにする（zeroing）

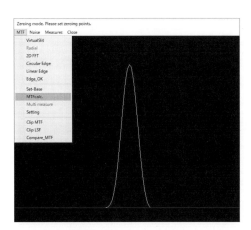

図9 LSFを高速フーリエ変換し，MTFを算出

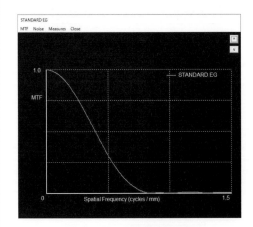

図10 MTF測定結果表示

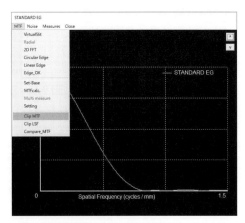

図11 測定結果（MTFの数値データ）をクリップボードにコピー

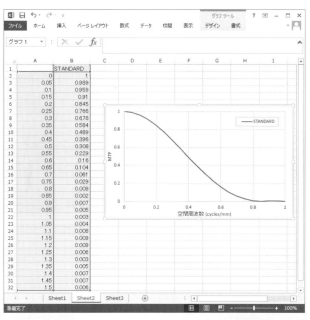

図12　クリップボードにコピーしたMTFのデータを表計算ソフトに貼り付け
「挿入タブ」→「グラフ」→「散布図」→ グラフが表示される．

メッセージウィンドウが表示される．
No.＝：「1」→「OK」（条件1のデータをコピーする場合）

(12) 表計算ソフトを立ち上げて「貼り付け」．
　　数値データが貼り付けられる（**図12**）．

〔2〕円形エッジ法

(1) CTmeasure Basicを起動する．
(2) Read → 測定用画像を指定する →「開く(O)」
　　ファイルパスを確認するメッセージウィンドウが表示される → OK
　　画像表示領域に測定用の画像ファイルをドラッグアンドドロップしても，画像を表示することができる．
(3) ROIを設定する．
　　円柱の外周に接するように，ROIを設定する（**図13**）．

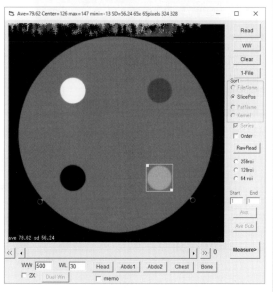

図13　エッジ画像とROI
円盤の外周に接するように，ROIを設定する．

ROIの大きさとROIの座標は画像表示ウィンドウのタイトルバーに表示される（図13は，ROIの大きさ：65ピクセル×65ピクセル，ROIの座標（324,328））．

(4) Measure> → LSFの処理やMTFを表示するための新たなウィンドウが表示される．
「MTF」→「Setting」

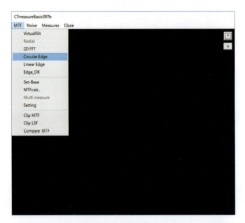

図14 ESFやLSFの処理とMTFを表示するウィンドウ
Circular Edgeを選んで解析．

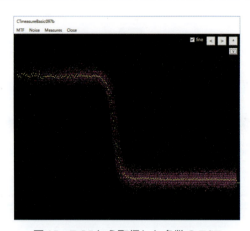

図15 ROIから取得した多数のESF

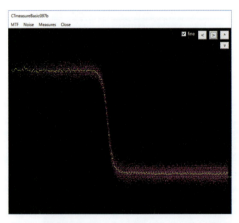

図16 多数のESFを合成したESF（合成ESF）

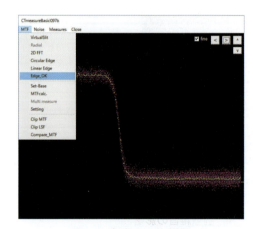

図17 合成ESFを微分

　MTFを表示するときの最高空間周波数（Freq max）と周波数間隔（Freq interval）を設定する（初期値のままでもよい）．
(5)「MTF」→「Circular Edge」（図14）
(6) 多数のESFが表示される（図15）．
　右上のボタン ☐< ☐> ☐> ☐> をクリックし，図16に示すようにESFを収束させる（合成ESFを得る）．☑fineとすると，ESFの移動量が小さくなり，微調整できる．
(7)「MTF」→「Edge_OK」（図17）
　ESFの微分処理が行われ，LSFが表示される．
(8) LSFの裾野に引かれた赤線を左クリックして移動させ，LSFのベースラインを決定する（図18，バイアス成分を除去する）．
(9)「MTF」→「Set-Base」（図19）
　図20の矢印の位置を左クリックし，zeroing処理．
(10)「MTF」→「MTFcalc.」（図21）

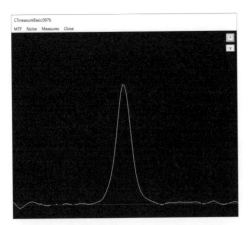

図18　ESFの微分により得られたLSF

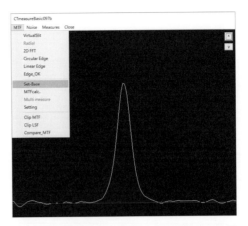

図19　赤線をクリックし，LSFのベースラインを決定（ゼロバイアスにする）

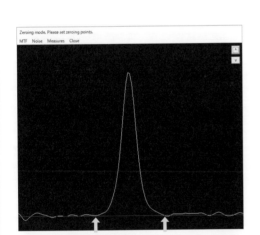

図20　画像雑音の影響によるLSFの裾野のゆらぎをなくすため，矢印より外側の数値をゼロにする（zeroing）

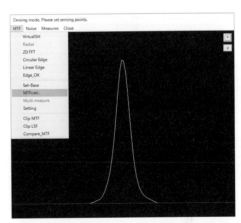

図21　LSFを高速フーリエ変換し，MTFを算出

　　メッセージウィンドウが表示される．

　　Data No.(0…cancel) ＝：「1」→「OK」→ MTFが表示される（図22）．

　　Basic版では2条件のMTFを比較することができる．「Data No.(0…cancel) ＝」のウィンドウで「1」または「2」と入力することにより2条件の数値データをメモリーすることが可能である．「3」以上の数値を入力した場合には，条件2の数値データが消去されて新しいデータが保存される．

(11) 測定結果（数値データ）をクリップボードにコピーする．

　　「MTF」→「Clip MTF」（図23）

　　メッセージウィンドウが表示される．

　　No. ＝：「1」→「OK」（条件1のデータをコピーしたい場合）

(12) 表計算ソフトを立ち上げて「貼り付け」．

　　数値データが貼り付けられる（図24）．

第1章　スライス面の画質評価

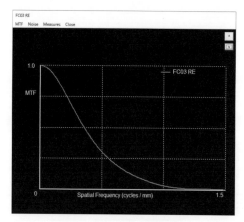

図22　MTF測定結果表示

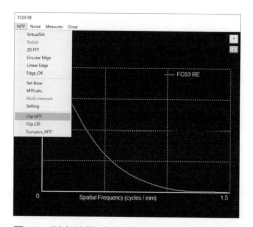

図23　測定結果（MTFの数値データ）をクリップボードにコピー

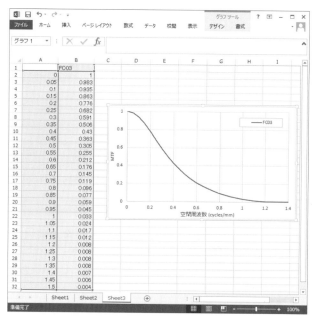

図24　クリップボードにコピーしたMTFのデータを表計算ソフトに貼り付け
「挿入タブ」→「グラフ」→「散布図」→ グラフが表示される．

1・1・3　空間分解能の臨床応用

〔1〕　撮影条件と空間分解能

　本項では，スキャンおよび再構成条件に依存して空間分解能およびMTFがどのように変化するのかについて述べる．臨床においては，スキャンおよび再構成条件を適正化するために，空間分解能の挙動を理解することは重要である．また，空間分解能と画像雑音がトレードオフの関係[22]にあることは知っておかなければならない．この関係は，再構成関数と撮影線量を適正化する場合にとても重要である．

　図1・1・22に，標準型関数と強調型関数のMTF，繰り返しパターンファントム画像および臨床画像を示す．MTFの測定およびファントムの撮影は，どちらも回転中心付近で行っている．ファントムは直径6cm，厚さ2cmのアクリル樹脂製の円

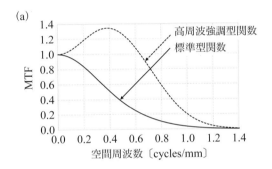

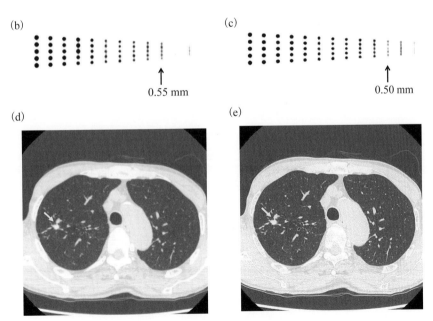

図1・1・22　MTFとファントムおよび臨床画像の関係
　(a) 標準型関数と強調型関数のMTF，(b) 空間分解能評価用ファントム画像（関数：標準型），(c) 繰り返しパターンファントム画像（関数：強調型），(d) 胸部の臨床画像（関数：標準型），(e) 胸部の臨床画像（関数：強調型）．

表1・1・3　再構成関数における評価値

	5%MTF〔cycles/mm〕	識別最小径〔mm〕
標準型再構成関数	0.94	0.53
強調型再構成関数	1.18	0.42

盤に，直径0.4 mmから1.0 mmまで0.05 mmきざみの孔が，孔の直径の2倍の間隔で配列されたものである．図(a)に，ワイヤ法で測定した標準型関数と強調型関数のMTFを示す．この結果より5%MTFと式(1・1・1)により求められる空間分解能を表1・1・3にまとめる．図(b)，(c)はそれぞれ標準型関数と強調型関数で再構成したファントム画像である．この画像より，分解できる孔の直径は図(b)，(c)それぞれ0.55 mm，0.50 mmで，表1・1・3に示す識別最小径とおおよそ一致している．図(d)，(e)はそれぞれ標準型関数と強調型関数で再構成した胸部画像（ウィンドウレベル：−650，ウィンドウ幅：1,600）である．右肺の病変（矢印）に着目すると，標準型関数より強調型関数で再構成した画像の方が，腫瘍の輪郭を明瞭に観察することができる．すなわち，腫瘍の大きさや形は，標準型関数より強調型関数で再構成した画像の方が正確に評価できる．また，図(d)より(e)の方が肺の抹消構造まで視認できる．つまり，大きさを測定したり，微細な構造を観察したりする場合には，高周波数域まで応答のある関数が適している．画像フィルタによる輪郭強調処理も微細な構造を観察しやすくする効果は期待できる．しかし，過度な強調処理は高周波雑音が増強され，微細な構造を観察しにくくすることがある．

　空間分解能評価は雑音を無視できる場合に有効であり，雑音を無視できない場合には空間分解能の評価は適切には行えない[23]．たとえば，再構成関数を変えることによって1 cycles/mm付近のMTFが向上したとしても，それに伴って画像雑音が増加する．そのため，必ずしも隣り合う0.5 mmの孔が分離して見えるとは限らない．したがって，5%MTFによる空間分解能評価を過信することは危険であり，特に臨床においては参考程度にとどめたほうが無難である．

　先に述べたように，MTFは焦点サイズにも依存して変化する．図1・1・23，図1・1・24に焦点サイズの違いによるMTFと繰り返しパターンによる識別径の変化を示す．図1・1・23は，それぞれ標準型関数，図1・1・24は強調型関数である．それぞれ図(a)は焦点サイズの違いによるMTFの比較，図(b)，(c)は焦点サイズの違いによる識別径の比較で，(b)が小焦点の画像，(c)が大焦点の画像である．どちらの関数も大焦点より小焦点の方がMTFは高く，識別径も優れている．また，焦点サイズの違いによるMTFの変化は標準型関数より強調型関数の方が大きい．したがって，臨床において細かい構造まで観察する場合は小焦点で撮影することが望ましい．ただし，小焦点へのこだわりは線量不足を招き，かえって画質を損なう可能性があることを理解しておかなければならない．

　MTFはスライス面内の場所によって変化し，辺縁ほどMTFは低下する傾向にある[24]．幾何学的にこの理由は2つあり，1つは焦点サイズの影響である[9]．図1・1・25に示すように，視野辺縁では焦点を斜めから見ることになり，実質的に焦点サイズが広くなる．そのため，視野辺縁ほどビーム幅が広がり，半径方向の

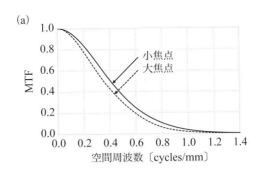

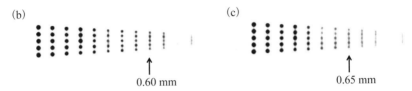

図1・1・23 焦点サイズの違いによるMTFと識別径（標準型関数）
(a) MTF，(b) 空間分解能（小焦点），(c) 空間分解能（大焦点）．
焦点サイズの違いによって空間分解能およびMTFが変化する．

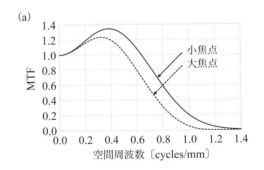

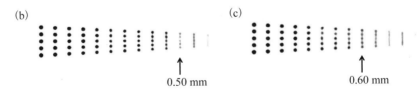

図1・1・24 焦点サイズの違いによるMTFと識別径（強調型関数）
(a) MTF，(b) 空間分解能（小焦点），(c) 空間分解能（大焦点）．
強調型関数の場合，焦点サイズの違いによってMTFが大きく変化する．

MTFが低下する．もう1つはデータ収集中のレイの動きによるものである[9]．X線管球が回転しているため，投影データ収集中はレイが移動する（**図1・1・26**）．そのため，移動量に比例したぼけが移動方向（回転方向）に発生する原因となり，視野辺縁ほど回転方向のMTFが低下する．

第1章　スライス面の画質評価

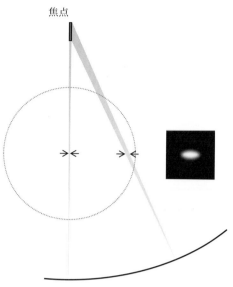

図1・1・25　視野中心と辺縁における焦点幅の影響
　視野辺縁ほど焦点幅の影響により，半径方向にぼける．
　（出典：森一生，山形仁，町田好男：CTとMRI－その原理と装置技術－より一部修正）

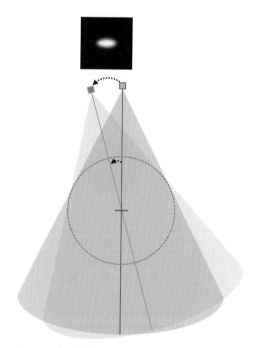

図1・1・26　レイの移動による影響
　視野辺縁ほどレイの移動の影響により，視野辺縁ほど回転方向にぼける．
　（出典：森一生，山形仁，町田好男：CTとMRI－その原理と装置技術－より一部修正）

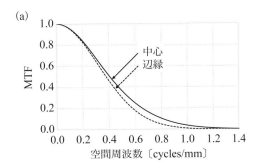
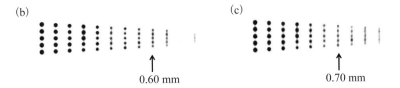

図1・1・27 回転中心と視野辺縁のMTFと識別径(標準型関数)
回転中心付近と,中心から15cmの位置における半径方向のぼけの比較.
(a) MTF,(b) 回転中心,(c) 視野辺縁.回転中心に比べて視野辺縁では,空間分解能が低下する.

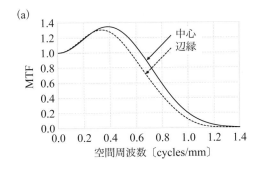
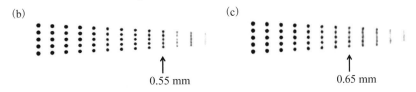

図1・1・28 回転中心と視野辺縁のMTFと識別径(強調型関数)
回転中心付近と,中心から15cmの位置における半径方向のぼけの比較.
(a) MTF,(b) 回転中心,(c) 視野辺縁.回転中心に比べて視野辺縁では,空間分解能が低下する.その程度は,標準型関数より強調型関数の方が大きい.

回転中心と視野辺縁(中心から15cmの位置)のMTFと識別径の違いを**図1・1・27**,**図1・1・28**に示す.図1・1・27は標準型関数,図1・1・28は強調型関数である.それぞれ図(a)は測定場所の違いによるMTFの比較で,視野辺縁のMTFは

半径方向の結果である．図（b）と（c）は測定場所の違いによる識別径の比較で，図（b）が回転中心，図（c）が視野辺縁である．なお，ファントムは，半径方向の空間分解能を評価用できるように配置した．視野中心のMTFにくらべて視野辺縁のMTFは低下しており，その程度は標準型関数より強調型関数の方が大きい．同様に，識別径も視野辺縁より視野中心の方が良い．

　以上，スキャンおよび再構成条件によって空間分解能がどのように変化するか，および臨床画像の違いについて述べた．近年，高分解能CTが導入されたことにより，高分解能画像が重要視されるようになった．高分解能CTのみならず，CT装置の優れた性能の1つである空間分解能を有効活用するためには，このような挙動を理解しておく必要がある．

〔2〕　非線形画像のMTF

　非線形画像のMTFは，先に述べたようにMTF_{task}によって評価されるべきである．すなわち，評価の目的を考慮し，テスト被写体のCT値，背景雑音量（ブロックの周囲の雑音標準偏差），再構成視野，再構成スライス厚が評価目的に見合った画像から測定されたMTF_{task}によって非線形画像のMTFを評価するべきである．また，MTF_{task}を示すときには，測定法の他にテスト被写体の詳細，スキャンおよび再構成条件もあわせて示すことが必要である．

　以下に，非線形画像のMTFの例としてhybrid IR画像のMTFを示す．比較のために，FBP再構成画像のMTFも合わせて示す．なお，以下では混乱を避けるために，FBP画像のMTFをMTF_{FBP}，hybrid IR画像のMTFをMTF_{HIR}と表記する．

　Hybrid IRおよびIRに期待される有用性はいくつかあり，その1つに低コントラスト検出能の改善がある．低コントラスト検出能は画像雑音量に依存することから，線量が多いほど低コントラスト検出能が向上する．線量を増加させることなく低コントラスト検出能を向上させることができれば，hybrid IRまたはIRは画質改善に大きく寄与するといえる．そこで，はじめに低コントラスト高雑音の画像からMTFを測定した例を示す．使用したブロックのCT値は約50 HUで，その周囲は水で満たしている．スライス厚1.25 mmでFBP法により再構成し，この画像の雑音標準偏差が40 HUとなるように線量を調整した．この条件で得られた投影データからFBPとhybrid IRにより再構成し，測定用画像とした．なお，hybrid IRの処理強度は高，中，低の3段階である．その他のスキャンおよび再構成条件の詳細

表1・1・4　エッジ法によるMTF測定用画像のスキャンおよび再構成条件

スキャン方式	ノンヘリカルスキャン
ブロックのCT値	約50 HU
背景の雑音標準偏差	約40 HU（FBP再構成時）
画像再構成法	FBP法，ハイブリッドIR法（強度：高，中，低）
再構成視野	400 mm
収集列数×収集スライス厚	4列×1.25 mm
再構成スライス厚	1.25 mm
再構成関数	標準型関数
$CTDI_{vol}$	1.23 mGy

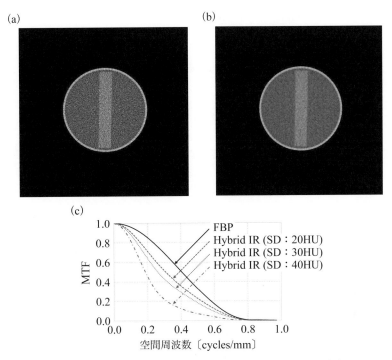

図1・1・29 低コントラストかつ高雑音のMTF測定用画像（ブロックのCT値：50 HU，背景の雑音標準偏差：40 HU）の例と測定結果
(a) FBP再構成画像，(b) ハイブリッドIR再構成画像，
(c) 測定結果．FBP再構成画像のMTFに比べてハイブリッドIR再構成画像のMTFは低下している．

は表1・1・4に示す通りである．ブロックのCT値が低く，さらに画像雑音量がかなり多いため，このような画像から正確にMTFを測定することは困難である．そのため同一断面の画像を60枚取得し，これを加算平均処理によって雑音を低減した画像からMTFを測定した．スライス厚1.25 mm，再構成視野40 cm，雑音標準偏差40 HUとなる臨床画像の例として，大柄な患者の撮影線量が不足したときのthin slice画像が挙げられる．

　図1・1・29(a)にFBP画像，図(b)にhybrid IR画像の例として処理強度が最も高い画像，図(c)にMTF_{FBP}とMTF_{HIR}の比較を示す．MTF_{FBP}に比べてMTF_{HIR}は低下しており，その度合いは処理強度が高いほど大きい．さらに，MTF_{HIR}では識別径に対応するといわれている5％MTF値が処理強度に依存して低下していることから，強度が高いほど空間分解能は低下する．この結果は，低コントラストかつ高雑音な条件下でhybrid IRを使用した場合，エッジを保持しながら雑音を低減することが困難というhybrid IRの典型的な特性[25]を表した例である．

　もう1つhybrid IRおよびIRに期待される有用性に，造影効果の高い画像の画質を改善することがある．臨床的には，CT-angiographyにおいてどちらの再構成法でも診断に必要な画質を犠牲にすることなく線量を低減することが可能といわれている[26]〜[28]．そこで，次に高コントラストかつ高雑音の画像からMTFを測定した

第1章　スライス面の画質評価

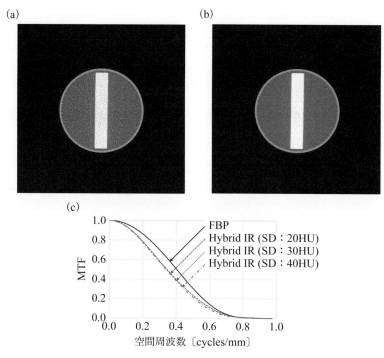

図1・1・30 高コントラストかつ高雑音のMTF測定用画像（ブロックのCT値：400 HU，背景の雑音標準偏差：40 HU）の例と測定結果
(a) FBP再構成画像，(b) ハイブリッドIR再構成画像，(c) 測定結果．FBP再構成画像のMTFに比べてハイブリッドIR再構成画像のMTFは低下しているものの，その程度は小さい．

例を示す．使用したブロックのCT値は約400 HUで，その他のスキャン条件およびhybrid IRの処理強度など再構成条件は表1・1・4に示す条件と同じである．低コントラスト高雑音画像のMTFを測定したときと同様に，測定精度を高めるため多数枚の画像の加算平均画像からMTFを測定した．

図1・1・30(a)にFBP画像，図(b)は処理強度が最も高いhybrid IR画像，図(c)にMTF_{FBP}とMTF_{HIR}を示す．低コントラスト高雑音画像と同様にMTF_{FBP}に比べてMTF_{HIR}は低下しているが，その程度は小さい．ただし，処理強度が異なってもMTF_{HIR}はほとんど一致している．したがって，処理強度の違いが空間分解能にあたえる影響は小さい．このように，ブロックのCT値が高い場合にはエッジの維持と雑音低減をある程度両立できる．このような挙動もまたhybrid IRの特性を表した典型例である[29]．

Hybrid IR画像のMTFは，背景の画像雑音量（SD値）にも依存して変化する．以下はその例である．雑音量の設定は3段階で，FBP法によりスライス厚1.25 mmで再構成した画像のSD値がそれぞれ20 HU，30 HU，40 HUとなるように線量を調整してスキャンした．この条件で得られた投影データからhybrid IR（強度：中）により再構成し，測定用画像とした．なお，ブロックのCT値は約50 HU，その他のスキャンおよび再構成条件は表1・1・4に示す条件と同じある．

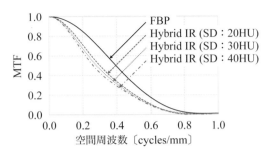

図1・1・31　雑音標準偏差の違いによるMTFの変化
標準偏差が大きくなるにつれてMTFは低下傾向である．

図1・1・31にSD値の違いによるMTF$_{HIR}$の変化を示す．MTF$_{HIR}$はSD値に依存して変化し，SD値が大きいほど低下度が大きい．したがって，低コントラスト被写体についてはhybrid IRにより線量を低減することが難しく，MTFの低下という代償を伴う．さらに，MTF$_{FBP}$に比べてMTF$_{HIR}$の5％MTF値が低下していることから，hybrid IRによって低コントラストの微小な構造は，さらにコントラストが低下するとともに微小構造のサイズが小さくなるか，あるいは微小構造が潰れてしまう可能性がある．

以上，hybrid IR画像により，MTF$_{task}$が構造物のコントラストや，背景雑音量に依存して変化する例をいくつか示した．先に述べたように，MTF$_{task}$はテスト被写体の形状には依存しないものの，この他にも再構成視野やスライス厚に依存して変化する可能性がある．また，異なるメーカのhybrid IRやIRでは，MTF$_{task}$の挙動が異なる．したがって，MTF$_{task}$を臨床応用するためには，メーカごと，再構成法ごとに，目的を定めて適切なCT値のテスト被写体を使用し，スキャンおよび再構成条件を適切に設定する必要がある．

しかしながら，MTF$_{task}$だけで非線形画像の良し悪しを結論づけることは避けなければならない．物理的な画質評価には，MTFの他に雑音強度の周波数特性を表すnoise power spectrum（NPS），スライス感度分布（slice sensitivity profile：SSP）もあり，これらの指標による評価も必要である．また，先に述べた通りFBP画像は空間分解能と画像雑音がトレードオフの関係にあるが，hybrid IRやIRによる再構成画像でもこの関係が全く成立しないわけではない[12]．MTFの低下（向上）とNPSの上昇（低下）を総合的に評価するためには信号雑音比（signal to noise ratio：SNR）[24)30)]が有効である．最近では，ある信号（被写体）を模擬し，その周波数特性を加味したmatched filter SNR（MFSNR）によって非線形画像が評価されるようになってきた[31)〜33)]．ZhangらはMFSNRによる評価を根拠としてプロトコルの適正化を行っている[32)]．また，SameiらはMFSNRによりIR再構成画像の有用性について述べている[33)]．このように，MFSNRは被写体，すなわち評価対象を特定しているため，臨床応用に適した総合的な物理指標といえる．MFSNRを正確に算出するためには，精度よくMTF$_{task}$を測定すること，また，妥当な測定結果が得られたかどうかの判断が重要となる．

◎参考文献

1) JIS Z 4752-3-5:2008（IEC 61223-3-5:2004）医用画像部門における品質維持の評価及び日常試験方法−第3-5部：受入試験−医用X線CT装置．日本工業規格（2008）
2) 山口　功，市川勝弘，辻岡勝美，宮下宗治 共編：CT撮影技術学 改訂2版，pp.60, オーム社（2012）
3) JIS Z 4923:2015 X線CT装置用ファントム，日本規格協会（2015）
4) 市川勝弘，原　孝則，丹羽伸次，他：CTにおける金属ワイヤによるMTFの測定法，日放技学誌，64(6), pp. 672-680(2008)
5) Nickoloff, E. L. : Measurement of the PSF for a CT scanner Appropriate wire diameter and pixel size, Phys.Med.Biol., 33, pp. 149-155(1988)
6) Mori, I. and Machida, Y. : Deriving the modulation transfer function of CT from extremely noisy edge profiles, Radiological Physics and Technology, 2(1), pp. 22-32 (2009)
7) Judy, P. F. : The line spread function and modulation transfer function of a computed tomographic scanner, Medical physics, 3(4), pp. 233-236(1976)
8) Boone, J. M. and Seibert, J. A. : An analytical edge spread function model for computer fitting and subsequent calculation of the LSF and MTF, Medical physics, 21(10), pp. 1541-1545(1994)
9) 森　一生，山形　仁，町田好男：CTとMRI―その原理と装置技術―, pp. 56-60, コロナ社（2010）
10) JSCT Technical Guidelines 2016. IV. Image Evaluation Related. pp.53, 日本CT技術学会（2016）
11) 後藤光範，佐藤和宏，小山内実，他：CTのMTFの再構成視野に対する依存性，第66回日本放射線技術学会総会学術大会予稿集，pp. 165(2010)
12) 森　一生：近年のX線CT画像の非線形的特性と画質の物理評価について，東北大学医学部保健学科紀要，22(1), pp. 7-24(2013)
13) 森　一生，内田美帆，佐藤亜美，他：低コントラストCT画像におけるアダプティブフィルタの評価–線形フィルタとの対比，日放技学誌，65(1), pp. 15-24(2009)
14) Richard, S., Husarik, D. B., Yadava, G., et al. : Towards task-based assessment of CT performance: System and object MTF across different reconstruction algorithms, Medical physics, 39(7), pp. 4115-4122(2012)
15) Takata, T., Ichikawa, K., Mitsui, W., et al. : Object shape dependency of in-plane resolution for iterative reconstruction of computed tomography, Physica Medica, 33, pp. 146-151(2017)
16) 東出　了，市川勝弘，國友博史，他：エッジ法によるpresampled MTFの簡便な解析方法の提案と検証，日放技学誌，64(4), pp. 417-425(2008)
17) 東出　了，市川勝弘，國友博史，他：角度計測誤差がpresampled MTFへ及ぼす影響の検証と角度計測の最適手法の提案，日放技学誌，65(2), pp. 245-253(2009)
18) Evans, J. D., Politte, D. G., Whiting, BR., et al. : Noise-resolution tradeoffs in x-ray CT imaging: A comparison of penalized alternating minimization and filtered backprojection algorithms. Medical physics, 38(3), pp. 1444-1458(2011)
19) 富永千晶，安海弘樹，後藤光範，他：円形エッジ法によるMTF計測―低コントラスト条件での回転中心近傍配置の問題について―，日本CT技術学会 Proceedings of JSCT 2015, 3, pp. 64-66(2015)
20) Tward, D. J., Siewerdsen, J. H., Daly, M. J., et al. : Soft-tissue detectability in cone-beam CT: Evaluation by 2AFC tests in relation to physical performance metrics, Medical physics, 34(11), pp. 4459–4471(2007)

21) Richard, S., Siewerdsen, J. H., : Comparison of model and human observer performance for detection and discrimination tasks using dual-energy x-ray images, Medical physics, 35(11), pp. 5043–5053(2008)
22) 森　一生，山形　仁，町田好男：CTとMRI―その原理と装置技術―，pp. 55，コロナ社（2010）
23) 森　一生，山形　仁，町田好男：CTとMRI―その原理と装置技術―，pp. 61-62，コロナ社（2010）
24) Hara, T., Ichikawa, K., Sanada, S., et al. : Image quality dependence on in-plane positions and directions for MDCT images, European journal of radiology, 75(1), pp. 114-121(2010)
25) 後藤光範，佐藤和宏，平栗彩加，他：異なる逐次近似応用再構成法における挙動の違いについて，日本CT技術研究会 Proceedings of JSCT 2013, 1, pp. 20-23(2013)
26) Precht, H., Thygesen, J., Gerke, O., et al. : Influence of adaptive statistical iterative reconstruction algorithm on image quality in coronary computed tomography angiography, Acta radiologica open, 5(12), 2058460116684884(2016)
27) Benz, D. C., Gräni, C., Mikulicic, F., et al. : Adaptive statistical iterative reconstruction-V: impact on image quality in ultralow-dose coronary computed tomography angiography, Journal of computer assisted tomography, 40(6), pp. 958-963(2016)
28) Tatsugami, F., Higaki, T., Sakane, H., et al. : Coronary Artery Stent Evaluation with Model-based Iterative Reconstruction at Coronary CT Angiography, Academic Radiology, 24(8), pp. 975-981(2017)
29) Price, R. G., Vance, S., Cattaneo, R., et al. : Characterization of a commercial hybrid iterative and model-based reconstruction algorithm in radiation oncology, Medical physics, 41(8),（2014）
30) 大久敏弘，伊藤道明，佐々木清昭，他：X線CTの画像評価（Ⅲ）：機種間比較．東北大学医療技術短期大学部紀要，4(1)，pp. 45-52(1995)
31) 橋本純一，阿部慎司，石森佳幸，他：CT画像の低コントラスト検出能に対する信号雑音比に基づく新たな指標の提案，日放技学誌，73(7)，pp. 537-547(2017)
32) Zhang, Y., Smitherman, C., and Samei, E. : Size-specific optimization of CT protocols based on minimum detectability, Medical physics, 44(4), pp. 1301-1311（2017）
33) Samei, E., and Richard, S. : Assessment of the dose reduction potential of a model-based iterative reconstruction algorithm using a task-based performance metrology, Medical physics, 42(1), pp. 314-323(2015)

1・2 ノイズ特性

1・2・1 CTにおけるノイズ特性の定義

　水ファントムなどの均質な被写体を撮影した場合，CT画像における各ピクセルのCT値は同一であることが理想である．しかし，実際は後述の諸因子に由来する統計的な変動（ゆらぎ）によってCT値はばらつき，このゆらぎ成分を一般的にノイズ（画像雑音）と呼ぶ．このノイズは被写体におけるわずかに異なる線減弱係数の物質の識別を阻害する要因となり，低コントラスト分解能と密接に関わるため，これを適切に評価することは臨床における画質を担保する意味から非常に重要である．

　一般にCTにおける画像ノイズはX線量子のゆらぎが主体であり，それはある位置または時間におけるX線量子の統計的な変動で，確率分布の一種であるポアソン分布に従うとされている．ポアソン分布は平均値（ここではX線量子数：q）に対してそのゆらぎσが次式の関係にあり，

$$\sigma = \sqrt{q} \tag{1・2・1}$$

また，物体厚をd，入射X線量をI_{in}，透過X線量をI_{out}とすると，CTにおける投影データ（μの算出）は次式にて表される．

$$\mu = -\frac{1}{d}\ln\left(\frac{I_{out}}{I_{in}}\right) \tag{1・2・2}$$

CTの画像再構成は物体におけるスライス断面内の線減弱係数（μ）の分布を求めることで，I_{out}/I_{in}は比率演算であるため，X線量の大小にかかわらず平均値は同じ値となる．

　ここで，100個のX線量子（q）が検出器の1素子に到達し，そのすべてが吸収される理想系を仮定すると，検出器各素子に吸収される平均のX線量子数の変動はポアソン分布に従い10%（$\sqrt{q}/q=\sqrt{100}/100$）と統計的に変動する．つまり，理想系の検出器であっても各素子におけるX線量子の吸収は10%のゆらぎの中にあり，これが実際の検出器ではその量子検出効率やそもそも各素子の隔壁によって吸収されないものも一定の割合で存在して，さらに大きな変動となる．このことから検出器に到達するX線量子数（X線量）が少ない場合において，X線量子数に対する変動の割合（$\sqrt{q}/q$）が大きく，逆に多い場合において変動の割合が小さくなる（図1・2・1）．よって，何らかの理由で検出器に到達するX線量が少ない場合は，I_{out}/I_{in}の平均値に対する変動の割合が結果として大きくなることによりCT画像のノイズは増加する．

　図1・2・2にX線量の大小によるCT画像のノイズ変化を示す．一般に極端な線量不足による電気系ノイズが顕著化する場合を除き，CT値のノイズ変動（SD：standard deviation）と管電流時間積〔mAs〕の関係は次式にて表される．

$$SD \propto \frac{1}{\sqrt{mAs}} \tag{1・2・3}$$

このようにCT値の変動（ノイズ）は管電流時間積の平方根に反比例して低下し，また管電圧によっても被写体透過線量（量子数）が変化するためノイズは管電圧が高いほど低下する．しかし，一般に臨床におけるCT検査のほとんどが軟部組織間

(a) 量子数が少ない場合（*q*=10）

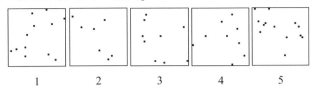

(b) 量子数が多い場合（*q*=100）

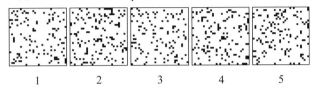

図1・2・1 検出器（1から5）に到達するX線量子のゆらぎの概念図
X線のゆらぎは平均量子数の平方根である．検出器の素子位置により入射X線量子数は変動し，少ない量子数（a）は多い量子数（b）よりも平均量子数に対する変動は大きくなる．それぞれの変動割合は，(a) = 32%，(b) = 10%．

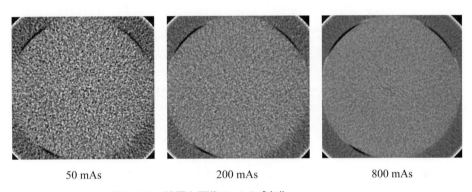

図1・2・2 線量と画像のノイズ変化
腹部標準関数，WW = 50 WL = 10．

のコントラストを対象とすることから，そのコントラストとの兼ね合いによって管電圧は120 kVp近辺が使用され，管電流時間積〔mAs〕の調整によってCT画像のノイズをコントロールすることが多い．

CTの性能評価や撮像条件設定のためのノイズ評価は，これまで水ファントム（水等価物質を含む）を撮影しその画像のSDを計測することで行われてきた[1)～5)]．**図1・2・3**(a) は，JIS Z 4923:2015[3)]によって規格化されるノイズ評価方法の例である．水ファントム画像の中心にROI（region of interest）を設け，SDはNを計測領域のピクセル数，$P_1, P_2, P_3, \cdots P_i\ (i = 1, \cdots, N)$ を各ピクセルのCT値，$\overline{P}$をN個のピクセルの平均値CTとすると次式にて表される[4)5)]．

$$SD = \sqrt{\frac{\sum_{i=1}^{N}(P_i - \overline{P})}{N - 1}} \tag{1・2・4}$$

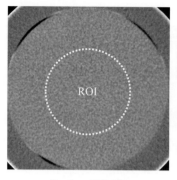 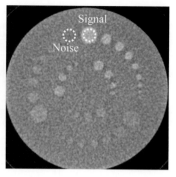

Catphan CTP486　　　　　　Catphan CTP515

図1・2・3　(a) JIS Z 4923: 2015におけるノイズの評価方法と
(b) 低コントラスト検出能測定用ファントムにおけるCNRの評価方法
CNRは対象とする信号値と雑音の比から計算される（「1・3 CNR」測定を参照）．

　CT画像のSDを測定することは，つねに標準的なノイズレベルの画像を医師に提供するうえで重要であり，簡便で汎用性の高い評価指標である．また，図1・2・3(b)に示すような低コントラスト検出能測定用ファントムを保有していれば，それぞれの撮影条件によって取得されたファントム画像に関して，その一様な背景内に存在する淡いロッドの描出がSDの違いでどのように変化するかをcontrast-to-noise ratio（CNR）[6)〜9)]によって，より臨床的な検討も可能である．しかしながら，CNR評価を含むSDによる単純なノイズ評価は，ROI内の（平均的な）ノイズレベルを評価するのみで，2次元平面に分布するノイズの周波数特性を示していないことが問題である．そのため，より詳しいノイズ特性の解析のために，画像のノイズ量と共に周波数特性を評価することが可能なNPS（noise power spectrum）[10)〜17)]が用いられ，CTにおけるNPS評価は水ファントム等から得た均一な画像領域のフーリエ変換から得られる．

　図1・2・4はCTにおける再構成フィルタ関数の設計を空間周波数領域にて示した模式図である．一般にCT検査では，脳の虚血性病変や肝実質内に存在する腫瘍性病変など低コントラストな対象には高周波情報を抑制することでノイズを低く抑え，骨や肺野など中から高コントラスで細かな対象には高周波数情報をある程度保持することで微細構造を表現するなど臨床目的応じた様々な再構成のフィルタ関数が選択される．再構成のフィルタ関数はShepp-Logan filterやRamp filterなどの基本的な補正関数に対して，様々な帯域制限のフィルタ関数を乗ずることで，特定の周波数領域を強調あるいは抑制するように設計され，これまではフィルタ補正逆投影法（filtered back projection：FBP）によってその周波数特性のCT画像が再構成されてきた[18)〜20)]．そのためそのCT画像のノイズ特性であるNPSは線量だけでなく再構成のフィルタ関数に大きく影響を受けることとなる．そのためDR画像などのモダリティにおける2次元のパワースペクトル（NPS (u, v)）はゼロ周波数（原点）付近から高周波領域へと減衰する特性を示すのに対し，CT画像におけるNPS (u, v) は再構成のフィルタ関数を反映して原点をゼロ値とした特定の周波数

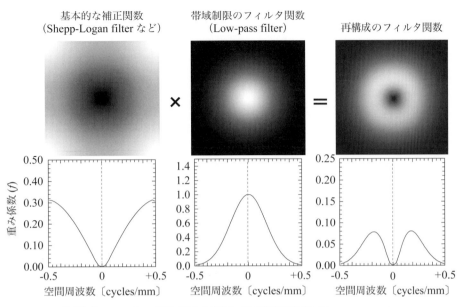

図1・2・4 再構成のフィルタ関数設計の概要（空間周波数領域）
CT画像におけるノイズ特性（NPS）は再構成フィルタ関数を反映する特性．

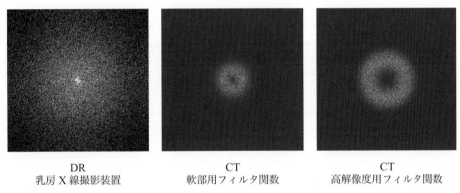

図1・2・5 DRとCTの2次元NPS（パワースペクトル），画像の中心はゼロ周波数
CTのパワースペクトルは再構成のフィルタ関数の周波数特性を反映．

帯域にピークを持つ特性となり，結果として環状様の2次元のパワースペクトルとなる（図1・2・5）．

図1・2・6 は 128-slice dual source CT scanner（128-silce DSCT：SOMATOM Definition Flash, Siemens Medical Solutions）のある線量における様々なフィルタ関数のNPSを示している．各周波数におけるノイズ強度は再構成のフィルタ関数の周波数特性を反映して変化しており，その詳細がNPSによって示されている．なお，NPSグラフの縦軸はNPS値〔HU^2mm^2〕で線形軸または対数軸で示され，横軸は空間周波数〔cycles/mm〕である．なお，NPSは線量など，様々な撮像パラメータによってノイズが改善することで全体的に低い値となる．

第1章　スライス面の画質評価

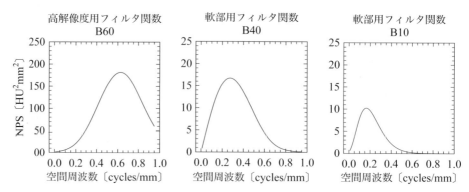

図1·2·6　実機CTに搭載される種々の再構成関数のNPS（縦軸は線形）
CT system：128-slice dual source CT scanner (SOMATOM Definition Flash, Siemens Medical Solutions)

1·2·2　CTにおけるノイズ特性の影響因子

　CT画像のノイズは，①検出器が受けるX線量子数の統計的な変動により生じるノイズ（X線量子ノイズ），②検出器システムの電子回路で発生する電気系ノイズなどのCTのシステム構成により生じるノイズ（システムノイズ）からなり，③フィルタ関数，再構成法など技術者のパラメータ選択によりノイズ特性が影響を受け変化する．

〔1〕　X線量子の影響

　X線量子ノイズは，検出器が受けるX線量の統計的な変動により生じ，CTにおいては管電圧〔kVp〕，管電流時間積〔mAs〕が基本的なノイズを決める最大の要因で，それは様々な線減弱係数を有する被写体を通過する過程で生じる散乱により直接線が減少することよってさらに大きくなる．また，X線検出効率（detector quantum detection efficiency：detector QDE, detector geometric detection efficiency：detector GDE）は検出器でカウントされるX線量子数に影響するため，これもノイズの影響因子の一つである[18]．CT検査における撮影条件の設定は技術者に委ねられ，被ばくを考慮した許容されるノイズレベルの画質を医師に提供するうえで重要な役割を担う．一般に現在のCTシステムでは，X線の出力線量（照射線量）はCT自動露出機構（CT Auto Exposure Control）[21]～[24]によって制御され，患者のX線吸収に従い，基準の画質（ノイズ）レベルに対して線量が変調される．しかしながら，仮に基準の画質（ノイズ）レベルを変更し，線量を2倍としても式（1·2·3）より，画像ノイズは基準の30％程度，3倍でも40％程度しか改善されず，X線出力の調節だけでは被ばくの増加に見合うだけのノイズ改善を期待できない．この場合，より高周波を抑制したフィルタ関数を用いてノイズを抑制するか，CT装置に付属する画像処理機能によって適切なノイズレベルの画像を作成することは有効である．撮影条件の調整は患者が受ける本質的な被ばくレベルを左右するため，技術者は公衆衛生学的な立場においてその低減に努め，医療被ばくの増減に大きく関与していることを自覚する必要がある．

〔2〕 システムノイズ

検出器素子におけるフォトダイオードや，検出器素子からのアナログ信号を増幅し analog-digital（AD）変換する data acquisition system（DAS）の電子回路からの電気系ノイズ，また量子化誤差ノイズなどもノイズ源となる．これらは，線量などによらず一定のレベルであることから，低線量時（高吸収）により信号レベルが低下した時に顕著化する．システムノイズは技術者でコントロールできず，個々のCT装置性能に依存する．

〔3〕 再構成・画像処理等の出力パラメータの影響

データ収集法および再構成のパラメータ選択によってノイズ特性は影響を受ける．multi-detector row CT（MDCT）の開発によって考案された補間再構成法[25)~27)] では，目的スライス断面の画像化に必要な投影データを複数の検出器列からの投影データの補間により得ることが可能となった．そのため，検出器構成，スライス厚，さらには補間再構成法の選択によって，スライス感度プロファイル（slice sensitivity profile：SSP）[28)~30)] が決定される．そして，スライスを構成する検出器が総じて受けたX線量（フォトン数）がスライス感度プロファイルに応じて変化してノイズ量が影響を受ける．図1・2・7は128-silce DSCT を用いて，ヘリカルスキャンとノンヘリカルスキャンによって得たスライス厚とノイズの関係である．スライス厚と利用された量子数がほぼ比例する関係から，スライス厚の平方根の反比例に近い関係が示され，データ収集法（再構成法）によっても画像ノイズが若干異なる．ここで示されたスライス厚と画像ノイズの関係は，CT画像のパーシャルボリューム効果[18)~20)] と密接に関連する．パーシャルボリューム効果とは，線減弱係数のスライス方向の分布がボクセル内でほぼ平均化されることで正確なCT値を示さなくなり，異なる組織間の境界が不明瞭になる現象である．この現象

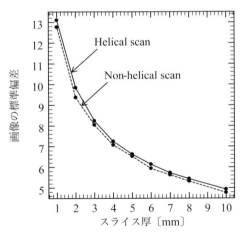

図1・2・7　再構成スライス厚と画像ノイズ
Helical scan：120 kVp, 100 mA, 1.0 s, 128 slice × 0.6 mm.
Non-helical scan：120 kVp, 100 mA, 1.0 s, pitch 1.0, 128 slice × 0.6 mm.

第1章 スライス面の画質評価

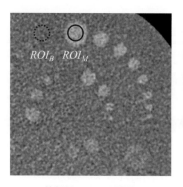
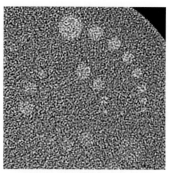

軟部用フィルタ関数
CNR: 3.3

高解像度フィルタ関数
CNR: 0.88

図1・2・8 フィルタ関数とCT画像特性
CNRによる軟部用フィルタ関数と高解像度フィルタ関数の比較．

により体軸方向の空間分解能は低下し，その影響を軽減するためにはスライス厚を薄く設定する必要があるが，図1・2・7で示すように過度に薄いスライス厚の画像では顕著にノイズが増加することで診断に必要な画質を損ない，薄いスライスによる十分な効果を期待できない可能性がある．そのため，スライス面内の空間分解能を維持するのであれば，X線量の増加によってノイズレベルを改善するか，必要な薄さのスライス厚にとどめ，臨床上許容できるCNR（ノイズに対するコントラストの比，1・3節参照）を担保する必要がある．

図1・2・8は異なるフィルタ関数にて再構成したCT画像のCNRの結果である．高周波を抑制した軟部用フィルタ関数はノイズの高周波成分を抑えることでSDを低下させるため，結果としてCNRは改善する．この効果は平滑化フィルタ等の画像処理によっても同様であり，何れの場合も解像特性が低下するため高周波数領域やエッジ成分が犠牲となり，また視覚的な印象も異なることからフィルタ関数の選択には注意が必要である．このようにデータ収集・画像再構成・画像処理のパラメータはノイズ特性に影響し，低コントラスト分解能とも密接に関係する．

1・2・3 ノイズ特性の測定

〔1〕 ファントム

JIS規格に示されるCT画像のノイズ特性は，水ファントムなどの均一な物質を用いて，CT値の標準偏差（SD）を求めることで評価される[3)31)32)]．

図1・2・9は，JIS Z 4923:2015によって規格化されるノイズ，平均CT値および均一性用ファントムの概要で，ファントムは直径200 mm（内径190 mm）の円筒容器を水で満たす構造となっている．なお，JIS Z 4725 3-5（受入試験）では，20 cm径は頭部を模擬するとされ，体幹部を模擬するために，30～35 cmの外径のファントムを用いることとされている．また，図1・2・10はPhantom Laboratory社（米国）が提供するCatphan® 500または600の外観と，図1・2・11はモジュールの一つであるCTP 486のCT画像である．ファントムは直径200 mm（測定部150 mm）を有し，測定部物質のCT値は標準的な撮影条件で水の密度の

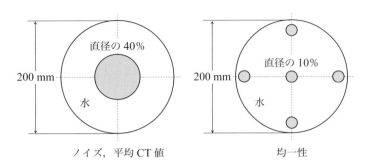

図1・2・9 ノイズ，平均CT値及び均一性用ファントム（JIS Z 4923：2015）
ノイズ，平均CT値および均一性測定における関心領域（ROI）設定の例．

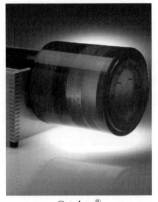

Catphan®
(Phantom Laboratory 社，米国)

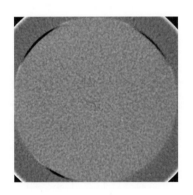

CTP 486 モジュールの画像

図1・2・10 Catphan（Phantom Laboratory 社）の外観とノイズ，平均CT値及び均一性用モジュール（CTP 486）のCT画像

2%（20H）以内になるように設計されており，JISファントムと同様にノイズ，平均CT値および均一性の評価が可能である[33]．

〔2〕 SDによる評価

　JISにおけるノイズ，平均CT値の評価方法は，水ファントムより得たCT画像の中央部の関心領域（region of interest：ROI）で評価し，ROI直径はファントム直径の約40%に設定する．均一性はCT画像の中央部のROIとファントム内壁とROIの外側の端を指定距離（推奨は1 cm）だけ離れた周辺部4か所（例えば，時計の3時，6時，9時および12時の位置）のROIで評価し，ROI直径はファントム直径の約10%に設定する．JIS Z 4752-2-6:2012の不変性試験[32]ではノイズの値は基礎値から±10%または0.2 HUのいずれか大きい方を超えて変動しなく，平均CT値は基礎値の±4 UH以内であり，また，均一性は中央部と周辺部4か所のROIの平均CT値の差の絶対値で評価され，2 HUを超えないことが望ましいとされる．

第1章　スライス面の画質評価

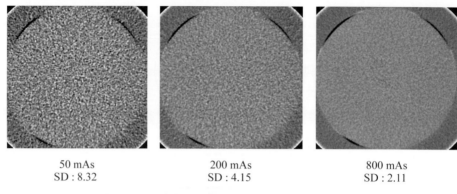

　　50 mAs　　　　　　　　200 mAs　　　　　　　　800 mAs
　　SD：8.32　　　　　　　SD：4.15　　　　　　　　SD：2.11

図1・2・11　線量と画像のSD値
腹部標準関数，WW = 50　WL = 10．

　CT画像のSD評価は，式（1・2・4）を用いて計算され，平均CT値を含めCT装置に付属するROIの計算機能を用いて測定可能である．また，現在のCT装置では，装置付属のキャリブレーションファントムを用いることで，これらの値に対して，その基礎値に対する精度を自動管理するプログラムが例外なく装備されており，簡便にSDによるCTシステムの精度管理が可能となっている．

　図1・2・11は管電流時間積〔mAs〕を50 mAs，200 mAs，800 mAsと変えてCatphan® CTP486を撮影し，軟部用フィルタ関数にて再構成したCT画像である．高い管電流時間積（線量）を用いたほうがCT値のSDは低い値となる．また，50 mAsの画像SDに対する200 mAs，800 mAsの画像SDは，式（1・2・3）よりそれぞれ1/2，1/4と期待でき，これは実測の8.32（50 mAs），4.15（200 mAs），2.11（800 mAs）とおおむね一致している．一般に，高ノイズ画像は臨床における低コントラスト物体の検出に適さない．SD値によるCT画像評価は基本的なノイズレベルを判断する簡便な画質指標で，被ばくを考慮した許容される画質基準を決めるうえで重要である．

〔3〕　NPSによる評価
　CT画像のSD測定は，臨床において汎用性の高い評価方法である．しかしながら，周波数特性が大きく異なるフィルタ関数（または，再構成法）の評価では，同じSDであっても図1・2・12に示すようにロッドの視認が異なることから，必ずしもその傾向が臨床的な評価（印象）と一致するとは限らない．これは，SDによる評価値がROI内の平均的なノイズレベルを測定しているのみで，画像内に含まれるノイズの周波数特性を反映していないためである．この問題に対してNPSによる評価[10)〜17)]は，ディジタルX線画像システムに広く応用されるノイズの空間周波数特性の指標であり，CTにおいても高度な解析手法として用いられる．CTにおけるNPS[10)11)13)16)17)]はJIS等にて規格化されるノイズ測定用ファントム（水ファントム等）を撮影して得られた均一画像領域をフーリエ変換して得られ，その画像におけるザラツキの程度や状態を空間周波数領域にて示す．これにより線量，フィルタ関数，収集機構の違いによってノイズの程度や状態が異なる場合にノイズ成分をそれぞれの周波数成分へと分解して評価することが可能となる．

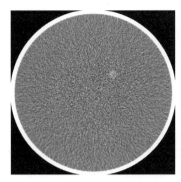
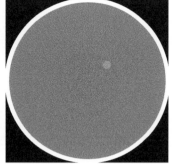

軟部用フィルタ関数　　　　　　高解像度フィルタ関数
SD：16.0　　　　　　　　　　　SD：16.5

図1・2・12　フィルタ関数が異なり標準偏差（SD）が等しいCT画像の比較
CT画像の周波数特性により低コントラスト信号の視認が異なる．

　NPSの計算方法には，2次元フーリエ変換法[14)15)]，radial frequency法[10)11)13)16)17)]，仮想スリット法[12)]があり，その中で2次元フーリエ変換法は，CR（computed radiology），FPD（flat-panel detector）のためにIEC62220-1[15)]にて推奨された方法である．図1・2・13(a)は2次元フーリエ変換法におけるパワースペクトル上の計算領域である．この測定法において使用データはパワースペクトルの特異点を認める可能性のある軸上を除く前後14ラインを用い，これを画素ピッチで規格化した周波数binにて束ねて加算平均することでNPSを計算する．CR，FPDにおいて軸上が特異点である理由は，画像読み取り走査に起因する微小なアーチファクトが，臨床画像上は可視できなくともスペクトルでは軸上に集中して現れるからで，この特異点は画像の大部分の特徴を代表していない．よってCR，FPDのNPSでは軸上の特異点が結果を過小評価する可能性があるが，CTではこのような特異的な成分はないことから，軸上の成分を含めても問題はない．
　radial frequency法は，2次元フーリエ変換を用いる点で上記方法と同様であるが，特定の方向のNPSを求めるのではなく，パワースペクトルの原点からの距離

2次元パワースペクトル　　　　　　　　　　　　実空間画像（水画像）

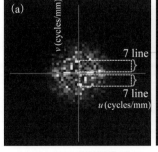
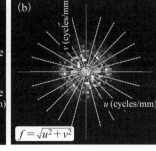
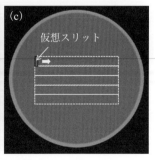

2次元フーリエ変換法　　　　radial frequency法　　　　仮想スリット法

図1・2・13　各NPS測定法におけるデータ取得の概要

に応じて等しく分布するというCT画像の特性に合わせて，周波数データを周波数間隔ごとに全周方向に加算平均することでNPSを計算する（図1・2・13(b)）．この測定方法によって，仮に，256×256 pixelsのパワースペクトルのデータを計算に用いた場合，IECの推奨する2次元フーリエ変換法と比較して約20倍ものデータを一度に使用することから，非常に再現性の良い結果を得ることができる．

仮想スリット法は，図1・2・13(c)に示すように，幅が1ピクセルで高さが30〜40ピクセル程度の数値的なスリット（仮想スリット）を用いて，水画像データを加算平均しながら1次元のノイズプロファイルを得て，これをフーリエ変換する手法である．数十ピクセルの数値的なスリットによってデータを加算平均することで，周波数領域ではスリットの長さ（スリット長）に対応するsinc関数のメインローブの幅が十分に狭くなり，結果として目的の方向（走査方向）の周波数成分を抽出できる（**図1・2・14**）．

ここで，仮想スリットのデータ数をN，ノイズプロファイルがフーリエ変換によって返された値を$F(u)$，試料画像のピクセルサイズをΔx，仮想スリットのピクセル数（スリット長）をVとすると1次元のNPS(u)は次式にて表される．

$$NPS(u) = \frac{\Delta x^2 V}{N}|F(u)|^2 \qquad (1\cdot2\cdot5)$$

また，NPS(u)の空間周波数間隔：Δu（cycles/mm）は，ΔxとNより次式にて表される．

$$\Delta u = \frac{1}{\Delta x N} \qquad (1\cdot2\cdot6)$$

仮想スリット法におけるスリット長（V）は測定精度と密接に関係し，Vをある程度長くすることで2次元フーリエ変換法と同等の精度を得ることが可能である[34]．なお，2次元フーリエ変換法は，画像データの水平（x）方向の1次元フーリエ変換を行ったデータに対して，垂直（y）方向の1次元フーリエ変換を続けて

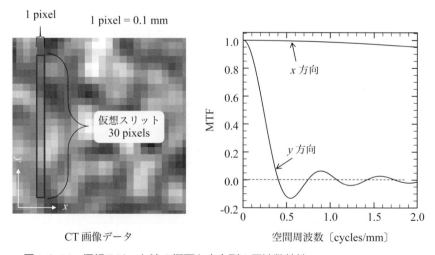

図1・2・14 仮想スリット法の概要と方向別の周波数特性
y方向のスリットのレスポンスは十分に低く，これによりx方向の空間周波数成分が抽出される．

行い，原点を中心に周波数データを並び替えることで元画像の2次元フーリエ変換を達成するrow-column法と言うアルゴリズムが多く用いられており，試料画像における水平および垂直方向のマトリクス数をNx, Ny，水平および垂直方のピクセルサイズをΔx, Δy，水平および垂直方向の空間周波数をu, vとすると2次元のNPS(u, v)は次式にて表される．

$$NPS(u, v) = \frac{\Delta x \Delta y}{N_x N_y} |F(u, v)|^2 \tag{1・2・7}$$

このように，NPSは単位面積〔mm^2〕当たりにおけるCT値（HU）変動成分のパワースペクトル密度関数と定義され，その単位はHU^{2}mm^{2}である．パーシバルの定理に基づく特定定義においては，画像をフーリエ変換して得られる2次元NPS(u, v)の周波数面全域における積分がその画像の分散（SDの2乗）に等しくなるとされる[20]．また線量を変えた場合など空間周波数分布形状に変化がない場合にはある空間周波数におけるNPS値とSDの関係には次式が成り立つ．

$$SD \propto \sqrt{NPS(u)} \tag{1・2・8}$$

図1・2・15は，100 mAsと400 mAsの異なる線量で撮影したCT画像に256×256ピクセルの正方形ROIを設けそのSDと1次元のNPSを測定した結果である．一般にX線量子はポアソン分布に従いX線量子数とそのゆらぎの標準偏差の2乗である分散が等しい関係にある．2次元のパワースペクトルであるNPS(u, v)はX線量子数に依存することから，画像Aと画像Bの分散（SD^2）の比と1次元NPSの比は等しくなる．ここでは，画像Aと画像Bの分散は，それぞれ33.64, 8.18, 0.1 cycles/mmにおけるNPS値は38.4, 9.6であり，ほぼ同じ4対1の比例関係が成立している．

図1・2・16は，120 kVp, 400 mAs, 5 mmのスライス厚，腹部標準関数（B20s）で取得した3枚のCT画像の中心に，256×256ピクセルの正方形ROIをそれぞれ

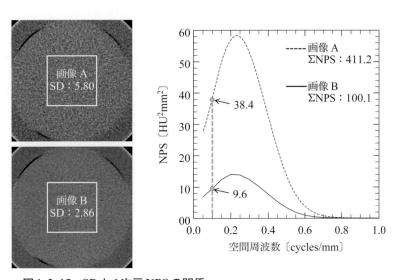

図1・2・15　SDと1次元NPSの関係
フィルタ関数が同じ場合に画像Aと画像Bの分散（SDの2乗）の比とNPS値の比はほぼ等しくなる．

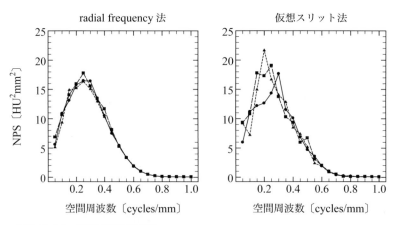

図1・2・16　NPSの測定精度
radial frequency法と仮想スリット法の比較．

設け，その領域内のNPSをradial frequency法と仮想スリット法にて計算した結果である．解析は日本CT技術学会が会員に提供するCTmeasure Ver. 0.97bを用いた．この時，radial frequency法における周波数ビン数（周波数区間データを束ねる箱数）は24，仮想スリット法におけるスリット長はデフォルト設定の30ピクセルとして計算した．全周方向の周波数データを加算平均するradial frequency法から求めた3回のNPSは明らかに仮想スリット法から求めたNPSよりも測定値の変動が小さく，測定毎の再現性が高い手法であることが示されている．しかしradial frequency法であってもノイズの統計的な変動により若干の変動があり，必ずしも一定のNPS値とならないことから，多数画像から得たNPSの加算平均が測定精度を高めるために重要である．NPSの変動は線量，フィルタ関数ならびに試料画像のピクセル数に大きく依存するため，それぞれの統計的な変動に対して加算する試料画像の枚数（総ピクセル数）を考慮する必要がある．

◎演習（ノイズ画像の解析）

〔1〕 画像の読み込みと階調処理（図1）

(1) CTDSPウィンドウの READ ボタンにより選択フォルダ中の1つまたは複数画像の読み込みが可能で，ファイルのCTDSPウィンドウへのドラッグでも同様に読み込む． 1-FILE ボタンは1画像だけの選択的なファイルの読み込みが可能である．
「 Read 」→「ノイズ特性演習」→「B30」（5画像を読み込む）
「 Read 」→「ノイズ特性演習」→「B60」（5画像を読み込む）

(2) ウィンドウ幅（Window Width：WW）とウィンドウ値（Window Level：WL）を WW ボタンから直接入力またはマウスの右ドラッグによってWW＝200，WL＝0に設定する．

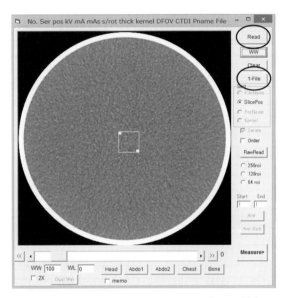

図1　CTmeasure basicのCTDSPウィンドウ

〔2〕 ノイズ，平均CT値の測定（図2）

(1) CTDSPウィンドウの 256roi ， 128roi ， 64roi ボタンをチェックすることで，256×256ピクセル，128×128ピクセル，64×64ピクセルの矩形ROIが画像中央へ表示され，表示画像のクリックによってROI内のSD値と平均CT値がクリップボードに保存される．
　1枚目のB30画像に対して，「 256roi 」→「表示画像のクリック（クリップボードへ保存）」→「エクセルへ貼り付け」

（ヒント）：CTDSPウィンドウの タイトルバー （以下，タイトルバー）にも，ROI内の平均CT値，中心値，最小値，最大値，SD値，ROIのピクセルサイズおよび座標が表示される．

(2) 画像直下の スライドバー で，複数読み込んだ画像の送り戻しが可能である．この段階で，CTDSPウィンドウにB30とB60の計10画像が読み込まれている．
　6枚目のB60画像に対して，「表示画像のクリック（クリップボードへ保存）」→「エクセルへ貼り付け」（図3）．
　※JISの不変性試験（JIS Z 4752-3-5:2008）の評価として，ノイズ（SD）の値は基礎値か

第1章　スライス面の画質評価

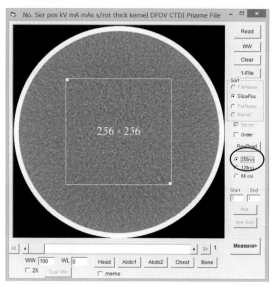

図2　ノイズ（SD）および平均CT値の測定
（256×256ピクセルのROI）

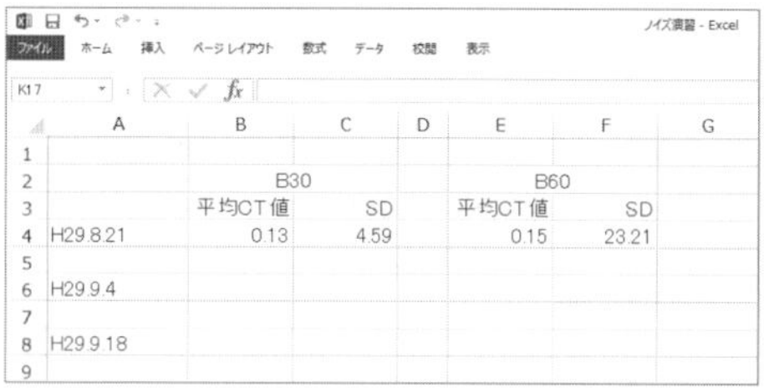

図3　ノイズ（SD）および平均CT値のエクセルへの出力例
JISの不変性試験ではノイズ ノイズ，平均CT値は，少なくとも月1回試験しなければならない．

ら±10%または0.2 HUのいずれか大きい方を超えて変動しなく，平均CT値は基礎値の±4 UH以内であるとされる（基礎値：受入試験で設定された値）．

〔3〕　均一性の測定（図4）

(1) 座標 (x, y) はROI左上の小さな白いボックスによって規定され， タイトルバー の右端に表示される．中央部の座標は（224, 224），周辺部4か所の3時，6時，9時，12時の座標は（416, 224），（224, 416），（32, 224），（224, 32）として規定しる．
　　（ヒント）： タイトルバー を広げることで隠れた座標値が表示される．

(2) 1枚目のB30画像に対して，「 64roi 」→「表示画像のクリック（クリップボードへ保存）」→「エクセルへ貼り付け」．

(3) 周辺部はドラッグによってROIを目的座標へ移動させ，同様に測定する（図5）．
　　※不変性試験における測定値の評価として，中央部と周辺部の平均CT値の差の絶対値が2 HUを超えないこととされている．

〔4〕　NPSの測定

(1)「画像の読み込みと諧調処理」に従い，CTDSPウィンドウに「関数の違い」フォルダ内の

1・2 ノイズ特性

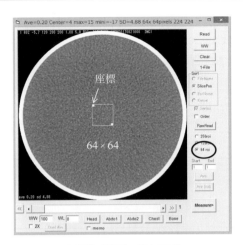
中央部（座標：224, 224）

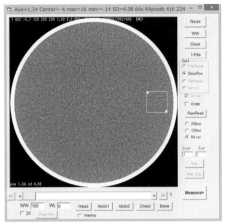
周辺部の3時（座標：416, 224）

図4　均一性の測定（64 × 64 ピクセルのROI）
　JISの受入と不変性試験では，中央部と周辺部4か所のROI（時計の3時，6時，9時および12時の位置）の平均CT値の差の絶対値を評価．

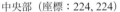

図5　均一性のエクセルへの出力例
　JISの不変性試験では，均一性は，少なくとも月1回試験しなければならない．

B30s，B60sの計10画像を表示する．

(2) CTDSPウィンドウ右下の Measure ボタンのクリックによってCTmeasureウィンドウが新たに現れる（ウィンドウのタイトルはCTmeasureBasic097b）（図6）．

(3) CTmeasureウィンドウの「 Noise 」→「 Setting 」においてNPSの最大周波数（Freq max），周波数間隔（Freq interval）を変更することが可能である．ここでは，Freq max = 1.5，Freq interval = 0.05 とする．なお，周波数bin数は48の固定である．

　　（ヒント）：最大周波数は画像のナイキスト周波数の制限を受ける．

　　（ヒント）：CTmeasureウィンドウのNPSは最小の周波数間隔の計算結果である．

(4) CTmeasureウィンドウの「 Noise 」→「 Radial NPS 」から，「 Data No. (0...cancel) 」にデータ番号を入力するとNPSが出力計算される（図7）．ここではB30sの1画像目にあたるため，"1"を入力する．

　　（ヒント）：CTmeasureウィンドウの表示NPSは最大2つである．CTmeasureBasic097bではデータ番号の"3"以降の計算結果はデータ番号の"2"に上書きされる．

　　（ヒント）：CTmeasureウィンドウ右上の矢印（∧∨）によりグラフが上下移動する．

(5) CTmeasureウィンドウの「 Noise 」→「 Clip NPS 」により，上記 Setting にて規定した

第1章　スライス面の画質評価

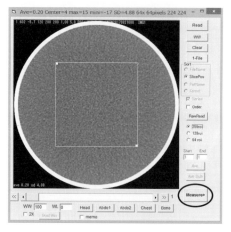 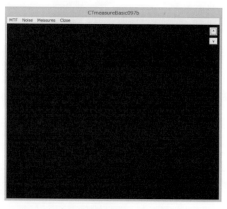

　　　　　CTDSPウィンドウ　　　　　　　　　　　CTmeasureウィンドウ

図6　CTmeasureウィンドウの表示

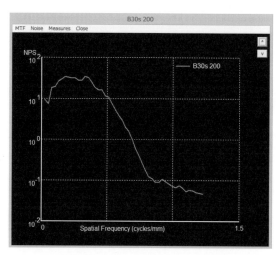

図7　Radial NPSの計算結果（1回測定）

　NPSデータがクリップボードへ保存される．Data No. にデータ番号の"1"を入力する．
(6) データ番号1のNPSデータをエクセルシートの「NPS_関数B30s」の当該番号へ貼り付ける．以後，B30sの2から5画像目，B60sの6から10画像目を処理し，フィルタ関数毎にエクセルの当該番号へ貼り付け，AVERAGE関数によって5回の測定データを平均する（**図8**）．
(9) x軸に周波数（cycles/mm），y軸に平均のNPS値（HU^2mm^2）をとり，エクセルの「挿入」→グラフ「散布図」から関数の違いによるNPSグラフを作成する（**図9**）．
(10)「線量の違い」フォルダ内の6.8 mGy（100 mAs, B30s），27 mGy（400 mAs, B30s）の計10画像も上記の1から8に従い同様に処理することで，線量の違いによるNPSグラフを作成することが可能である（**図10**）．

ノイズ演習 - Excel

=AVERAGE(B3,E3,H3,K3,N3)

	A	B	D	E	G	H	J	K	M	N	P	Q
1	データ番号 1		データ番号 2		データ番号 3		データ番号 4		データ番号 5		平均	
2		B30s 200		B30s 200		B30s 200		B30s 200		B30s 200		B30s 200
3	0.05	7.3085	0.05	9.7908	0.05	13.4383	0.05	10.689	0.05	6.5601	0.05	=AVERAGE
4	0.1	19.6297	0.1	24.9022	0.1	23.3009	0.1	20.5084	0.1	18.8066	0.1	21.42956
5	0.15	29.2883	0.15	24.8809	0.15	24.0832	0.15	20.1406	0.15	20.8648	0.15	23.85156
6	0.2	33.0626	0.2	31.1381	0.2	32.1226	0.2	32.2376	0.2	35.4798	0.2	32.80814
7	0.25	31.5191	0.25	33.0347	0.25	34.0715	0.25	29.9813	0.25	30.9846	0.25	31.91824
8	0.3	26.778	0.3	36.01	0.3	33.8948	0.3	37.1811	0.3	39.7596	0.3	34.7247
9	0.35	33.663	0.35	28.074	0.35	27.8949	0.35	26.3581	0.35	29.2476	0.35	29.04752
10	0.4	20.3913	0.4	20.8344	0.4	19.5939	0.4	23.2336	0.4	18.1443	0.4	20.4395
11	0.45	16.5753	0.45	15.7334	0.45	15.0519	0.45	14.9895	0.45	19.4723	0.45	16.36448
12	0.5	11.0047	0.5	10.5289	0.5	11.0839	0.5	11.261	0.5	12.121	0.5	11.1999
13	0.55	6.1365	0.55	6.9776	0.55	6.6418	0.55	6.6246	0.55	6.1665	0.55	6.5094
14	0.6	3.4606	0.6	4.2386	0.6	3.5958	0.6	2.7135	0.6	4.2927	0.6	3.66024
15	0.65	1.8145	0.65	1.8406	0.65	2.0305	0.65	1.572	0.65	1.761	0.65	1.80372
16	0.7	0.8386	0.7	0.7656	0.7	0.9025	0.7	0.8201	0.7	0.8263	0.7	0.83062
17	0.75	0.3602	0.75	0.3503	0.75	0.3534	0.75	0.3733	0.75	0.3416	0.75	0.35576
18	0.8	0.1562	0.8	0.1463	0.8	0.1648	0.8	0.1787	0.8	0.1592	0.8	0.16104
19	0.85	0.1067	0.85	0.0985	0.85	0.1011	0.85	0.101	0.85	0.089	0.85	0.09926
20	0.9	0.0933	0.9	0.0856	0.9	0.0852	0.9	0.0816	0.9	0.098	0.9	0.08874
21	0.95	0.0907	0.95	0.0769	0.95	0.0803	0.95	0.0762	0.95	0.0811	0.95	0.08104
22	1	0.0718	1	0.071	1	0.0833	1	0.0851	1	0.0873	1	0.0797
23	1.05	0.0746	1.05	0.0688	1.05	0.0703	1.05	0.066	1.05	0.0724	1.05	0.07042
24	1.1	0.0542	1.1	0.0638	1.1	0.0681	1.1	0.057	1.1	0.0649	1.1	0.0616
25	1.15	0.0565	1.15	0.0484	1.15	0.0581	1.15	0.0448	1.15	0.0604	1.15	0.05364
26	1.2	0.0492	1.2	0.0498	1.2	0.0519	1.2	0.0461	1.2	0.0526	1.2	0.04992

CT値, SD ｜ 均一性 ｜ NPS_関数B30s ｜ NPS_関数60s ｜ NPSグラフ_関数の違い ｜ NPS_線量(6.8 mGy, B30s) ｜ NPS_線量(27 mGy, B30s) ｜ NPSグラフ_線量の違

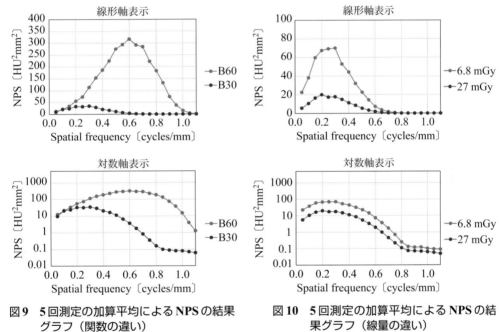

図8　NPSデータ（B30）のエクセルへの出力例
エクセルのAVERAGE関数によって5回の測定データを平均する．

図9　5回測定の加算平均によるNPSの結果グラフ（関数の違い）

図10　5回測定の加算平均によるNPSの結果グラフ（線量の違い）

第1章 スライス面の画質評価

＊ NPS表示の縦軸は対数かリニアか？

　CTのNPSは，図1・2・4〜1・2・6に示すように，再構成におけるフィルタ関数の反映によりゼロ空間周波数でゼロになる性質を持つ．よって，ゼロ周波数付近の超低周波成分を示すときにはリニアしか使用できない（ゼロは対数では無限小）．対数では，数値の比を差で示すという特徴がある．例えば，線量を変化させた時は，グラフの全空間周波数で均等に値が変化するため，対数ではグラフがy方向に平行移動する．つまり空間周波数成分の分布形状に変化があるか無いかを判断するには対数が有効である（演習 図10）．逐次近似再構成では，空間周波数特性が変化することが報告されているが，これを的確に示すのは対数表示とも言える．リニアでは，フルスケールの設定によっては，低NPS値はゼロレベル付近に密集し，比較判断が困難だが，対数ではあくまでも比が差として表現されるため比較が可能である．目的に応じたグラフ表示によってプレゼンの効果が異なるので注意が必要である．

1・2・4 ノイズ特性評価の臨床応用

〔1〕 撮影条件とノイズ

CTは放射線画像診断において重要な位置にあることはいうまでもなく，診断に必要とされる画質レベルは，それぞれの目的に応じておのずと決定されるべきものである．昨今，放射線医療の関連学会にて各モダリティの専門技術者の養成や認定が盛んで，わが国においてCT検査技術の国際的な基準の確保と標準医療を推進する特定非営利活動法人日本X線CT専門技師認定機構は，X線CT技術者の認定および研修事業を行っている．このような社会的な方向性の中で，個々の疾患に対する撮影技術の最適化が診療放射線技師に求められ，この課題に対して規格化されたファントムを用いる画質評価の結果は，撮影技術の最適化のための非常に多くの情報を与え，どのように臨床応用すれば良いのかの一つの見解を導き出すことが可能である．本項ではノイズ特性の臨床応用として，1・2・1項「CTにおけるノイズ特性の定義」にて列挙した画像ノイズを増減させるいくつかの因子について実測結果を示しながら概説する．

図1・2・17は，直径200 mmの水ファントムを120 kVp，400 mA，1.0 s，5 mmのスライス厚で撮影し，腹部標準関数（B30s），再構成の表示有効視野（display field of view：DFOV）を200 mmと300 mmとして，正方形ROI内におけるCT値のSDを測定した結果である．ROIはファントム直径に対して50%となるように，200 mmと300 mmの再構成FOVに対してそれぞれ256×256ピクセル，170×170ピクセルを設定した．DFOVを大きくすることにより，規定するROIサイズ（直径の50%）の総ピクセル数が少なくなることで統計的な変動が大きくなり，わずかに異なる値となる．しかしながら，256×256ピクセル，170×170ピクセルの総ピクセル数の統計誤差（相対標準偏差）は，それぞれ0.39%，0.59%と小さく，かつ双方は非常にわずかな差でしかないことから，この程度のDFOV変化による変動は実質的に問題とならない．

図1・2・18は5種類（70 kVp，80 kVp，100 kVp，120 kVp，140 kVp）の管電圧を用いて，直径200 mmの水ファントムを100 mA，1.0 s，腹部標準関数（B30s），

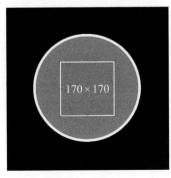 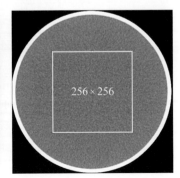

DFOV：300 mm　　　　　DFOV：200 mm
SD：3.41　　　　　　　　SD：3.40

図1・2・17　再構成FOVとCT値の標準偏差（SD）

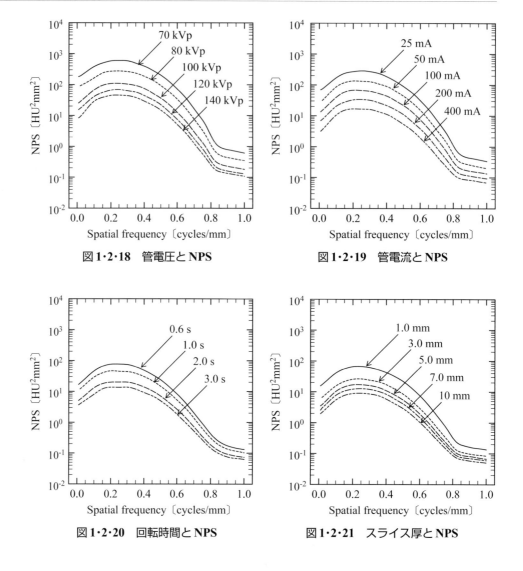

図1・2・18 管電圧とNPS

図1・2・19 管電流とNPS

図1・2・20 回転時間とNPS

図1・2・21 スライス厚とNPS

5mmのスライス厚にて撮影し，NPSを測定した結果である．低い管電圧の設定とすることでノイズ特性が悪く，管電圧が高いほどNPS値は低下し，ノイズ特性が良好となることが明らかである．

図1・2・19は管電流，図1・2・20は撮影時間を変更した場合のNPSの結果である．図1・2・19の撮影条件は，120 kVp，1.0 s，腹部標準関数（B30s），5 mmのスライス厚とし，管電流を25 mA，50 mA，100 mA，200 mA，400 mAと変更した．図1・2・20の撮影条件は，130 kVp，100 mA，1.0 s，腹部標準関数（B30s），5 mmのスライス厚とし，X線管の回転時間を0.6 s，1.0 s，2.0 s，3.0 sと変更してNPSを測定した結果である．高い管電流の設定ほど，また長い回転時間ほどNPS値は低下し，管電圧の場合と同様にノイズ特性が良好となることが明らかである．

図1・2・21は120 kVp，400 mA，1.0 s，腹部標準関数（B30s）とし，再構成のスライス厚を1.0 mm，3.0 mm，5.0 mm，7.0 mm，10 mmと変更してNPSを測定した結果である．MDCTはZフィルタリングと呼ばれる体軸方向の補間再構成

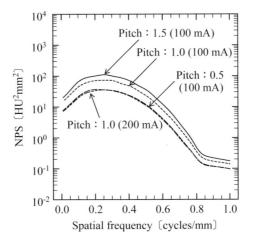

図1・2・22　PitchとNPS

法[25]～[27]によって，任意スライス厚のCT画像を切り出すことが可能である．しかしながら，薄いスライス厚のCT画像は補間再構成に利用されるフォトン数が少なくなることから，そのノイズ特性は悪くNPS値は高くなる．そのため，10 mmのスライス厚の画像に対して，5 mmのスライス画像は，再構成に使用されたフォトン数が約1/2になるためSDはおよそ1.4倍となる（1・2・2項参照）．

このように，CTにおける画像ノイズは，これら結果からそのほとんどがフォトン数に由来する統計的な変動であることは明らかで，フォトン数はスライス面における管電圧，管電流，X線管の回転時間に比例し，スライス厚によっても変化する．またヘリカルスキャンでは，ノイズ特性はpitch（beam pitch, pitch factor）[18]～[20][35]によって，スライス面に寄与する単位時間当たりのフォトン数が増減することで変化する．**図1・2・22**は再構成のフィルタ関数とスライス厚は同じで，120 kVp，100 mA，1.0 sにおいてpitchを0.5，1.0，1.5と変更した場合と，120 kVp，200 mA，1.0 sにおいてpitchを0.5としてNPSを測定した結果である．pitchが大きくなることでスライス面に対する線量率が低下してノイズ特性は悪くなり，pitchの比が線量率の比となる．したがって，1.0のpitchが0.5のpitchと同等のノイズレベルを達成するためには2倍の線量が必要となり，これはNPS結果の一致からも明らかである．

このpitchと線量の関係は1.0のpitchを基準として，管電流〔mA〕を C，X線管の1回転当たりの回転時間〔s〕を T とすると，ある一定のノイズレベル（SD）を得るために必要な実効的な管電流時間積（Effective mAs：Eff.mAs）[35]は次式にて表される．

$$Eff.mAs = \frac{C \times T}{Pitch} \tag{1・2・9}$$

上記した画像ノイズを増減させるいくつかの因子の結果からわかるように，基本的な線量レベルに関与する因子は，フォトン数の増減のみでノイズの周波数特性の変化と一切関係しない．したがって，NPSで示されるノイズ特性のグラフ（縦軸が対数）はおおむね上下に移動するのみで，これはSDの変化と同じである．ま

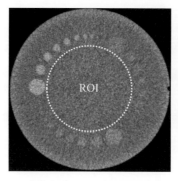 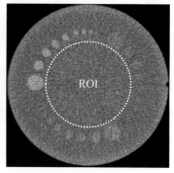

小焦点（0.9 mm × 0.8 mm）　　　大焦点（1.6 mm × 1.5 mm）
SD：3.44　　　　　　　　　　SD：3.52

図1・2・23　焦点サイズとCT値の標準偏差（SD）
軟部用関数，WW = 50，WL = 50．

た，最近は条件設定時に焦点サイズを選択可能なCTもあるが，体軸方向へのスライス厚の変化が無ければフォトン数の増減と関係しないため，ノイズ特性の実質的な変化は認められない（**図1・2・23**）．

　CTのノイズ特性は再構成パラメータに含まれるフィルタ関数，再構成法や画像処理など画像作成時の選択因子によっても変化する．これは，ある線量から得た被写体データを何らかの基準によって，どのような画質にするかということと密接に関係する．

　図1・2・24は120 kVp，400 mA，1.0 s，5 mmのスライス厚で直径200 mmの水ファントムを撮影し，2種類の軟部用フィルタ関数（B10s，B30s）と肺野・骨などに用いる高解像度用フィルタ関数（B60s）にて再構成してNPSを測定した結果である．より高周波を抑制したフィルタ関数のB10sの画像はB30sと比較してよりノイズを抑制した画像を得ることができる．したがって，線量を2倍，3倍と出

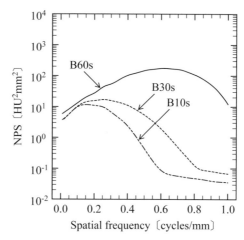

図1・2・24　フィルタ関数とNPS
B10s，B30s：軟部用フィルタ関数，B60s：高解像度用フィルタ関数．

力しても被曝の増加に見合うだけの臨床的な効果を期待できない場合は，通常よりも高周波数領域を抑制したB10sなどのフィルタ関数を用いて画像ノイズを改善させるのも1つの方法である．一般により高周波を抑制したフィルタ関数の選択は解像度を低下させ，診断側の視覚的な印象変化を伴う．しかしながら，そのようなフィルタ関数を適応する大きな被写体は，DFOVサイズが大きくなることで相対的にピクセルサイズも大きく，結果としてサンプリング定理によって画像に含まれる高周波成分が低下する．そのため，高周波成分を保持したフィルタ関数の適応は有効とならないことから，被写体サイズに応じた解像特性も踏まえ，適切なフィルタ関数と各撮影条件の設定が重要である．一方，B60sなどの高解像度フィルタ関数は高周波（エッジ）を強調するため非常にノイズが目立つ画像となる．しかし，高解像度フィルタ関数は肺野・骨などの比較的高コントラストな対象臓器に用い，一般にこれらCT画像は広いウィンドウ幅を用いて観察される．これよりノイズの影響は表示上ほとんど無い状態となり，その多くは臨床的に問題とならない．

　図1·2·25は周波数特性が異なる軟部用フィルタ関数のB45sと高解像度フィルタ関数のU70uについて，同じ水ファントムをCT画像のSDが同等となるように撮影条件を調節して，NPSを測定した結果である．それぞれのCT画像のSDは19.1，18.6で，NPSは0.68 cycles/mm付近にて交差した．一般に軟部用フィルタ関数は中から高周波領域のノイズを大きく抑制するため比較的大きなサイズの低コントラストな病変の検出に対して不要なノイズが抑制される点で有効である．しかし，ここではノイズがより強調されるU70uで同等SDとなるように大幅に線量を増加させているため，高解像度フィルタであっても低空間周波数においてNPSが低く，図1·2·26に示すように，径が大きく低い空間周波数成分を有する低コントラスト物体の視認性に優れる．NPSは最も関与するノイズの周波数帯を明らかにするなど，低コントラスト検出能との関連を検討する上でノイズを定量的に評価することが可能な優れた指標である[36)〜40)]．

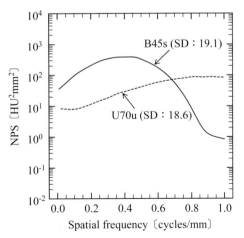

図1·2·25　周波数特性が異なるフィルタ関数とNPS

第1章　スライス面の画質評価

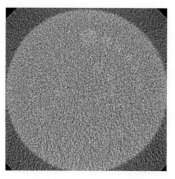
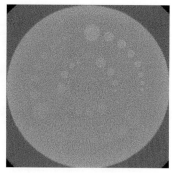

軟部用フィルタ関数（B45s）
SD：19.1

高解像度フィルタ関数（U70u）
SD：18.5

図1・2・26　CT値の標準偏差（SD）が同程度の画像の比較（WW：200, WL：40）
ノイズの周波数特性によって低コントラスト信号の視認が異なる．

〔2〕　非線形画像のノイズ

　原子放射線の影響に関する国連科学委員会（United Nations Scientific Committee on the Effects of Atomic Radiation：UNSCEAR）の 2008 Report Volume I：SOURCES[41]）において一人当たりの診断被ばくは，世界平均で0.62 mSv/年，医療レベルが最も高い国（health-care level I）で1.91 mSv/年であり，health-care level Iの国において，CT検査における一検査当たりの実効線量は，前回調査期間（1991～1996年）よりも若干減少したものの，それでも1970～1979年の調査期間の5倍以上の7.4 mSvである．また，わが国においても2011年の原子力安全研究協会の生活環境放射線[42]）によれば，人工放射線による被ばくは一人当たり3.87 mSv/年で，そのほとんどが診断に用いられる医療放射線であるとしており，いかにして画像形成に必要な放射線被ばくを少なくするかは重要な課題となっている．

　現在，CTの再構成には解析的手法であるFBPと共に逐次近似再構成技術を利用した画像再構成法（iterative reconstruction：IR）[38)39)43)～48]が使用されている．IRによる画像再構成法はノイズやシステムの幾何学的なモデルを考慮しつつ繰り返しの補正演算を行うことで画像内のノイズを低減する手法で，従来のFBPによる画像再構成法よりも大幅に画像ノイズを低減することが可能である．

　図1・2・27は直径200 mmの水ファントムを120 kVp，5 mmのスライス厚，200 mAsと800 mAsの2種類の管電流時間積にて撮影し，FBP（B30f）とIR（I30f）の強度レベルをLevel 1，Level 3，Level 5と変更して再構成した水画像の相対SD，図1・2・28は同データからNPSを測定した結果である．ROI内のSD計算から，IRのノイズ低減（抑制）強度によって，その低減割合はX線量（ノイズ）の大小に関わらずおおむね一定で，このIRのノイズ低減割合は，Level 1，Level 3，Level 5でそれぞれ10，30，50％程度であることが示され，約50％のノイズ低減は4倍のX線量を出力したことに相当する．しかしながら，そのノイズ抑制は中から高周波領域で大きく，腫瘍の検出に重要とされる低周波領域[36)～40]のノイズ抑制が少ないことはNPSの周波数解析から明らかである．これよりFBPと同

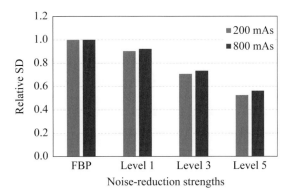

図1・2・27　IRによる画像ノイズ（SD）の変化

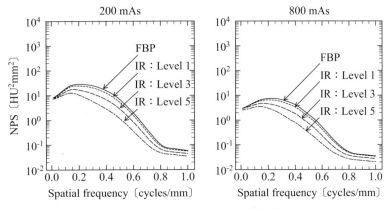

図1・2・28　IRによるNPSの変化

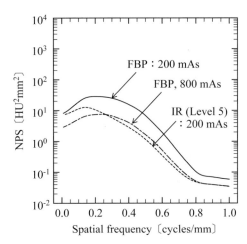

図1・2・29　FBPとIRによるNPSの変化
FBPの800 mAsとIR（Level 5）の200 mAsの画像SDは同等．

程度の画像SDとなるようにIRを設定しても低コントラストな病変の検出に対して線量増加によるノイズ改善と同じ効果を期待できないことは図1・2・29が示す周

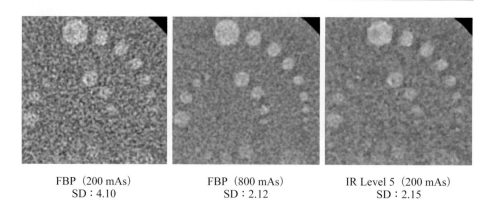

　　FBP（200 mAs）　　　FBP（800 mAs）　　IR Level 5（200 mAs）
　　　SD：4.10　　　　　　SD：2.12　　　　　　SD：2.15

図1・2・30　FBPとIRの画像再構成法による低コントラスト分解能評価
　　同程度のSD画像に対してIRによる視認性の向上は見られず，IR画像のテクスチャ（質感）の違いは顕著（WW：50，WL：50）．

波数特性からも明らかである．また，より大きなノイズ抑制強度ほどNPSのピーク位置は低周波側へシフトし，相対的に中から高周波領域のノイズ抑制が大きいことは，過去のいくつかの研究報告の示す結果と同様である[46)〜48)]．

　これまでのFBPにおけるNPS測定の結果が示すように，フィルタ関数による周波数特性の変更が無い限り，NPSの曲線はフォトン数の増減によっておおむね上下に移動するのみで，そのピーク位置が左右にシフトすることはないことから，IRのノイズ抑制強度変化による周波数特性はFBPの線量増減による周波数特性と異なるものである．これより，十分に高コントラストでノイズを無視できる対象以外は，CT画像の再構成法によって病変の検出能が変化する可能性は低いと言え，仮に画像のSNRが向上しているのであれば，それは2次元のスライス画像に対して3次元的な加算，補間処理が施されていると考えるべきである．また，IRは臓器，血管等の構造物が繰り返し演算によって，プラスチック様などの（ノイズ）テクスチャとなることで観察者に視覚的な違和感も生じさせることから，放射線科専門医との十分な議論によって臨床応用を判断する必要がある（**図1・2・30**）．なお，IRは高周波情報を維持しつつノイズを抑制する再構成法としてCTに実装されつつあるが，その周波数特性はアルゴリズムによって様々で，今なお開発中にあることから，ここで紹介した特性はその一つに過ぎないことを付記しておく．

◎参考文献

1) American Association of Physicists in Medicine. AAPM Report No.1：Phantoms for Performance Evaluation and Quality Assurance of CT Scanners. AAPM：New York, (1977)
2) American Association of Physicists in Medicine. AAPM Report No.39：Specification and Acceptance Testing of Computed Tomography Scanners. AAPM：New York, 1993.
3) JIS Z 4923:2015 X線CT装置用ファントム，日本規格協会，東京（2015）
4) 竹中栄一，飯沼武，遠藤真広，他：X線コンピュータ断層撮影装置の性能評価に関する基準（第2次勧告）．日本医師会誌，82，pp. 1175-1185（1979）

5) 速水昭雄，伊藤博美，岡本日出夫，他：日本放射線技術学会CT装置性能評価検討班X線CT装置性能評価に関する基準（案），日放技学誌，47(1)，pp. 56-63 (1991)

6) Huaiqun, G., Richard, G., Yunping, Z. : Combining various projection access schemes with the algebraic reconstruction technique for low-contrast detection in computed tomography, Phys Med Biol, 43(8), pp. 2413-2421 (1998)

7) Gupta, A. K., Nelson, R. C., Johnson, G. A., et al. : Optimization of eight-element multidetector row helical CT technology for evaluation of the abdomen. Radiology, 227(3), pp. 739-745 (2003)

8) Schindera, S. T., Odedra, D., Raza, S. A., et al. : Iterative reconstruction algorithm for CT: can radiation dose be decreased while low-contrast detectability is preserved?, Radiology, 269(2), pp. 511-518 (2013)

9) Schindera, S. T., Odedra, D., Mercer, D., et al. : Hybrid iterative reconstruction technique for abdominal CT protocols in obese patients: assessment of image quality, radiation dose, and low-contrast detectability in a phantom, AJR Am J Roentgenol, 202(2) pp. W146-152 (2014)

10) Riederer, S. J., Pelc, N. J., Chesler, D. A. : The noise power spectrum in computed X-ray tomography, Phys Med Biol, 23(3), pp. 446-54 (1978)

11) Faulkner, K., Moores, B. M. : Analysis of x-ray computed tomography images using the noise power spectrum and autocorrelation function, Phys Med Biol, 23(3), pp. 446-54 (1978)

12) Giger, M. L., Doi, K., Metz, C. E. : Investigation of basic imaging properties in digital radiography. 2. Noise Wiener spectrum, Med Phys, 11(6), pp. 797-805 (1984)

13) Kijewski, M. F., Judy, P. F. : The noise power spectrum of CT images, Phys Med Biol, 32(5), pp. 565-575 (1987)

14) Siewerdsen, J. H., Antonuk, L. E., El-Mohri, Y., et al. : Signal, noise power spectrum, and detective quantum efficiency of indirect-detection flat-panel imagers for diagnostic radiology, Med Phys, 25(5), pp. 614-28 (1998)

15) IEC 62220-1 : Medical electrical equipment - Characteristics of digital X-ray imaging devices - Part 1: Determination of the detective quantum efficiency.

16) Boedeker, K. L., Cooper, V. N., McNitt-Gray, M. F. : Application of the noise power spectrum in modern diagnostic MDCT: part I. Measurement of noise power spectra and noise equivalent quanta, Phys Med Biol, 52(14), pp. 4027-4046 (2007)

17) Boedeker, K. L., McNitt-Gray, M. F. : Application of the noise power spectrum in modern diagnostic MDCT: part II. Noise power spectra and signal to noise, Phys Med Biol, 52(14), pp. 4047-4061 (2007)

18) Jiang Hsieh : Computed Tomography. Principles, Design, Artifacts, and Recent Advances. SPIE Press (2003)

19) 石田隆行，桂川茂彦，藤田広志 監修：医用画像ハンドブック 第3編 X線CT画像，オーム社，東京（2010）

20) 森一生，山形仁，町田好男 編著：CTとMRI −その原理と装置技術−．コロナ社，東京（2010）

21) Keat, N. : CT scanner automatic exposure control systems. London. MHRA Report 05016 (2005)

22) Muramatsu, Y., Ikeda. S., Osawa, K., et al. : Performance evaluation for CT-AEC (CT automatic exposure control) systems, Nihon Hoshasen Gijutsu Gakkai Zasshi., 63(5), pp. 534-545 (2007) (in Japanese).

23) Lee, K., Lee, W., Lee, J., et al. : Dose reduction and image quality assessment in MDCT using AEC (D-DOM & Z-DOM) and in-plane bismuth shielding, Radiat Prot Dosimetry, 141(2), pp. 162-167 (2010)
24) Söderberg, M., Gunnarsson, M. : Automatic exposure control in computed tomography - -an evaluation of systems from different manufacturers, Acta Radiol, 51(6), pp. 625-634 (2010)
25) Taguchi, K., Aradate, H. : Algorithm for image reconstruction in multi-slice helical CT, Med Phys, 25(4), pp. 550-561 (1998)
26) Hu, H. : Multi-slice helical CT Scan and reconstruction, Med Phys, 26(1), pp. 5-18 (1999)
27) Schaller, S., Flohr, T., Klingenbeck, K., et al. : Spiral interpolation algorithm for multislice spiral CT.I. Theory, IEEE Trans Med Imag, 19(9), pp. 822-834 (2000)
28) Polacin, A., Kalender, W. A., Marchal, G. : Evaluation of section sensitivity profiles and image noise in spiral CT, Radiology, 185(1), pp. 29-35 (1992)
29) Polacin, A., Kalender, W. A., Brink, J., et al. : Measurement of slice sensitivity profiles in spiral CT, Med Phys, 21(1), pp. 133-140 (1994)
30) Davros, W. J., Herts, B. R., Walmsley, J. J., et al. : Determination of spiral CT slice sensitivity profiles using a point response phantom, J Comput Assist Tomogr, 19(5), pp. 838-843 (1995)
31) JIS Z 4752-3-5:2008 医用画像部門における品質維持の評価及び日常試験方法―第3-5部：受入試験―医用X線CT装置．日本規格協会，東京（2008）
32) JIS Z 4752-2-6:2012 医用画像部門における品質維持の評価及び日常試験方法―第2-6部：不変性試験―医用X線CT装置．日本規格協会，東京（2012）
33) Catphan® 500 and 600 Manual : The phantom laboratory, Greenwich, NY (2006)
34) 市川勝弘，原　孝則，丹羽伸次，他：CT画像におけるノイズパワースペクトル算出方法の比較評価，医用画像情報学会雑誌，25(2)，pp. 29-34(2008)
35) ICRP Publication 102 : Managing Patient Dose in Multi-Detector Computed Tomography (MDCT) (2007)
36) Hara, T., Ichikawa, K., Sanada, S., et al. : Image quality dependence on in-plane positions and directions for MDCT images, Eur J Radiol, 75(1), pp. 114-21 (2010)
37) 市川勝弘，原孝則，丹羽伸次，他：CTにおける信号雑音比による低コントラスト分解能の評価，医用画像情報学会雑誌，24(3)，pp. 106-11(2007)
38) Samei, E., Richard, S. : Assessment of the dose reduction potential of a model-based iterative reconstruction algorithm using a task-based performance metrology, Med Phys, 42(1), pp. 314-23 (2015)
39) Urikura, A., Hara, T., Ichikawa, K., et al. : Objective assessment of low-contrast computed tomography images with iterative reconstruction, Phys Med, 32(8), pp. 992-998 (2016)
40) Hashimoto, J., Abe, S., Ishimori, Y., et al. : Proposal of a new index based on signal-to-noise ratio for low-contrast detectability in computed tomographic imaging, Nihon Hoshasen Gijutsu Gakkai Zasshi, 73(7), pp. 537-47 (2017) (in Japanese).
41) United National Scientific Committee on the Effects of Atomic Radiation (UNSCEAR) : Sources and Effects of Ionizing Radiation. UNSCEAR 2008 Report, Volume I: SOURCES, Report to the General Assembly Scientific Annexes A and B.
42) 生活環境放射線編集委員会：新版 生活環境放射線（国民線量の算定）．東京，公益社団法人原子力安全研究協会（2011）
43) Takata, T., Ichikawa, K., Hayashi, H., et al. : Image quality evaluation of new image

reconstruction methods applying the iterative reconstruction, Nihon Hoshasen Gijutsu Gakkai Zasshi, 68(4), pp. 404-412 (2012) (in Japanese).

44) Richard, S., Husarik, D. B., Yadava, G., et al. : Towards task-based assessment of CT performance: system and object MTF across different reconstruction algorithms, Med Phys, 39(7), pp. 4115-4122 (2012)

45) Urikura, A., Ichikawa, K., Hara, T., et al. : Spatial resolution measurement for iterative reconstruction by use of image-averaging techniques in computed tomography, Radiol Phys Technol, 7(2), pp. 358-66 (2014)

46) Ghetti, C., Palleri, F., Serreli, G., et al. : Physical characterization of a new CT iterative reconstruction method operating in sinogram space, J Appl Clin Med Phys, 14(4), pp. 263-270 (2013)

47) Miéville, F. A., Gudinchet, F., Brunelle, F., et al. : Iterative reconstruction methods in two different MDCT scanners: physical metrics and 4-alternative forced-choice detectability experiments–a phantom approach, Phys Med, 29(1), pp. 99-110 (2013)

48) Geyer, L. L., Schoepf, U. J., Meinel, F. G., et al. : State of the Art: Iterative CT Reconstruction Techniques, Radiology, 276(2), pp. 339-357 (2015)

1・3 CNR測定

1・3・1 CTにおけるCNRの定義

X線CT装置の画質および性能評価のガイドラインである,米国AAPM (American Association of Physicists in Medicine) のreport No.1[1]およびNo.39[2]や,国内の性能評価ガイドライン[3]〜[6]において低コントラスト分解能の評価法は,低コントラスト分解能評価用ファントムを撮影することによって得られた画像を観察し,描出された円柱(ロッド)や球体の認識しうる最小のCT値と径によって評価することが一般的である.

低コントラスト分解能の評価に用いるファントムの規格および評価方法は曖昧であり,現在様々なファントムで評価が行われている.低コントラスト分解能評価用ファントムの標準的な構成は,上記ガイドラインによって提案されてきたものが参考とされ,X線エネルギー依存性が小さい物質で,CT値差が10HU以下の2〜20mm程度の直径の円柱(ロッド)や球体が複数の組合せにより埋め込まれている.

1998年に,Suessらは新しいCT用低コントラスト分解能ファントムの報告をした[7].その中で示された低コントラスト物体の検出に関する分類を,以下に紹介する.総称的な低コントラスト分解能であるlow-contrast sensitivity(低コントラスト感度)を,わずかなハンスフィールド値(HU)を有する数ミリの物体を検出する画像の潜在能力(可能性)としており,このlow-contrast sensitivityはlow-contrast resolution(低コントラスト解像度)とlow-contrast detectability(低コントラスト検出能)によって構成されると述べている(図1・3・1).

low-contrast sensitivity
・low-contrast resolution:周期的パターンに対する認識とされており,ある低コントラストの規則的配列の物体に対してどれほど小さなものまで認識可能かを評価する(図1・3・2).
・low-contrast detectability:単一の物体に対する認識とされており,ある低コ

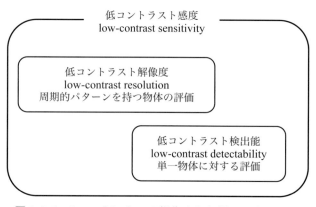

図1・3・1 Suessらによって報告された低コントラスト分解能の分類

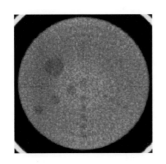
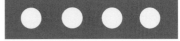

図1・3・2　low-contrast resolution（低コントラスト解像度）

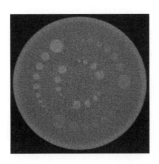
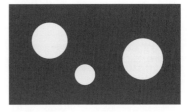

図1・3・3　low-contrast detectability（低コントラスト検出能）

ントラストの単一物体が，どれほど小さいものまで認識可能かを評価するものと考える（**図1・3・3**）．

つまり，low-contrast sensitivityとは，「淡いコントラスト」の組織間に対するCT装置および取得された画像の分解と検出を定義するものであると理解でき，AAPMのreportや第一，二次勧告のファントムデザインや，Catphan®の低コントラストモジュールなど，わが国で歴史的に低コントラスト分解能評価とされてきたものはlow-contrast detectability（低コントラスト検出能）に分類されることになる．またSuessらは，low-contrast resolution（低コントラスト解像度）が望ましいとしていて，それは，周期パターンは特定の周波数成分を持つため低周波数のMTFの違いを反映することができるからとしており，また，同じ径のロッドが複数存在することで，観察精度を担保できるからであると述べた．

低コントラスト分解能の評価法は，視覚評価を伴うものの試料数や観察方法などの規定はなく，非常に大まかな手法である．よって，装置性能を正しく評価する試験，または，スキャンパラメータの最適化を行う試験では，高い測定精度が要求されることが多く，これに代わる定量的な評価法が求められてきた．そこで，定量的な評価値を得るために他の画像機器でも用いられるcontrast-to-noise ratio（CNR）がX線CT装置でも利用されてきた[8]〜[10]．

CNRは一般的に式（1・3・1）に示すように画像のコントラストとノイズとの比で表され，

$$CNR = \frac{Contrast}{Noise} \tag{1・3・1}$$

と定義される[11]．ここで，Contrastは，ロッド内部（信号体）の平均CT値と隣接したバックグランドの平均CT値の差であり，またNoiseは信号またはバックグランドの標準偏差つまりSD値である．

現在，CNRの算出式はいくつか提案されており，X線CT装置におけるCNRの算出式を1998年にHuaiqunら[8]は，

$$CNR = \frac{|ROI_M - ROI_B|}{\sqrt{(SD_M)^2 + (SD_B)^2}} \tag{1・3・2}$$

と提案した．ここで，ROI_Mはロッド内部（信号体）の平均CT値，ROI_Bはバックグランドの平均CT値，SD_Mはロッド内部（信号体）の標準偏差，SD_Bはバックグランドの標準偏差であり，図1・3・4にそれぞれのregion of interest（ROI）の位置を示した．また，1999年に水野ら[9]は，X線CT装置におけるCNRの算出式を，

$$CNR = \sqrt{\frac{(SD_M)^2 - (SD_B)^2}{(SD_B)^2}} \tag{1・3・3}$$

と提案した．なお，ROIの設定位置は図1・3・5のようになり，SD_Mを取得するROIは，複数の信号を含むように設定しなければならない．2003年にGuptaら[10]は，

$$CNR = \frac{ROI_M - ROI_B}{SD_B} \tag{1・3・4}$$

と提案し，ROIの設定位置は図1・3・4のようにする．

ここで，上記3種類の式を用いて算出したそれぞれのCNRの結果を図1・3・6に示す．3種類の式の共通点は，線量の増加に伴ってノイズが改善されCNR値が高くなるという傾向である．では，現実的かつ理論的にはどの算出式が望ましいので

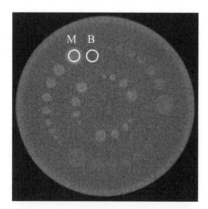

図1・3・4 HuaiqunらおよびGuptaらが提案した方法に準拠したROIの位置
Mはロッド内部に設定するROI，Bはバックグランドに設定するROIである．

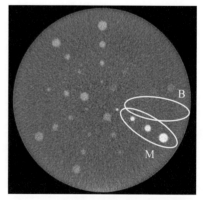

図1・3・5 水野らが提案した方法に準拠したROIの位置
Mは信号体に設定するROI，Bはバックグランドに設定するROIである．

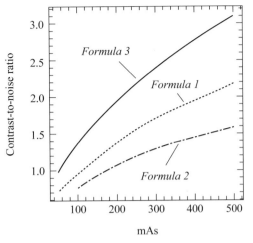

図1・3・6　各算出式により得られたCNR値

あろうか．X線CT装置におけるCNR測定では，ごく低コントラストな物体を対象とするため，ロッド内部（信号体）とバックグランドのノイズはほぼ等しいとするとGuptaらの式には整合性がある．一方，Huaiqunらが提案したCNRの算出式の分母には，信号とバックグランドのノイズの2つの因子が存在し，その2乗の加算の平方根であるため双方のSDより値が大きくなる（例えば1＋1の平方根＝1.414）．双方のノイズの中間的な値とするには，マンモグラフィのガイドラインで採用されている次式を用いて算出すべきであろう[12]．

$$CNR = \frac{|ROI_M - ROI_B|}{\sqrt{(SD_M^2 - SD_B^2)/2}} \tag{1・3・5}$$

また，水野らが提案した方法は，算出式が標準偏差のみで構成されているためノイズの影響が大きく，設定するROIのサイズは信号体の5倍以上必要であり，使用するファントムによってはROIの設定が困難となる場合があると考えられる．よって，Guptaらが提案した算出式は簡便であり，現在，提案されている低コントラスト用ファントムであればROIの設定が容易にできると考えられ，本書では式（1・3・4）を推奨する．

　CNRは，その単純な式が示すようにロッドの径や画像の周波数特性が全く考慮されず，単一物体を評価しているものの，様々なサイズの検出能を示しえないため，関連はあるものの低コントラスト検出能として分類はできない．仮に大きさの違うロッドにROI_Mを設定するならば，小さいロッドではROIサイズが小さくなり本来の目的である信号値（ROI内の平均値）の精度が低下するためCNR測定の意味をなさない．したがって，機種間はもとより，異なる周波数特性を持つ画像間においては，CNRの結果と視覚的な評価結果は一致するとは限らないといえる．図1・3・7に異なる画像再構成関数で再構成されたCatphan®ファントム（Phantom Laboratory, Salem, NY）の低コントラスト測定部であるCTP-515の画像の一例を示す．一般的に軟部組織用として使用する低解像な高周波成分を抑制した画像再構成関数を用いた場合，ノイズが抑制されCNRは高値を示す．一方，骨や肺野用と

第1章　スライス面の画質評価

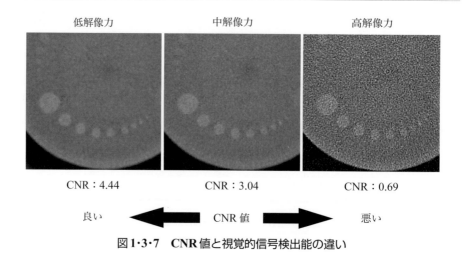

図1·3·7　CNR値と視覚的信号検出能の違い

して用いる高解像な高周波成分を強調した再構成関数を用いた場合はノイズが増加しCNRは低値を示す．しかし，認識可能な最小のロッド径は同一であり，CNRと視覚的信号検出能との間に差異が生じる．この問題に関して，信号雑音比を考慮するマッチドフィルタモデルを応用した数値計算による手法[13]も提案されているが，本書ではその詳細を割愛する．

1·3·2　CNR測定法

〔1〕　測定原理

1·3·1項において，CNRは画像のコントラストとノイズとの比で定義されるとした．したがって，CNRの測定原理は非常に単純で，ROIの平均CT値差とSDをそれぞれ測定し，その比をとることによって求めることができる．ROIは，ロッド内部（信号体）と隣接するバックグランドに設定してその差分をとり，SD（CT値変動）はバックグランドから求める．

〔2〕　ファントム

一般にCNR測定に用いるファントムは低コントラスト分解能評価用ファントムを用いる．低コントラスト分解能用ファントムは，X線のエネルギー依存性の影響が小さい物質でCT値差が10 HU（水の線減弱係数に対する比として，1％と表す場合もある）以下の2～20 mm程度の直径を有するロッドや球体が複数の組合せにより埋め込まれた構造を有している．ロッドや球体にX線のエネルギー依存性の影響が小さい材質が使用される理由は，X線CT装置の実効エネルギーは機種間によって異なるため，使用する機種によってロッドや球体のコントラストが変化しないようにするためである．

現在，低コントラスト分解能用のファントムは，様々なものが提案されている．花井らによる報告では，低コントラスト分解能評価用ファントムの必要条件として，「ファントムの厚みは，ラセンCTにおける1画像のデータ収集範囲の2倍以上有していることが望ましい」[6]としている．したがって，近年，各施設に普及

した multidetector-row CT（MDCT）のX線ビーム幅に対応しうるファントムが必要となる．現在では，体軸方向に 160 mm のビーム幅を有する area detector CT（ADCT）も登場し，ビーム幅は Catphan® の低コントラスト分解能の測定部の 40 mm をはるかに超すが，対象のスライス画像に利用される投影データの利用範囲がそのファントムの測定部長に入っていればよく（例えば，1 mm 厚に利用される範囲は，40 mm よりはるかに小さい），その観点からは 40 mm のファントムを引き続き使用できる可能性が高い．したがって，本書では Catphan® を用いた測定法を示す．

Catphan® 500 および Catphan® 600 の構成図をそれぞれ図 1・3・8，図 1・3・9 に示す．CNR 測定には低コントラスト分解能の測定部である CTP515 を使用し，その構成図を図 1・3・10，各 target における体軸方向での配置とその長さを図 1・3・11 に示した．なお，ファントム構成の詳細に関しては，Catphan® の取扱説明書に記載されているので，そちらを参考にされたい．ファントム周辺部には体軸方向に 40 mm の長さを有するロッドが配置され，そのCT値差は 3，5，10 HU（0.3%，0.5%，1.0%）の3種であり，ロッドの直径は，2.0，3.0，4.0，5.0，6.0，7.0，

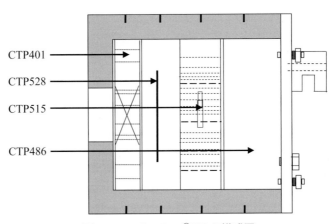

図 1・3・8　Catphan®500 の構成図

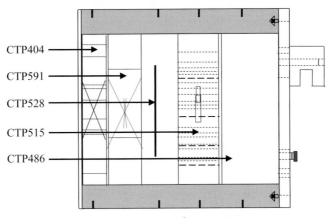

図 1・3・9　Catphan®600 の構成図

第1章　スライス面の画質評価

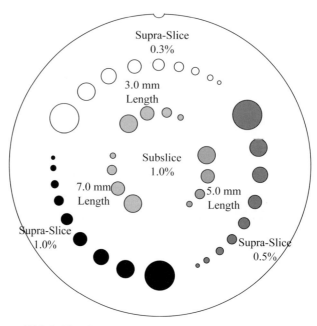

図1・3・10　CTP515　low contrast moduleの構成図

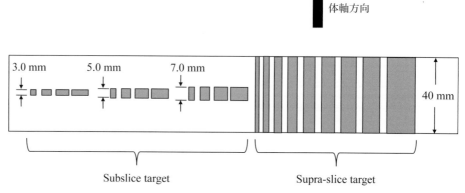

図1・3・11　supra-slice targetおよびsubslice targetの体軸方向における配置およびその長さ

8.0，9.0，15 mmである．また，ファントム中心部にはCT値差が10 HUのロッドが配置され，それぞれ体軸方向の長さは3.0，5.0，7.0 mmの3種であり，それぞれロッドの直径は3.0，5.0，7.0，9.0 mmである．体軸方向に40 mmの長さを有するロッドは「Supra-Slice target」と呼ばれ，一般にX線CTにおける低コントラスト分解能の評価に用いる．一方，ファントム中心部に配置された体軸方向に3種の長さ（3.5，5.0，7.0 mm）を有するロッドは「SubSlice target」と呼ばれ，パーシャルボリューム効果を含めた評価ができることから，異なるスライス厚やヘリカルスキャン機構によって得られた画像間の比較に用いる．

〔3〕 データ処理

Catphan®の設置方法を図**1・3・12**, 図**1・3・13**に示す．まず，Catphan®が収められているボックスの蓋を180度開きガントリ側のテーブル端に置く．なお，ボックスをテーブルに置く場合，テーブルに取り付けられたパッドなどは取り外して置くことによってアライメント調整が容易になる．また，放射線治療計画用のテーブルの形状はフラットであるため，それを通常のテーブルに取り付けボックスを置くと，よりアライメントの調整は容易となる．次に，ボックスにCatphan®本体を取り付け，テーブルの高さ調整を行う．テーブル高さの調整には，Catphan®のSection One（Catphan® 500であればCTP401, Catphan® 600であればCTP404）の側面に印されたLateral height dotに位置決めのレーザー光を当て調整する（図**1・3・14**）．次に，正確な測定を行うためにファントムのアライメント調整を行う．アライメント調整は，付属されている水平器を用いて行う（図**1・3・15**）．また，2方向（正，側）の位置決め画像をスキャンし，アライメントの確認を行うのも有効

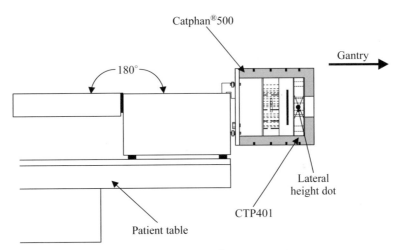

図**1・3・12** Catphan®の配置の仕方

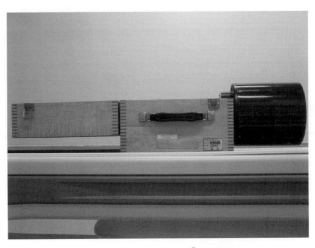

図**1・3・13** Catphan®の配置

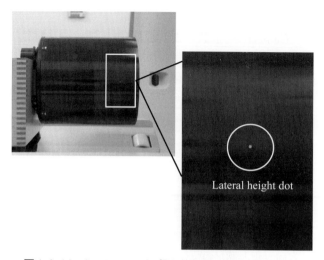

図1・3・14　Section oneに印されたLateral height dot

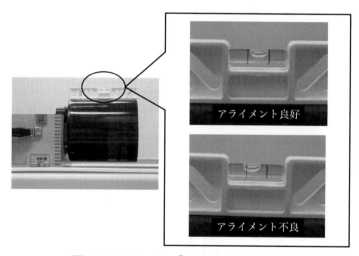

図1・3・15　Catphan®のアライメント調整

である．アライメント調整が終了後，CNR測定に用いるCT画像の取得を行う．スキャン範囲は，低コントラスト分解能の測定部であるCTP515のmoduleがすべて含まれるように設定する．ファントムのスキャン条件は，腹部領域に用いるような条件とし，再構成関数に関しては，同様に腹部標準のものを用いる．また，ビームハードニング補正などのCT値に影響する関数は避け，装置に保守用や物理測定用の関数の設定があればそれを利用する[6]．また，上記のスキャン条件とは別に，装置特性の把握を目的として，スライスコリメーション，ピッチファクタ，補間再構成法のパラメータを変化させスキャンを行うことでその影響を評価できる．腹部用関数を使用するとした理由は，前述したように，CNRが周波数特性の異なる画像間の比較に有効でないために，ある程度標準的な周波数特性とするためである．しかし，同じ機種内での相対比較などでは，頭部関数など，対象によって条件を変更することは有効である．

表1・3・1 2種類の管電圧のCNR, CTDI$_{vol}$, およびFOM

Tube voltage [kVp]	CNR	CTDI$_{vol}$ [mGy]	FOM
80	9.5	2.5	35.7
120	10	5	20.0

　CNRは，式（1・3・4）によって算出するため，算出に必要な値を取得できるようなROIの設定を行う．よってROIは，ロッド内部とそれに隣接したバックグランドに設定し，それぞれの平均CT値およびバックグランドの標準偏差を測定する．なお，ロッド内部へのROI設定は，目視によって正確に行わなければならない．したがって，2〜5mm程度の比較的小さなロッドはノイズなどの影響により視覚的にロッドの位置が認識できず，正確な位置にROIを設定できない可能性があるため適さない．よって，ROIの設定を行うロッドは大きなものを選択する必要がある．

　CT撮影における被ばく低減技術として従来多用されてきた120kVp未満の低管電圧を使用した低管電圧撮影がある[14)15)]．管電圧の変化によって，ヨード造影剤のようなエネルギー依存性の大きい物質はコントラストが大きく変化するため，軟部組織のように線量依存だけでなく，管電圧の依存性が大きくなる[15)16)]．ここで，希釈ヨード造影剤を封入したファントム用いたCNRの実測例を**表1・3・1**に示す．120kVpのCNRは80kVpよりやや優れるが，線量は80kVpの倍となっており，80kVpの方が被ばく低減となることが推測される．このような場合には，CNRの2乗が線量に比例する性質を利用して，figure of merit（FOM）[15)16)]を次式により算出することで，正確な評価が可能となる．

$$FOM = \frac{CNR^2}{Dose} \qquad (1\cdot3\cdot6)$$

ここで，Doseは線量であるが，実効線量であったりCTDI$_{vol}$であったりと報告によって様々である．したがって，研究デザインや評価対象によってその使い分けが必要であるが，CNRが画像からの測定値であり，また値が容易に得られる点ではCTDI$_{vol}$がリーズナブルである．表1・3・1に示した実測例においては，80kVpのFOMが120kVpよりも高く，80kVpにより40%以上（1−20/35.7）の線量低減が得られることがわかる．

第1章　スライス面の画質評価

◎演習（CNR）

ここでは，収録されているファイルの中から「1_異なる線量間の比較」→「CTDIvol_20mGy」の画像を例にして，CNRの測定手順を示す．

〔1〕　CTmeasure basicへの画像取り込み

(1)「Read」をクリック（図1）．

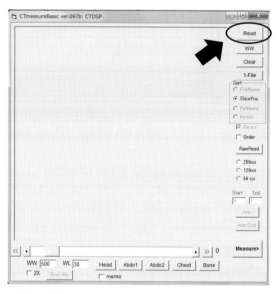

図1　CTmeasure basicでの画像の取り込み手順

(2) 目的Fileの選択

「CNR演習」→「1_異なる線量間の比較」→「CTDIvol_10mGy」→「画像ファイルの選択（フォルダ内のファイルをどれか1つ選択）→「開く」（図2）

(3)「CTMES」のウィンドウ内に表示されているフォルダ名が正しいことを確認→「OK」（図3）

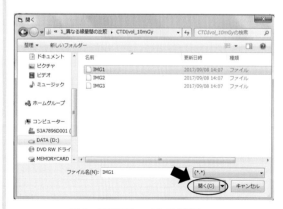

図2　画像ファイルの選択

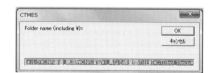

図3　画像読み込みを行うフォルダ名の確認

(4) 画像が表示される．ウィンドウの下方にスライダーがあり，左右に動かすことによって表示される画像が変わる（図4）．

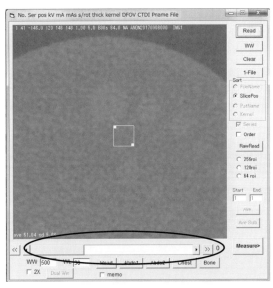

スライダーがあり，複数画像を表示

図4　画像の表示画面

〔2〕　Window WidthおよびWindow Levelの調整

(1)「WW：50，WL：50」を入力後，入力ボックス内でダブルクリック（図5）．本来は，ロッドが最も認識できる表示条件を設定するが，ここでは，例として上記の値を示した．なお，マウスの右ボタンを押しながらマウスを上下（Window Level），左右（Window Width）に動かすことによって表示条件を調整することも可能である．

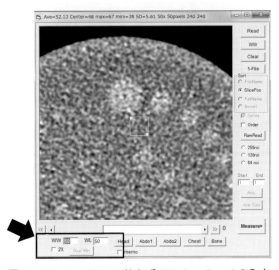

図5　Window WidthおよびWindow Levelの入力

第1章 スライス面の画質評価

〔3〕 ROI計測

(1) 信号体の計測としてCT値差10 HU（1％），15 mmのロッドの内側にROIを設定する．15 mmのロッド内に納まるような矩形ROIのサイズは，この画像の場合，約64ピクセルであるため，「64 roi」のチェックボックスにチェックを入れ，ROIサイズを64×64 pixelと設定する（図6）．ROIの位置調整は，ROIの内側にカーソルを置き，そのままドラッグ＆ドロップ（または，キーボードのカーソルキー）でロッド内にROIを設定する（図7）．なお，演習例のROIの座標は，$(x, y) = (197, 152)$である（図8）．

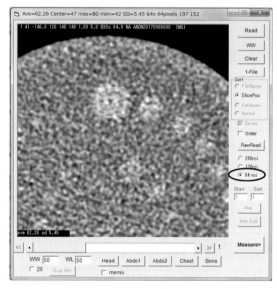

図6　ROIサイズの設定

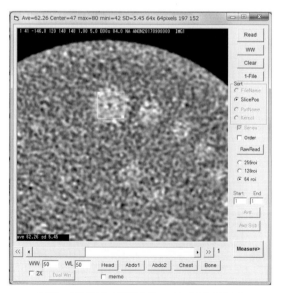

図7　信号体に設定するROIの設定位置

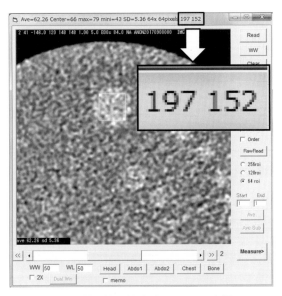

図8　信号体に設定するROIの座標

(2) 設定したROI内の計測を行う．計測結果は，ROI設定と同時に行れ，ウィンドウ下に表示されると伴にクリップボードにコピーされる（図9）．

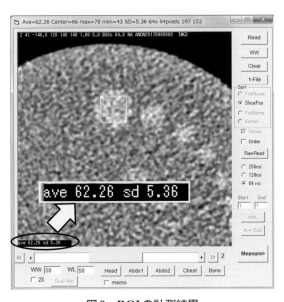

図9　ROIの計測結果

第1章　スライス面の画質評価

(3) クリップボードにコピーされた測定結果をエクセルシート「CNR」に張り付ける（図10）．

(4) CTmeasureのウィンドウに戻り，次の画像の計測を行う．ウィンドウ下のスライダーを動かし画像を変更後，ROI内をクリックする（図11）．計測結果がクリップボードにコピーされるので（3）の手順と同様にデータをエクセルシートに張り付けする．同様に残りの画像の計測を行う．

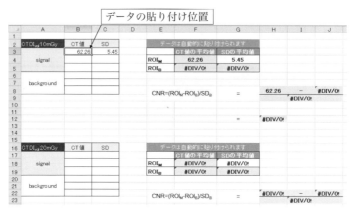

図10　信号体に対する計測結果の貼り付け

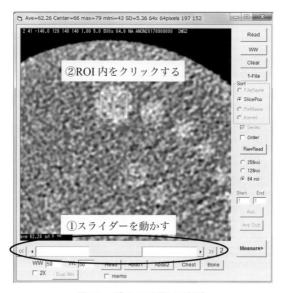

図11　残りの画像の計測

(5) バックグランドの計測を行う．信号体の計測で用いたROIを移動させ，バックグランド上に設定する（図12）．なお，演習例のROIの座標は，(x, y) = (90, 152) である．

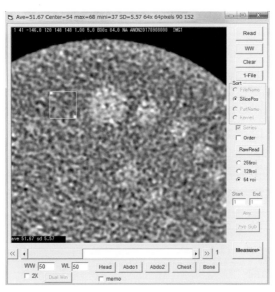

図12　バックグランドのROIの位置

(6) クリップボードにコピーされた測定結果をエクセルシート「CNR」に張り付ける（図13）．
(7) 手順（4）と同様にして残りの画像の計測を行う．CNRはGuptaらが提案した式（1・3・4）に基づき算出される．

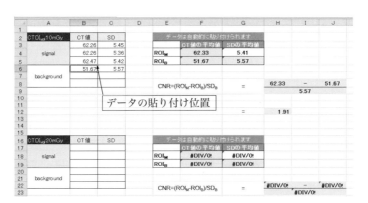

図13　バックグランドに対する計測結果の貼り付け

1・3・3　CNR測定の臨床応用

〔1〕　撮影条件とCNR

　X線CT装置の性能を正しく評価することは，スキャンパラメータの決定および装置の精度管理の観点から非常に重要である．したがって，CT装置の操作者は，スキャンパラメータの変化や装置の経年劣化によってどのように測定値が変化し，また，その測定値によりどのように画像が変化するかを理解しておくことが必要となる．CNRは，物理量の一つであることからスキャンパラメータの決定や精度管理などに対してその一助となりうるが，CNRの持つ特性を理解しておかなければ，その評価自体を誤ることも起こりうる．ここでは，CNRに与える影響因子とその特性を示す．

　ファントム内の対象物がロッドである場合は，ファントム画像は均一な背景の中に淡いCT値の円形が描出され，ノイズによって円形の描出に差異が生じる．CT撮像系において主にノイズの増減に関与する因子は，以下のようなものが考えられる．

- 管電圧（線質）
- 管電流
- 回転時間
- 再構成関数
- スライスコリメーション
- スライス厚
- ピッチファクタ
- 撮像領域内の幾何学的位置

　X線CT装置における画像ノイズは，そのほとんどがフォトンノイズに由来する．そのため，極端な線量不足により生じる回路ノイズが顕著化する場合を除き，画像ノイズはフォトン数の平方根に反比例する．フォトン数は管電流とその時間の積（mAs値）に比例して増加する．CNRは，その算出式において画像ノイズ量を示す標準偏差値が分母に存在することから，mAs値の増加によってノイズ量が減少すると，標準偏差値が小さくなりCNR値は高値を示す（**図1・3・16**）．また，スライス厚を厚くすることにより1画像に寄与したフォトン数が増加し，それによってノイズ量が減少することからCNRは高値を示す（**図1・3・17**）．ただし，この現象はファントム内の対象物がロッド状で，体軸方向の長さがスライス厚に対して十分長い時に限られる．**図1・3・18**にCatphan®のSubslice target（図1・3・11参照）に対してスライス厚を変化させCNRを計測した実測例を示す．スライス厚に依存してノイズ量だけでなくパーシャルボリューム効果の影響を受け信号値も変化するため，CNRの最大値は，Subslice targetの体軸方向の長さごとに異なる．Catphan®の信号体の形状はロッド状であるが，ファントムによっては球体のものがある．対象物が球体である場合もパーシャルボリューム効果の影響により信号値が変化するが，ロッドのように信号体内部の信号が均一に変化するのではなく，信号値が中心から周辺に連続的に変化する．したがって，CNRの測定原理から外れ，定量値としての信頼性はなく，球体を用いたCNR測定には未だに議論が多い．

　ヘリカルスキャン機構を有するX線CT装置では，対象とする臓器や検査目的に

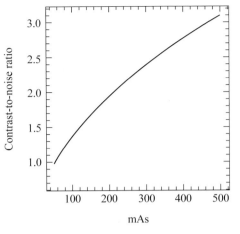
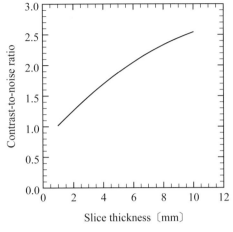

図 1・3・16　mAs 値と CNR の関係

図 1・3・17　スライス厚と CNR との関係

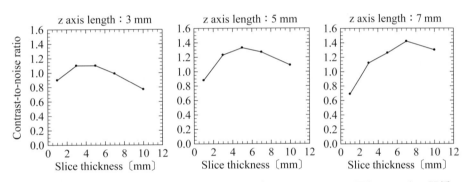

図 1・3・18　各 Subslice target の体軸方向サイズにおけるスライス厚と CNR との関係

よってピッチファクタを変化させる．一般にピッチファクタを大きくすることにより 1 断面における線量が減少することからノイズが増加する．よって，mAs 値を一定としピッチファクタを変化した際，ピッチファクタに応じて CNR 値が変化する（**図 1・3・19**）．装置によってはピッチファクタに応じて管電流を調整し，1 断面における線量を一定にするものがある．このような装置においては，effective mAs（eff. mAs）[17]という概念に基づき，次式を用いて 1 断面における線量を一定にしている．

$$eff.mAs = \frac{mA \times rotation\ time}{pitch\ factor} \tag{1・3・7}$$

eff. mAs を一定としピッチファクタを変化させた際の CNR を**図 1・3・20**に示す．CNR はピッチファクタに依存せず一定の値を示している．ただし，このような挙動を示すものは，ピッチファクタに応じて slice sensitivity profile（SSP）が変化しない装置に限る．装置によっては，ピッチファクタに応じて SPP が変化し，ノイズ量も変化するものもあり，eff. mAs が一定だからといって必ずしも CNR が一定であるとは限らない．したがって，使用する装置性能を評価し，その特性を把握しておくことは重要である．

第1章　スライス面の画質評価

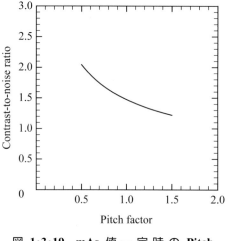

図1・3・19　mAs値一定時のPitch factorとCNRの関係

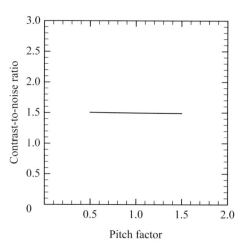

図1・3・20　Eff. mAs一定時のPitch factorとCNRの関係

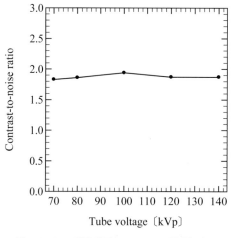

図1・3・21　管電圧とCNRの関係（Catphanを用いた場合）

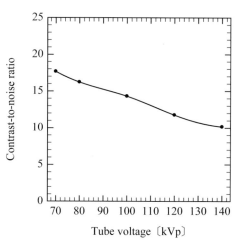

図1・3・22　管電圧とCNRの関係（希釈造影剤ファントムを用いた場合）

　X線CTにおいて，線質の変化は画像ノイズのみでなくコントラストにも影響を与え，CNRは線質に依存し変化する．線質への影響因子は，管電圧，付加フィルタの厚さ・材質などがある．図1・3・21にCatphan®をCTDI$_{vol}$が10 mGyと一定となるように管電流を調整させ，管電圧を変化させた時のCNRの測定結果を示す．CNRは管電圧に依存せずおおむね一定の値を示している．この要因は，Cathan®の低コントラスト分解能測定部はエネルギー依存の小さい材質で構成されており，エネルギーが変化しても信号体とバックグランドのCT値差がほとんど変化しないためである．図1・3・22に希釈ヨード造影剤を封入したファントムをCTDI$_{vol}$が10 mGyと一定となるように管電流を調整させ，管電圧を変化させた時のCNRの測定結果を示す．Catphan®の場合と異なり，CNRは管電圧の変化に応じて変化し

ている．これは，ヨードが33 keV付近にK吸収端を有するエネルギー依存性の高い物質であるため，低エネルギー側の管電圧を使用した際はコントラストが増加し，逆に高エネルギー側の管電圧を使用した際はコントラストが低下したためである．このように線質の違いにおいては，使用するファントムによってCNRの傾向が異なることから，測定結果の使用目的によってファントムの種類を考慮する必要がある．また，線質は，画像ノイズ量とコントラストの両方に影響を与えるため，線量（$CTDI_{vol}$など）を一定にしてCNRを比較するか，FOMを用いて比較することが望ましい．

　低コントラストな信号は，背景とのコントラストとノイズによってその検出能が変化し，一般に背景とのコントラストが大きくノイズ量が少ないと検出能が向上する．したがって，CNR値が高値を示す場合は検出能の向上が期待できる．しかし，CNRは，その単純な式が示すように画像特性のすべてを指し示しえないため，視覚的な評価との間に差異を生じる場合がある．

　図1·3·23にCatphan®画像を示す．Supra-Slice0.3%のロッド径はそれぞれ異なるものの背景とのコントラストは同一であり，また，同心円上にロッドが存在していることからノイズも同一である．したがって，理論上，すべての径においてCNR値は等しくなる．しかし，視覚的に認識できる最小径は5.0 mm付近であり，CNRの値が等しいからといって必ずしも認識できるとは限らない．これは，CNRの算出式にロッド径を指し示す因子が含まれていないからである．

　X線CTにおける画像ノイズは，画像再構成時に選択する再構成関数によっても異なる．1·3·1項でも触れたが，一般的に骨や肺野用などに用いられる高解像な高周波を強調した再構成関数では画像ノイズは増加し，軟部組織用として用いられる低解像な高周波を抑制した再構成関数ではノイズは減少する．したがって，CNRは高周波を強調した再構成関数では低値を示し，高周波を抑制した再構成関数では高値を示す．

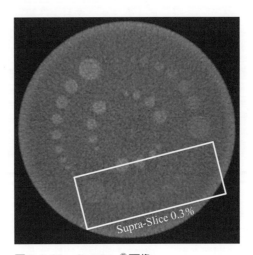

図1·3·23　Catphan®画像
Supra-Slice 0.3%における最小認識径は5 mm付近である．

第1章　スライス面の画質評価

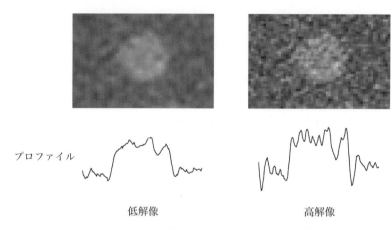

図1·3·24　異なる再構成関数で再構成されたロッド画像とそのプロファイル

図1·3·24に異なる再構成関数で再構成したCatphan®のSupra-Sliceの9 mm（X線吸収差1%）ロッドの画像とそのプロファイルを示す．低解像な高周波を抑制した再構成関数では，ノイズが少ない反面，ロッドのエッジがなまり，ロッドの本来のプロファイルである矩形からくずれている．このような場合には，信号全体の強度が減少するため，ノイズが減少していても，その効果は少ない．これに対して高解像な高周波を強調した再構成関数では，ノイズは増加しているものの，ロッドの矩形プロファイルが再現されており，信号の強度は高くなる．しかし，CNRで測定するのは図のようにプロファイルの内側だけである．したがって，このCNR値の違いは信号の変化が寄与しないため，視覚と一致しないという現象が起きる．

臨床的な検討にCNRの結果が有効となる場合は，以下であると考えられる．
・信号径が空間分解能の影響を受けない程度のサイズの物体の描出能
・同じ再構成関数または，同様な周波数特性の再構成関数どうしの検討
　（スライス厚，ピッチファクタおよび線質の変化に対する相対的検討）
・線量の変化による描出能の検討

CNRは対象とする信号体とバックグランドとのコントラストおよびノイズ量を示す標準偏差を測定するだけで求めることができ，非常に簡便な評価法である．しかし，信号体の大きさやエッジ，ノイズパターンなどの周波数特性が全く考慮されていないことから，上記のように制限的に用いるべきである．したがって，CNRのみを使用した評価により総合的なスキャンパラメータの決定や装置間での比較を行うのは妥当ではなく，視覚評価の補助的な値として使用するなど参考的な使用にとどめることが望ましい．

〔2〕　非線形画像のCNR

X線CTおける逐次近似再構成（iterative reconstruction：IR）は，被ばく低減を目的に開発され，一般にその画質特性は非線形的特性を示す[18)19)]．逐次近似再構成の画質に対する先行研究においても低コントラスト検出能を評価するためにCNRを用いた報告があるが[18)]，前述したようにCNRは画像の周波数特性や信号

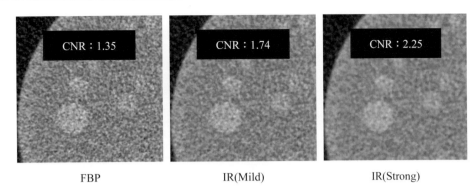

図 1・3・25　FBP と強度の異なる 2 種類の IR 画像

体のサイズが考慮されないため，視覚的な検出能と一致しないことが指摘されている．図 1・3・25 に filtered back projection（FBP）と強度の異なる IR 画像を示す．IR 画像は強度を上げることによりノイズ量が減少し CNR は向上しているが，ロッドの検出能に変化はない．この問題に対し，Urikura らは，画像の周波数特性および信号体のサイズに対応した周波数情報の両方を反映した low-contrast object specific CNR（CNR_{LO}）[20] を提案した．その計算過程を以下に示す．

評価対象となる円形物体の周波数成分 $S(u)$ を次式にて求める．

$$S(u) = \frac{J_1(\pi du)}{2\pi du} \tag{1・3・8}$$

ここで，$J_1()$ は一次のベッセル関数，d は目標ロッド径〔mm〕，u は周波数である．目標ロッド径に対応する空間周波数成分 $\bar{u}$ を決定するために，評価対象となるロッドの周波数成分 $S(u)$ の mean square root bandwidth を用いて次式によって定義する．

$$\bar{u}^2 = \frac{\int_0^\infty u^2 |S(u)|^2 du}{\int_0^\infty |S(u)|^2 du} \tag{1・3・9}$$

ここで，$\bar{u}$ は評価対象のロッド径に対応した検出能に最も寄与する空間周波数として定義される．CNR_{LO} は次式より求められる．

$$CNR_{LO}(\bar{u}) = \frac{ROI_M - ROI_B}{\sqrt{NPS(\bar{u})}} \tag{1・3・10}$$

ここで，ROI_M および ROI_B は，それぞれ信号体およびバックグランドの関心領域内の平均 CT 値であり，$NPS(\bar{u})$ は，空間周波数 ($\bar{u}$) における noise power spectrum（NPS）値である．なお，ROI_M，ROI_B および NPS を取得するための ROI の位置は図 1・3・26 に示す．

FBP および 2 種類の強度を適応した IR 画像（図 1・3・25）に対して，CNR および CNR_{LO} を用いた実測例を図 1・3・27 に示す．CNR は，FBP，IR の強度に依存して異なる値を示しているが，CNR_{LO} は，おおむね同一の値を示しており，視覚的な検出能と一致する．Urikura らの報告においても観察者試験の直線解析分析が CNR で 0.47（$p < 0.001$），CNR_{LO} で 0.86（$p < 0.001$）の R^2 値を示しており，CNR_{LO} は CNR と比較して視覚的な検出能と良好な関連性がある[20]．

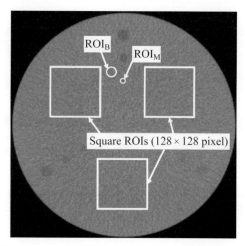

図1・3・26　CNR_{LO}を取得するための各ROI位置

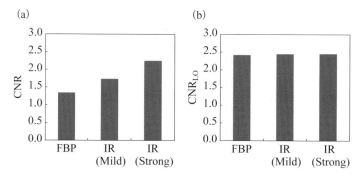

図1・3・27　IR画像に対するCNRとCNR_{LO}の評価結果
(a) CNR, (b) CNR_{LO}

　IR画像に対するCNR評価は，算出式に画像の周波数特性や信号体のサイズが考慮されないため視覚的な検出能と異なる傾向を示すことがある．したがって，CNRを用いたIR画像に対する評価結果をスキャンパラメータやIRの強度などの決定に用いるのは妥当ではなく，少なくともCNR_{LO}の例に見るような視覚的な検出能との関連性を考慮して評価することが望ましい．

◎参考文献

1) Judy., P. F., Balter, S., Bassano, D., et al. : Phantoms for performance evaluation and quality assurance of CT scanners, American Association of Physicists in Medicine Report, No.1 (1977)
2) Lin, P. P., Beck, T. J., Borras, C. : Specification and Acceptance Testing of Computed Tomography Scanners, AAPM Report, No.39 (1993)
3) 竹中栄一，飯沼武，遠藤真広，他：X線コンピュータ断層撮影装置の性能評価に関する基準（第一次勧告），日本医師会雑誌，Vol.82，No.6，pp. 1175-1185 (1979)
4) 竹中栄一，飯沼武，遠藤真広，他：X線コンピュータ断層撮影装置の性能評価に関する基準（第二次勧告），日本医師会雑誌，Vo.88，No.8，pp. 759-771 (1982)

5) 速水昭雄，伊藤博美，岡本日出夫，他：X線CT装置性能評価に関する基準（案），日本放射線技術学会雑誌，Vol.47, No.1, pp. 56-63 (1991)

6) 花井耕造，石田智広，井田義宏，他：ラセンCTの物理的な画像特性の評価と測定法に関する報告，日本放射線技術学会雑誌，Vol.53, No.11, pp. 1714-1732 (1997)

7) Suess, C., Kalender, W. A., Coman, J. M. : New low-contrast resolution phantoms for computed tomography, Med Phys, Vol.26, No.2, pp. 296-302 (1999)

8) Huaiqun, G., Richard, G., Yunping, Z. : Combining various projection access schemes with the algebraic reconstruction technique for low-contrast detection in computed tomogaphy, Physics in medicine and biology, Vol.43, pp. 2413-2421 (1998)

9) 水野吉将，土井司，小久保勝也，他：X線CTにおける低コントラスト分解能の評価について，日本放射線技術学会雑誌，Vol.55, No.8, pp. 778-782 (1999)

10) Gupta, A. K., Nelson, R. C., Johnson, G. A., et al. : Optimization of eight-element multidetector row helical CT technology for evaluation of the abdomen, Radiology, Vol.227, No.3, pp. 739-745 (2003)

11) Wolff, S. D., Balaban, R. S. : Assesing contrast on MR images, Radiology, Vol.202, No.1, pp. 25-29 (1997)

12) Perry, N., Broeders, M., de Wolf, C., et al. : European guidelines for quality assurance in breast cancer screening and diagnosis Fourth Edition, http://www.euref.org/european-guidelines/4th-edition

13) 市川勝弘，原孝則，丹羽伸次，他：CTにおける信号雑音比による低コントラスト分解能の評価，医用画像情報学会雑誌，Vol.24, No.3, pp. 106-111 (2007)

14) Funama, Y., Awai, K., Nakayama, Y., et al. : Radiation dose reduction without degradation of low-contrast detectability at abdominal multisection CT with a low-tube voltage technique: phantom study, Radiology, Vol.237, No.3, pp. 905-10 (2005)

15) Nakayama, Y., Awai, K., Funama, Y., et al. : Abdominal CT with low tube voltage: preliminary observations about radiation dose, contrast enhancement, image quality, and noise, Radiology, Vol.237, No.3, pp. 945-51 (2005).

16) Schindera, S. T., Nelson, R. C., Mukundan, S. Jr, et al. : Hypervascular liver tumors: low tube voltage, high tube current multi-detector row CT for enhanced detection-phantom study, Radiology, Vol. 246, No.1, pp. 125-32 (2008)

17) 村田勝俊：シーメンスのマルチスライスCT ―SOMATOM Volume Zoom―．日本放射線技術学会雑誌，Vol.56, No.12, pp. 1406-1410 (2000)

18) Ghetti, C., Palleri, F., Serreli, G., et al. : Physical characterization of a new CT iterative reconstruction method operating in sinogram space, J Appl Clin Med Phys, Vol.14, No.4, pp. 263-271 (2013)

19) 森一生：近年のX線CT画像の非線形的特性と画質の物理評価について．東北大医保健学科紀要，Vol.22, No.1, pp. 7-24 (2013)

20) Urikura, A., Hara, T., Ichikawa, K., et al. : Objective assessment of low-contrast computed tomography images with iterative reconstruction, Phys Med, Vol.32, No.8, pp. 992-8 (2016)

1・4 Signal-to-noise ratio（SNR）測定

1・4・1 CTにおけるSNRの定義

　CTの画質および性能評価に関するガイドライン[1)〜5)]において，解像特性はmodulation transfer function（MTF）を求める測定手法，あるいは繰り返しパターンファントムを用いて視覚的に評価する方法が推奨されている．一般的な線形システムにおけるMTFの評価において，入力されたインパルス信号に対して出力された線広がり関数は，CTシステムの空間周波数特性を反映した結果を客観的な定量値として表すことが可能である．

　ノイズ測定では，水ファントム画像上に配置した関心領域で計測したCT値の標準偏差値（standard deviation：SD）が推奨されている．SDを指標としたノイズ評価は簡便であるが，関心領域内におけるCT値の振幅の大きさを示しているにすぎない．したがって，任意の径を有する低コントラスト腫瘤の検出などを目的とした場合，ノイズが持つ周波数成分が検出能に及ぼす影響について詳細に評価することは困難である．一方，International Electrotechnical Commission 62220-1[6)]において，ディジタルX線システムのノイズ評価では，2次元フーリエ変換法を用いたnoise power spectrum（NPS）が推奨されている．本手法では，画像に含まれるノイズをそれぞれの周波数成分に分解することによって，MTFと同様に空間周波数ごとのノイズ量を定量的に評価することが可能である．

　ディジタルX線システムの画質評価においては，特性曲線，MTF，およびNPSを用いてnoise equivalent quanta（NEQ）やdetective quantum efficiency（DQE）といった総合的画質指標が活用されており，画質評価はもとよりシステム間の比較に用いられている[7)]．CTの画像評価においてもこのような総合的画質指標を用いることは有効であるが，統一された手法が十分に確立されていないのが現状である．

　一般的なシステムの画質は，コントラスト，鮮鋭度，粒状性によって決定され，すべての要素が相互に関連し画像を構成する．画像の鮮鋭度とノイズ特性の間にはトレードオフの関係が生じることが知られており，それぞれを単独で評価しただけでは画質の良し悪しを総合的に判定することは困難である．この問題に対してSandrik[9)]は，総合的画質評価の観点からNEQを導入した．NEQは出力（画像）におけるsignal-to-noise ratio（SNR）の2乗として定義され，画像形成に寄与したX線量子数を推定する測度である[10)11)]．

　ここで，出力信号を$signal_{out}$，出力ノイズを$noise_{out}$とするとNEQは出力側の信号対ノイズ比であるSNR_{out}を用いて次式にて表される．

$$NEQ = (SNR_{out})^2 = \frac{(signal_{out})^2}{(noise_{out})^2} \qquad (1\cdot 4\cdot 1)$$

　そしてディジタルX線画像のNEQは，信号平均値でnormalizeされたNPSであるnormalized NPS（NNPS），とMTFを用いて空間周波数fの関数として次式にて表される．

$$NEQ(f) = SNR_{out}^2(f) = \frac{MTF^2(f)}{NNPS(f)} \qquad (1\cdot 4\cdot 2)$$

NNPSはノイズの指標であり量子数と密接に関わるが,一般に高周波になるとともにシステムのMTFの影響を受け(ボケるため)低下する.NEQを評価する際に,1/NNPSのみとするならばNEQ(f)の値は高周波になるほど増加し,あたかも画像に寄与した量子数が高周波において増えたかのような結果となる.そこで,MTFによって低下したNNPSをMTFが全空間周波数で1である場合の値に補正する役割がMTF^2(f)にある.ここで,画像化に寄与した単位面積あたりのX線量子数の平均値をq_Aとすると,X線量子のゆらぎ(量子モトル)がポアソン分布に従うことから,そのノイズ成分は$\sqrt{q_A}$となる.したがって次式の関係から,X線画像の画質すなわちSNRの2乗は,画像に寄与した量子数そのものであり,MTFとNNPSから算出できるNEQがそれを表す.

$$SNR_{out}^2 = (q_A/\sqrt{q_A})^2 = q_A \tag{1·4·3}$$

ただし,実際のシステムには電気系ノイズなど量子数に従わないノイズが存在するため,NEQによって求めた値は,画像に寄与した量子数と"等価"な値として扱われる.

このような信号対ノイズ比を用いたSNR評価はCTシステムにおいても適用可能である.ただし,CTシステムにおいては,ディジタルX線システムのように線量が変化してもピクセル値(CT値)が変化しないため,NEQをCT画像から算出したMTFとNPS(NNPSではない)から算出することはできない.また,元来,SNRはノイズに対する信号の比として表されることから,任意の信号の空間周波数成分$S(u)$含め,MTFとNPSから次式の例のように単一値とする考え方があり[12]),CTではこのような考え方に基づくSNRが用いられる[13]).

$$SNR_M^2 = \int \frac{S^2(f)MTF^2(f)}{NPS(f)} du \tag{1·4·4}$$

この式によって算出されるSNR$_M$は,マッチドフィルタSNRモデルに基づくSNR値であり,前述したようにMTF^2/NPSによりMTFの空間周波数特性をキャンセルしたシステム性能を表す関数に対して$S(f)$による重み付け,すなわち信号の空間周波数特性と一致(matched)したフィルタリングを行なった値である.MTF^2/NPSはノイズの空間周波数特性をキャンセルする,すなわち白色化させることからpre-whitening処理とも言われる[12]).このSNR$_M$により指定した信号(例えば,10 mm径で10 HUのコントラストの円形信号)に対するSNRを得ることができ,その信号に対する検出率の指標となることから,この指標値をdetectability index,d'(dプライム)として扱うこともできる.ただし,このd'はあくまでも指標値であり,実際の視覚特性と一致するとは限らない.SNR$_M$は,pre-whiteningが可能な理想的な観察者のSNRと考えられており,ノイズの中の物理的信号成分を評価する.したがって,実際の人の視覚より優れる検出をするという点では過大評価となるとも考えられる.これに対して,pre-whitening処理を行わないnon pre-whitening SNR(NPWSNR)が視覚との一致において優れると言われるが[12)14)],これに関しては他書を参照されたい.

このようにCTにおけるSNRは,信号成分$S(f)$を指定した算出式であり,用いるSNRモデルに統一された指標はない.そこで本書では混乱をさけるために,単一値によるSNR$_M$算出の基本となっているシステム性能(system performance:

SP）関数[15]を以下の式により定義して，CTの空間周波数特性に対応したSNRとして代用する．

$$SP^2(f) = \frac{MTF^2(f)}{NPS(f)} \qquad (1\cdot4\cdot5)$$

なお，本書の初版においては，単位CT値あたりの線減弱係数であるコントラストスケール（CS）を用いて次式によってSNRを定義した[16][17]．

$$SNR(u) = \sqrt{\frac{CS^2 \cdot MTF^2(f)}{NPS(f)}} \qquad (1\cdot4\cdot6)$$

しかしながら，CTのSNRが，式（1・4・4）のような単一値とする傾向とは反するため，本書では，式（1・4・5）によるSP関数を適用する．ここで，$SP(f)$には，CSが含まれない．CSは水と空気の線減弱係数（μ）の差をそのCT値差（=1,000）で除した値であり，μにエネルギー依存があるにも関わらずそのエネルギー値が確定されていない．したがって，CSを定めることは事実上困難であることがその理由である．

$SP(f)$は，式の構成からも明らかであるように表示系の特性や観察者の視覚特性を全く考慮していない．よってSPだけでは，画質やシステムの物理量を測定したにすぎないが，高いSNRを有するシステムが信号の検出率向上に貢献するかどうかについて検証した報告がある．Looら[18]は，フィルム-増感紙系においてナイロンビーズの視覚的検出能を解析し，式（1・4・5）によるSNR_Mが視覚の周波数特性を考慮したほかのSNRモデルとほぼ同等の相関を示したと報告した．また市川ら[19]はCTの低コントラスト検出能についてSNR_M（論文中ではlow contrast detectability index：LCDIと定義した）を用いて評価し，ロッドの視覚的検出率と良い相関を示すことを明らかにした．これに対してBoedekerら[14]は，同一線量であっても高解像度関数の画像において視覚特性と良く一致するとされるNPWSNRが低下することを示した．以上のことから，SP関数はMTFとNPSから比較的簡単に算出できるCTの物理的な画質指標として利用でき，一般的に用いられるフィルタ関数であれば視覚的検出率とも良い相関にあることから，臨床的な画質と関連づけることも可能である．なお，多くの英語文献では，CTにおいて単純に関心領域内の信号値（CT値）をノイズ（SD）で除するCNRに類似した指標がSNRとして用いられているが，これは本書の解説のとおりCNRとほぼ同義であり，画質の総合的指標として用いることはできない．

1・4・2 データ処理

SPを算出するためには，前項で述べたMTF，NPSの各要素を測定する必要がある．MTF，NPSの理論や測定法については本書の関連項目を参考に理解を深めていただきたい．ここでは，CT画像のSP測定におけるデータ処理のポイントを解説する．

SNRで算出可能な空間周波数帯域は，測定に用いたMTFのリミット周波数とNPSのナイキスト周波数によって制限される．一般に，CT画像の解像特性は，検出器開口幅や再構成による空間周波数特性の影響で，高周波数領域ほど低下する．

1・4 Signal-to-noise ratio (SNR) 測定

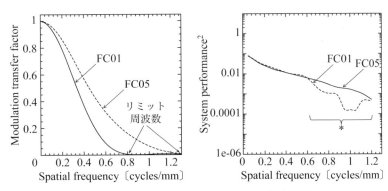

図1・4・1　2種類のフィルタ関数のMTFとSPの測定結果
＊：フィルタ関数FC01の高空間周波数領域に生じた誤差.

そしてその周波数リミットよりも低い領域をフィルタ関数によって調整する．図1・4・1は2種類の軟部用関数（FC01およびFC05）におけるMTFとSPの結果である．それぞれのSPは低空間周波数領域において一致しているが，より高周波数領域を抑制したフィルタ関数（FC01）では0.7 cycle/mm付近から不自然な変動を認める．このような現象は，SPの算出に関わるMTFとNPSが低値となることによって生じる誤差である．線形システムにおいて，解像特性とノイズ特性の間には常にトレードオフの関係が成立するため，あるCTシステムにおいて，同一線量で取得したSPは常に一定である．したがって，理論上どのようなフィルタ関数を用いてもSPは同じ結果を示すはずである．CTシステムのSPを高周波数領域まで正確に測定するためには，少なくとも1.0 cycles/mm程度のリミット周波数を有するフィルタ関数を選択する必要がある．特に，異なるCTシステム間のSP測定においては，MTFの空間周波数特性が極端に異なるフィルタ関数の選択を避けるべきである．また，胸部用や骨用などの周波数強調を有するフィルタ関数を用いた場合は，オーバーシュートやアンダーシュート，さらにはアーチファクトが強調され，ノイズが増大することからMTFとNPS測定の結果にも統計的変動が生じやすく誤差を増大させる可能性があり，そのようなデータを用いる場合には測定結果の扱いに注意を要する．

　CT画像から測定されるNPSは，有限のピクセルサイズから計算されたディジタルNPSである．ここで，フィルタ関数のリミット周波数をU〔cycles/mm〕とすると，これを満たすために必要な標本間隔（ピクセルサイズ）Δx〔mm〕は次式にて表すことができる．

$$\Delta x \leq 1/2U \qquad (1・4・7)$$

これより，SP測定における空間周波数は，ナイキスト周波数（$1/2\,\Delta x$）にて制限を受け，仮に，512×512のピクセルを有するCT画像を用いて1.0 cycles/mmまでのSNRを求めるのであれば，少なくともNPS測定におけるdisplay field of view（DFOV）を256 mm以下に設定する必要がある．一方，ワイヤ法を用いたMTF測定では，基本的に小さなDFOV（50～100 mm）を用いることから，そのナイキスト周波数は2.5～5.0 cycles/mmとなるため問題とはならない．

1・4・3　SNR測定の臨床応用

〔1〕　撮影条件とSNR

前述のとおり，CTにおいてはMTFとNPSはトレードオフの関係が成立し，SNRによって総合的画質を評価し得る．一方，SPにはDQEのようなX線量子数の因子が含まれていないが，何らかの基準を設けて撮像条件を調節して線量レベルを規定することができればSPによって総合的な評価が可能となる．

図1・4・2は，あるCTシステムにおけるweighted computed tomography dose index（$CTDI_w$）の表示値と実測値の精度と直線性をプロットしたグラフである．直線回帰から得られる決定係数（$r^2 = 0.9998$）は極めて高い．また，マルチスライスCTに関する欧州のガイドライン[20]においては，ヨーロッパで販売されている主要4ベンダーのCTスキャナについて，volume computed tomography dose index（$CTDI_{vol}$）の表示値と実測値の関係をプロットした結果が示されており，すべてのシステムを含めた結果から取得した直線回帰式は非常に高い決定係数（$r^2 = 0.99$）を示している．以上より，CTシステムのコンソールに表示される線量値の精度が高いことは明らかであり，異なるシステム間の比較などにおいて線量の表示値を信頼してもよいと考える．しかしながら，表示値の精度を確認することは重要であり，JIS規格に定められた不変性試験などによる品質管理を行うことが必須である．

図1・4・3は，あるCTシステムにおける2種類の異なる線量で取得したMTFとNPSの結果である．CTの解像特性は線量によって変化しないため，MTFは完全に一致した．一方，NPSは線量の影響を受け，低線量のNPSがすべての周波数帯域で高値を示した．それぞれのMTFとNPSから算出したSPの結果を図1・4・4に示す．当然のことながら，SPはNPSの影響を受け，高線量がすべての周波数帯域で高値を示した．この結果は，線量増加による画質向上を反映したものである．

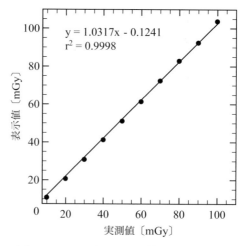

図1・4・2　$CTDI_W$のCT装置の表示値と実測値の関係

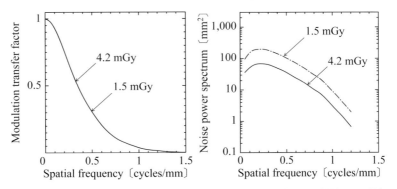

図1・4・3 異なる2種類の線量で取得したMTFおよびNPS（軟部用関数）

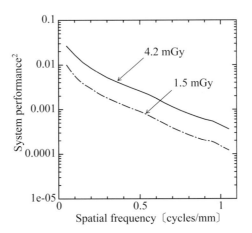

図1・4・4 異なる線量条件におけるsystem performance関数の比較

〔2〕 非線形画像のSNR

　従来，CTの画像再構成はfiltered back projection（FBP）が主流であった．このような線形システムにおいては，前述したような解像特性とノイズのトレードオフが成立する．一方，近年のCTシステムにおいては，アダプティブフィルタやハイブリッド型逐次近似再構成（hybrid iterative reconstruction：HIR），さらには逐次近似再構成（iterative reconstruction：IR）といった新しい画像再構成アルゴリズムが用いられている．これらの画像再構成技術は，CT検査の臨床応用拡大に伴う被ばく増加への懸念など，社会的背景も相まって急速に普及した．IRアルゴリズムの最も大きな特徴は，解像特性を維持あるいは改善しつつ，ノイズを低減するという点である．IR画像の解像特性やノイズは，被写体のコントラストや線量などに応じてアダプティブに変化するため，FBPで用いていたような画像の線形性を前提とした画質評価法をそのまま当てはめることは困難である[21)22)]．当然のことながら，IR画像のSP測定においてもこの問題は考慮されるべきである．非線形画像の総合的画質指標としてSPを用いるためには，前節までに解説した非線形画像に対応したMTFとNPSを適用することによって，ある臨床条件や関心対象を想定した条件下（タスクベース）における画質指標として扱うことができる．

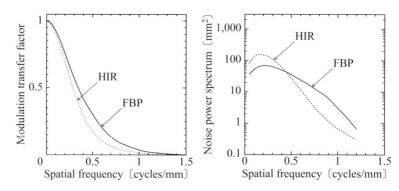

図1·4·5　同一画像SDを示すFBPとHIRから算出したMTFとNPS

　図1·4·5は，FBPとHIRの画像SDが同等（SD ≈ 10 HU）となるように出力線量を調整した条件で取得したMTFとNPSである．撮像時の出力線量（CTDI$_{vol}$）はFBPとHIRでそれぞれ4.2および1.5 mGyである．MTFの測定は，Catphan$^{®}$ファントム（CTP682）を用いて行い，円形エッジ法で計測した．信号とバックグラウンド間のコントラストはおよそ70 HUである．HIRのMTFは，FBPに比して低値を示した．NPSは，低空間周波数領域ではHIRが著明に高値を示したが，それより高い空間周波数領域においてはHIRが低値を示した．図1·4·6は，取得したMTFとNPSから算出したSPである．HIRのSPは，低～中空間周波数領域で低値を示した．0.8～1.0 cycles/mm付近において，HIRのSPはFBPと同等の値を示しているが，この空間周波数帯域ではHIRのNPSが極めて低値を示していることから，誤差を含んだ値であることを考慮すべきである．図1·4·7はFBPとHIRで再構成されたCatphan$^{®}$ファントム（CTP682）の画像である．SPの結果と同様に，HIRの画質低下を認める．また，HIR画像の微小な高コントラスト信号の描出能が低下していることから，高空間周波数領域におけるSPの結果が誤差を含むことを裏付けている．以上より，画像SDのような指標がIRの画質評価において信頼性に欠けることが明らかであり，SPのような空間周波数特性を反映した評価法を用いるべきである．

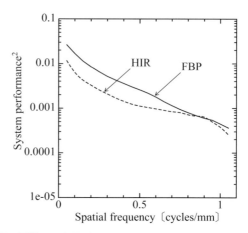

図1·4·6　同一画像SDを示すFBPとHIRのsystem performance関数

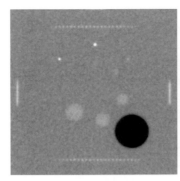 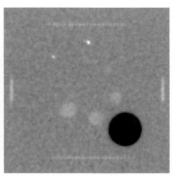

図1・4・7 同一画像SDを示すFBPとHIRのCatphanファントム画像

Sameiら[23]は，MTFとNPS，およびコントラストと関心対象のサイズから算出するdetectability index (d') を提案し，IR画像の評価を行った．彼らは，複雑な解像特性およびノイズ特性下でのIR画像評価のためにd'は有効な手法であると述べた．本書で解説したSPにおいても，関心対象のサイズやコントラストの項を加えることにより，同様にタスクベースでの画質評価をすることが可能である[24]．

このように，SP測定はCTシステムの物理的画質を表す関数として，あるいは総合的画質評価のための指標として非常に有効な手法である．ただし，SPだけで画質や性能を評価することは必ずしも適切ではない．例えば，解像特性が高いが，ノイズが多いためにSPが低値を示すシステムがあったとしても，骨，肺，内耳構造など，臨床的に解像特性が重要な場合には，そのCTシステムが劣るとは言えない．それゆえ，MTF，NPSおよび診断に必要な情報を十分に理解したうえでSPを利用するべきである．

◎参考文献

1) Judy, P. F., Balter, S., Bassano, D., et al. : Phantoms for performance evaluation and quality assurance of CT scanners, American Association of Physicists in Medicine Report, No.1 (1977)
2) Lin, P. J., Beck, T. J., Caridad, B., et al. : Specification and acceptance testing of computed tomography scanners, American Association of Physicists in Medicine Report, No.39 (1993)
3) 竹中栄一，飯沼武，遠藤真広，他：X線コンピュータ断層撮影装置の性能評価に関する基準（第二次勧告），日本医師会誌，82，pp. 1175-1185(1979)
4) 速水昭雄，伊藤博美，岡本日出夫，他：日本放射線技術学会CT装置性能評価検討班：X線CT装置性能評価に関する基準（案），日放技学誌，47(1)，pp. 56-63 (1991)
5) 花井耕造，石田智広，井田義宏，他：日本放射線技術学会ラセンCT性能評価班：ラセンCTの物理的な画像特性の評価と測定法に関する報告，日放技学誌，53(11)，pp. 1714-1732 (1997)
6) IEC 62220-1 : Medical electrical equipment—Characteristics of digital X-ray imaging devices—Part1 : Determination of the detective quantum efficiency
7) Hara, T., Ichikawa, K., Sanada, S., Ida, Y. : Image quality dependence on in-plane

positions and directions for MDCT images, Eur J Radiol, 75(1), 114-121 (2010)
8) 藤田広志編著：放射線医療技術学叢書，(7) ディジタルラジオグラフィの画像評価，日本放射線技術学会（1994）
9) Sandrik, J. M., Wagner, R. F. : Absolute measures of physical image quality: Measurement and application to radiographic magnification, Medical physics, 9(4), pp. 540-549 (1982)
10) 岡部哲夫，藤田広志編集：医用放射線科学講座，14 医用画像工学（第2版），医歯薬出版（2004）
11) 内田勝監修：ディジタル放射線画像，オーム社（1998）
12) International Commission on Radiation Units and Measurements. Medical imaging — The assessment of image quality, ICRU Report No.54. Bethesda, MD: ICRU Publications (1996)
13) Samei, E., Richard, S. : Assessment of the dose reduction potential of a model-based iterative reconstruction algorithm using a task-based performance metrology, Med Phys, 42(1), pp. 314-323 (2015)
14) Boedeker, K. L., McNitt-Gray, M. F. : Application of the noise power spectrum in modern diagnostic MDCT: part II. Noise power spectra and signal to noise, Phys Med Biol, 52, pp. 4047-4061 (2007)
15) Miura, Y., Ichikawa, K., Fujimura, I., et al. : Comparative evaluation of image quality among different detector configurations using area detector computed tomography. Radiol Phys Technol. 2018 Jan 2. doi: 10.1007/s12194-017-0437-y. [Epub ahead of print]
16) 大久敏弘，伊藤道明，佐々木清沼，他：X線CTの画像評価（Ⅲ）―機種間比較―，東北大医短部紀要，4(1), pp. 45-52(2007)
17) Hara, T., Ichikawa, K., Sanada, S., Ida, Y. : Image quality dependence on in-plane positions and directions for MDCT images, Eur J Radiol., 75(1), pp. 114-121 (2010)
18) Loo, L. N., Doi, K., Metz, C. E. : A comparison of physical image quality indices and observer performance in the radiographic detection of nylon beads, Phys. Med. Biol., 29(7), pp. 837-856 (1984)
19) 市川勝弘，原孝則，丹羽伸次，他：CTにおける信号雑音比による低コントラスト分解能の評価，医用画像情報会誌，24(3), pp. 106-111 (2007)
20) A 6th framework research project of the European commission: 2004 CT quality criteria, appendix MSCT dosimetry, Guidelines on radiation dose to the patient (2004)
21) 森一生：近年のX線CT画像の非線形的特性と画質の物理評価について，東北大学医学部保健学科紀要，22.1, pp. 7-24(2013)
22) Urikura, A., Ichikawa, K., Hara, T., Nishimaru, E., Nakaya, Y. : Spatial resolution measurement for iterative reconstruction by use of image-averaging techniques in computed tomography, Radiol Phys Technol, 7(2), pp. 358-366 (2014)
23) Samei, E., Richard, S. : Assessment of the dose reduction potential of a model-based iterative reconstruction algorithm using a task-based performance metrology, Med Phys, 42(1), pp. 314-323 (2015)
24) Ichikawa, K., Kobayashi, T., Sagawa, M., Katagiri, A., Uno, Y., Nishioka, R., Matsuyama, J. : A phantom study investigating the relationship between ground-glass opacity visibility and physical detectability index in low-dose chest computed tomography, J Appl Clin Med Phys, 16(4), pp. 202−215 (2015)

Chapter 2

第2章
体軸方向の特性

2·1 スライス厚
2·2 SSPの臨床応用

第2章
体軸方向の特性

2・1 スライス厚

2・1・1 CTにおけるスライス厚の定義

　X線CTにおけるスライス厚とは，画像が持つ体軸方向（Z方向）の厚みである[1]．日本工業規格（Japanese industrial standards：JIS）規格では，スライス面の回転中心でとられた感度プロファイルの半値幅と定義し，CT装置の制御盤上に表示及び選択されるスライス厚（設定スライス厚）を公称スライス厚としている[2]．CT装置の性能として，操作者の設定ライス厚と実際のスライス厚が同一であることが望ましい．しかし，スライス厚は再構成アルゴリズムやピッチファクタに依存するため，設定スライス厚と一致していない場合もある[2)〜4)]．スライス厚は，実際に計測される実効的なスライス厚として実効スライス厚とも呼ばれ[5]，JIS規格で定義されたスライス厚と同義である．実効スライス厚の厚みが増加すると体軸方向の細かな変化を捉えることが難しくなるため，実効スライス厚の測定は体軸方向の空間分解能を評価する指標となる．体軸方向の空間分解能は，スライス面内（X-Y面）の空間分解能とは区別された性能であり評価方法も異なる．体軸方向の空間分解能の評価は，実効スライス厚の他に体軸方向の位置と相対的応答の感度値で表すスライス感度プロファイル（slice sensitivity profile：SSP）がある[6)〜8)]．SSPを測定することでより詳細な体軸方向の空間分解能を評価することが可能であるが，SSPの測定は高度な評価項目とされ専用のファントムも必要となるため日常点検の項目として含まれていない．

　具体的な実効スライス厚の評価方法において，JIS規格の受け入れ・不変性試験に対応したJIS Z 4923:2015では，アキシャルスキャン（ノンヘリカルスキャン）は傾斜金属線を用いた方法，ヘリカルスキャンは微小球体もしくは微小円盤を用いた方法が推奨されている[9]．近年ではマルチスライスCT装置の多列化により，補間再構成アルゴリズムは多様なデータ収集によるデータ補間が行われ，その手法も機種間で異なるため実効スライス厚は機種間で同一になるとは限らない[6]．よって，実効スライス厚の測定は撮影プロトコルの決定に重要な意味を持つ．

　一般的に実効スライス厚に影響する因子としては以下が挙げられる．
- 焦点サイズ
- ピッチファクタ（マルチスライスCTでは，依存しない機種もある）
- 補間再構成法

〔1〕 ノンヘリカルスキャンとヘリカルスキャン

　ノンヘリカルスキャンでは，寝台はスキャン中停止しており，スキャンとスキャンの間に設定量だけ移動する機構となっているため，目的とする断面の投影

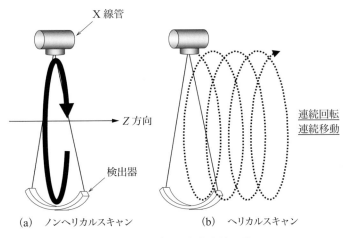

(a) ノンヘリカルスキャン　　(b) ヘリカルスキャン

図2・1　投影データ収集方法の違い

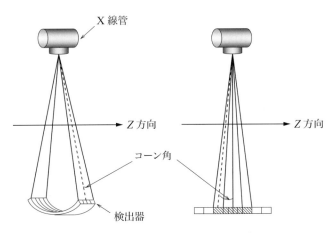

図2・2　多列CTにおけるコーン角

データはすべての投影角度で得られる（図2・1(a)）．よって，ノンヘリカルスキャンにおける実効スライス厚は，焦点サイズのみに影響される．対して，ヘリカルスキャンは，X線管が被写体の周りを回転しながらテーブルが連続的に移動するため，被写体が静止していると考えれば見かけ上，X線管が螺旋状に移動しながら投影データを収集することになる（図2・1(b)）．そのため，ノンヘリカルスキャンとは異なり，目的とする断面を通る投影データは1つしか存在しない．したがって，目的の断面画像を再構成するためには，異なる位置を通過してきた投影データを補間して，必要な投影データをそろえなければならない．このような画像再構成法は，ヘリカル補間再構成法と呼ばれ，寝台移動による被写体の動きをあたかも被写体が再構成する目的の位置にとどまっているかのように補正する手法である[10)11)]．補間再構成法には，360度補間法，180度対向ビーム補間法（180度補間法）などがあり，現在の主流は360度補間法に比較して，比較的薄い実効スライス厚の再構成が可能な180度補間法となっている．マルチスライスCT装置の場合，8列までの装置に対しては主にこの180度補間法を基本とした手法が用いられていた．

第2章 体軸方向の特性

現在のCT装置においてはその手法は機種間で異なるが，どの装置においてもX線束が体軸方向に広がるためにX線束と垂直スライス面に対して持つ角度（コーン角，図2·2）が大きくなり画像にアーチファクトが生じ補正が必要となる[12]～[14]．この方法としてFeldkampらの手法を代表とする近似的な3次元再構成法や斜平面の合成による2次的な再構成法を行う方法が用いられる[15]．これらのコーン角を考慮した再構成法は日々新しい方法が考案され実用化されている．

〔2〕 ピッチファクタ

ピッチファクタの定義を図2·3に示す．ピッチファクタとは，設定ビーム幅に対する1回転あたりの寝台移動距離の割合を表し，次式の関係で表される．

$$\text{ピッチファクタ} = 1\text{回転当たりの寝台移動距離}/\text{ビーム幅} \qquad (2·1)$$

図2·3に示すようにピッチファクタ<1.0の場合は，スキャンデータが一部重複され，画像再構成に必要な収集データも重複される．そのため，画像再構成に必要な補間データは目的とするスライス位置から比較的近隣の収集データから再構成でき，有利である．ただし，その反面重複分の被ばく線量は増加する．ピッチファクタ>1.0の場合にはスキャンデータの密度がZ軸方向に疎のデータ配列になり，ピッチファクタが増加するほどその距離は増加するため，画像再構成に必要な補間データはピッチファクタ<1.0の時よりも目的とするスライス位置から遠い収集データから再構成しなければならず不利であり，実効スライス厚の増加やアーチファクトの増加を招くが，マルチスライスCTでは複数列の投影データから補間することで実効スライス厚をほぼ一定とすることも可能である．ピッチファクタ>1.0の場合は，重複する部分がないので被検者の被ばく線量の減少が期待できる．このようにピッチファクタは体軸方向の空間分解能に影響しているため，実効スライス厚の評価は，臨床における撮影プロトコルの作成時に重要となる．

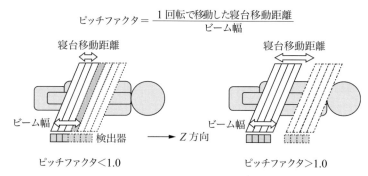

図2·3 ピッチファクタの定義
図は4列のマルチスライスCT装置の場合を示す．

〔3〕 SSP

一般にX線CTにおけるスライス厚は，図2·4に示すSSPを測定することで的確に評価が可能である[6]～[8]．このSSPは，設定スライス厚内における体軸方向に対する感度変化を意味し，撮影領域（X-Y面）内の任意の一点に対する体軸方向の感

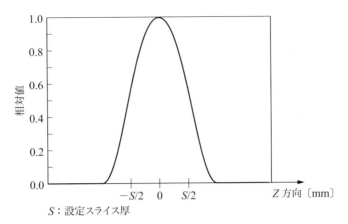

S：設定スライス厚

図 2・4　スライス感度プロファイル

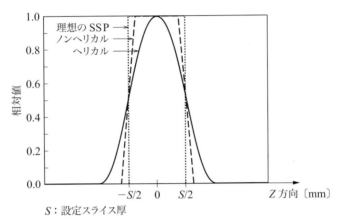

S：設定スライス厚

図 2・5　ノンヘリカルスキャンとヘリカルスキャンの SSP

度変化として考えることができる．

　図 **2・5** に理想的な SSP, ノンヘリカルスキャン，シングルヘリカルスキャンの SSP を示す．ノンヘリカルスキャンにおける SSP は，X 線束のコリメーションに大きく依存しており，その形状はほぼ矩形に近く理想の SSP に類似している．対して，ヘリカルスキャンの SSP は，矩形の形状が崩れた釣鐘型の形状を示す．ノンヘリカルスキャンとヘリカルスキャンの SSP は異なった形状を示すが，実はこれらは密接な関係にある．ヘリカルスキャンでは，ヘリカル補間再構成法を用いているために，その補間法によって定められた計算によって体軸方向に対して投影データに重み付けを行う．それぞれの投影データには，X 線束のコリメーションに従った感度分布，すなわちノンヘリカルスキャンの断面感度に等しい矩形の分布が含まれる．図 **2・6** にこの概要を示す．補間計算に関わる重み付け係数の分布は，寝台移動距離を底辺とした三角形の形状となる（シングルヘリカルスキャンの場合）．この重み付け係数の分布は，寝台移動関数と呼ばれる．補間再構成の計算は，寝台移動関数に従った係数を投影データの感度分布に乗算し，加算することと同じ効果を示す．すなわち，寝台移動関数と X 線束のコリメーション内の感度分布との重畳積分計算によってヘリカルスキャンの SSP が形成され[16]，図 **2・6** のように，寝

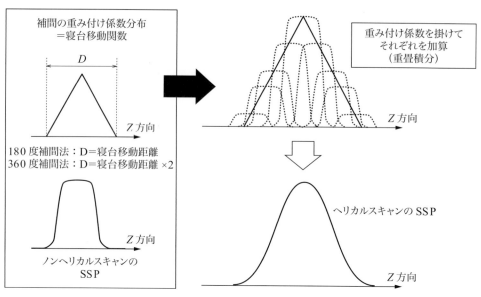

図2・6 ノンヘリカルスキャンとヘリカルスキャンの断面感度分布の関係

台移動関数のそれぞれの位置の高さに合わせてノンヘリカルスキャンのSSPの幅が広がる．ヘリカルスキャンでは，設定スライス厚が増加すると1つ1つの寝台移動関数によって感度分布が広がり，同様に加算後のSSPの形状も広がる．

　コーン角（図2・2）の影響の少ない8列以下のマルチスライスCTのヘリカルスキャンの場合は，体軸方向に対して投影データ（実データと対向データ）が均等な配列になるピッチファクタでは180度補間法が使用できる．これに対して不均等な投影データ（実データと対向データ）となるピッチファクタでは，補間のためのデータが構成できないため，この補間法は使用できない．そこで，不均等な投影データとなるピッチファクタでは，不均等な投影データを均等な投影データに変換した後または不均等データに直接，体軸方向の重み付けを行う方法などが用いられる．図2・7は展開図と呼ばれ，マルチスライスCTにおけるヘリカル補間再構成の理解によく利用される概念図で検出器ごとの軌跡を0～2πまでの投影角度について展開した図である．図2・7は，4列のマルチスライスCTの180度補間法における展開図であり，ピッチファクタ0.75のとき実データと対向データは等間隔になる．点線で示した再構成位置に対して，補間に使用される投影データの範囲は灰色で示される．このような投影データが均等な配列の場合には180度補間法が使用できる．しかし，図2・8のようなピッチファクタ0.875では，実データと対向データは均等とならない．このようなデータに対しては体軸方向のフィルタ補間処理が用いられる[17]．この補間処理は図2・8右に示すように，隣り合う不均等な間隔のデータ補間と，その補間後の等間隔データからのフィルタ幅による重み付け加算処理よりなる．この重み付け係数は，単純な矩形など様々な形状が設定され，再構成画像のSSPの形状はこれらによって調整可能である[18]．16列以上のマルチスライスCTでは，X線束が体軸方向にさらに幅が拡がるため，X線束と垂直スライス面に対して持つコーン角（図2・2）が画像再構成に無視できない大きさとなる．この

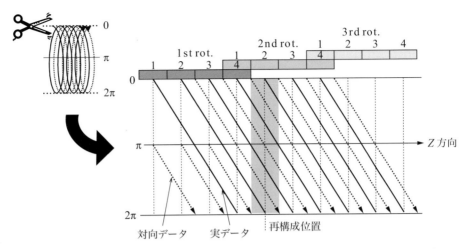

図2・7 マルチスライスCT（4列，ピッチファクタ：0.75）における180度補間法の展開図

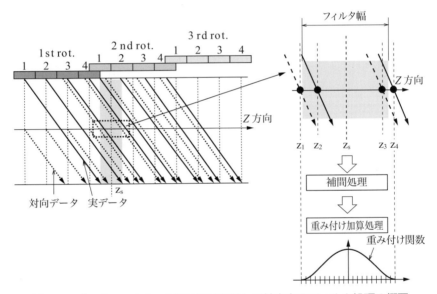

図2・8 ピッチファクタ：0.875の展開図とZ軸方向のフィルタ処理の概要

コーン角は，X線管が対向した位置の投影において異なった角度となるために，これがアーチファクト発生の原因となる．このアーチファクトは列数が増加するにしたがってコーン角は増加するため，画像診断に影響する可能性が大きくなる．そのため，コーン角の補正を行う独自の画像再構成法が必要である（機種によって異なる）．なお，多くのマルチスライスCTでは，収集データのdata acquisition system（DAS）数を変更できるため，機種によっては体軸方向のフィルタ補間処理とコーン角を補正する手法が両方とも備わっており，CT装置によってはユーザー側で選択できる．

第2章 体軸方向の特性

〔4〕 SSP測定の意義

SSPの測定によって以下の項目が評価できる．

① 実効スライス厚の検証
② 焦点サイズの影響
③ 画像再構成法による影響
④ ピッチファクタ（ヘリカルスキャン）の影響
⑤ その他の情報（SSP形状，コントラストなど）

これら項目の正確な評価にはSSPを精度良く求め，SSP形状の変化や指標値を用いて評価する．具体的な指標値としてはfull width at maximum（FWHM）から実効スライス厚とfull width at one-tenth of the maximum（FWTM）があり，それぞれから実効スライス厚とSSP形状における裾野の広がりを評価する[6]（図2·9）．

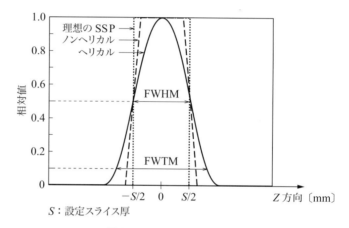

図2·9　FWHMとFWTM

〔5〕 Slice profile quality index（SPQI）

SSPを使用した他の評価方法として，slice profile quality index（SPQI）（図2·10）が報告されている[19)20)]．この概念は，矩形の形状またはノンヘリカルスキャンのプロファイルに対するヘリカルスキャンの対象物コントラストの減衰を定量的に評価しようとする手法である．この手法を用いて，図2·11の5.0 mm，2.0 mm，1.0 mm，0.5 mmのSSPを比較すると，SPQIの値はそれぞれ98％，98％，93％，88％となり，設定スライス厚が薄くなるほど理想のSSP形状が崩れるため，設定スライス厚に対応した対象物コントラストの減衰が高くなることを示している．

CTにおけるスライス感度プロファイルは，設定スライス厚内の感度変化であり，SSPを精度良く測定することによって正確に評価できる．SSPを評価することは，体軸方向の限界の空間分解能を知るだけでなく，設定スライス厚内における対象物のコントラストなど，臨床での撮影プロトコルの作成に重要な情報を定量的な値として得ることが可能となる．

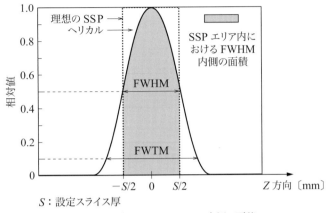

$$\mathrm{SPQI} = \frac{\mathrm{SSP エリア内におけるFWHM内側の面積}}{\mathrm{理想的なプロファイルで囲まれる面積}} \times 100\%$$

図2・10　SPQIの概念

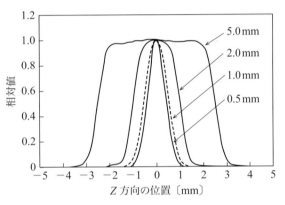

図2・11　設定スライス厚によるSSPの変化

2・1・2　SSPの測定

〔1〕　測定原理

体軸方向のSSPは，体軸方向に対して単位インパルス（デルタ関数）の入力応答が得られるファントムを撮像することで得られる．よって，SSPの測定ファントムに求められる条件は，①高いCT値を有する，②体軸方向の長さが無視できるほど短い，③見掛け上各方向からの形状の変化がないことであり，微小球体（ビーズ）と微小円盤（ディスク）を用いた評価方法が推奨されている[9)21)～25)]．

インパルス信号を入力信号としたときの出力応答はスライス厚特性により減衰し，ボケて観測される．この時のボケの度合いがSSPに反映される（**図2・12**）．

〔2〕　ファントム

ビーズファントム（**図2・13**）は鉛ビーズ（または，それ以上の吸収値の物質から成る0.1～0.5mmの微小金属球体）をアクリル円柱または水等価物質で固定し

第2章 体軸方向の特性

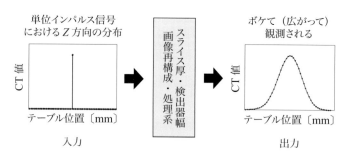

図2・12 単位インパルス信号入力によるSSPの測定理論

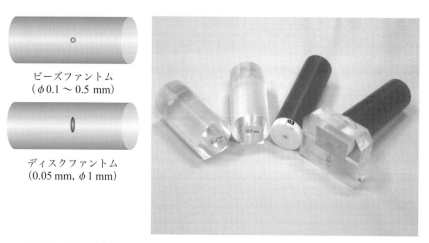

図2・13 SSP測定用ファントム
ビーズ（微小コイン）はアクリルもしくは水等価物質で固定される．写真は左からビーズ $\phi 0.2\,mm$，$0.5\,mm$，$0.3\,mm$，微小コイン $0.05\,mm \times \phi 1\,mm$．

た構造を持つ．ビーズを用いた評価は，形状が球体であるためどの方向から見ても大きさが同じとなり，どの投影角度から見ても常に形状は一定となりビームの広がりの影響を受けにくい利点がある．

　前述したようにビーズ径は，理想的にはごく微小であることが望まれるが，実際には測定対象とするスライス厚に合わせてビーズ径を選択する．ビーズ径がスライス厚に対し大きすぎると，SSPの立ち上がりやピーク部の応答が悪くなる．逆にビーズ径がスライス厚に対して小さすぎると，パーシャルボリューム効果により信号が減衰し，画像のノイズに対してCT値が低く正確な測定が困難になる．最近のCT装置では$1.0\,mm$以下のスライス厚も選択可能であるため，スライス厚の測定には理論上直径$0.1\,mm$以下のビーズが必要であり，この大きさは面内空間分解能の限界値を超えることになり，球体部のCT値が低下するため精度良く測定することは難しい．よって薄いスライス厚では後述するディスクを用いた評価が有効である．ビーズ径の目安としては測定対象とするスライス厚の$1/20 \sim 1/10$が望ましく，$1/10$の場合でFWHMにはほとんど影響されず，FWTMで数〜8%の誤差を生じる．

　ディスクファントム（図2・13）は，薄い円盤（高吸収なタングステン等で作成

された直径約1.0 mm，厚み0.05〜0.1 mm）をアクリル円柱または水等価物質で固定した構造をもつ．ビーズと比較して投影方向の金属箔の透過長が長いため，十分にCT値を確保でき，高いS/N比が得られるため，理想的なインパルス信号が得られる．その結果1.0 mm以下のスライス厚の測定精度はビーズを用いた評価より高い（図2・14）．JIS規格の受け入れ・不変性試験に対応したJIS Z 4923:2015では，ビーズは直径0.3 mm，ディスクは直径1.0 mm，厚み0.05 mmが推奨され，ビーズの直径およびディスクの厚みは測定対象の設定スライス厚に対して，1/10以下が望ましいとしている[9]（すなわちビーズはスライス厚3.0 mm以上に対応）．

市販のビーズやディスクファントムが入手困難な場合，自作ファントムで代用可能である（図2・15）．ビーズはボールペン先のボールを取り出し使用するか，市販

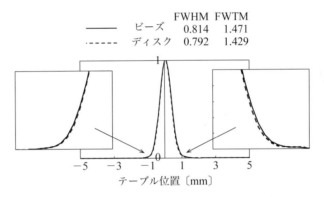

図2・14　1.0 mm以下のスライス厚（0.5 mm）の測定
ディスク：0.05 mm×φ1.0 mmとビーズ：φ0.2 mmの比較．
ディスクの方が公称値に近い．SSPの立ち上がり部が異なり，FWHMよりFWTMの差が大きい．

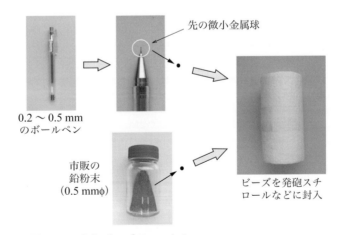

図2・15　自作ビーズファントム
鉛粉末には，微小なものも含まれる．ビーズの固定は発泡スチロール支持台上にガーゼで覆ったビーズを配置しても可．ビーズの固定に接着剤やビニールテープは禁忌．

の鉛球を購入し使用する．市販の鉛球は大きさに限界があるが，稀に小さなものが交じっていることもあるため，根気よく探すと見つけられる場合もある．ビーズは空気中に浮いた状態とするため，発泡スチロール内に封入するか発泡スチロールの支持台上に配置しガーゼ等で覆う．この時ビーズをテープや接着剤等で固定しない．厳密には，空気中のCT値の直線性は若干問題があるので水中かその付近のCT値の中に固定したほうが良い．また，ボールペン先のボールはX線吸収値が低く紙上で使用するため表面が均一になっていないため，薄い設定スライス厚では測定精度の問題が生じる可能性がある．JIS Z 4923:2015では円盤の封入精度及び球体の真球度は，測定に有意な影響を及ぼさないほうが良いとされており，自作のファントムを使用する場合には簡易的な評価の目的で使用することが望ましい．

〔3〕 データ収集

　ファントムをガントリ中央にセットする．この時，空間分解能測定用ワイヤファントムの配置法と同様に，投影データが検出器の中心付近に集中し，偏ったアライメントのデータのみで画像が形成される特異的状況を避けるため（アーチファクトの発生を避けるため）中央部よりわずかに外れた位置（アイソセンターから10～20 mm）にセットする[26]．アライメントに関して，ビーズは球体であるためどの投影角度からでも常に形状（面積）が一定であり，ポジショニングに慎重になる必要はない．ディスクもスライス面に平行に配置することが望ましいとされるが，その径の微小さゆえに，アライメント不整による測定結果への影響は少なく，ファントムの目視による調整程度で問題ない[22]．ファントムの支持は専用のものがあればそれを使用すればよいが，ない場合は視野内に入らない支持台または頭部支持台あるいは寝台上に固定する．アライメントの調整終了後，ビーズ（またはディスク）部の中心位置を示すテーブル位置を求め，その位置を基準位置（ゼロポジション）とすることでスキャン範囲の決定が容易になる．

　ファントムをスキャンした画像におけるノイズの影響はSSPの精度に影響し，体軸方向のMTFの形状にも反映されるため，ある程度の線量が必要であるが，線量過多になるとオーバーフロー（オーバーカウント）を発生しCT値が変化することもあるため注意が必要である．撮影範囲は寝台移動誤差を考慮し十分広くとる．実際には撮影範囲は基準位置を中心に設定スライス厚の3～4倍とすればよい．またビームハードニング補正などのCT値に影響する関数は避け，装置に保守用もしくは物理測定用の関数の設定があればそれを利用する．再構成間隔（サンプリング間隔）はスライス厚の1/10程度とする．再構成間隔が粗いとSSPの形状が崩れ，信号部のサンプリング密度が減少し測定精度が低下する（図 **2・16**）．またSSPをフーリエ変換することで体軸方向のMTFが得られるが，再構成間隔が粗いと評価できる上限周波数（＝ナイキスト周波数）が低くなり高周波の評価が不可能になるだけでなく，エリアシング誤差により評価困難となる場合がある（図 2・15）．よって，スライス厚の1/10以下を守ることは重要である．DFOVは，測定ROI内の画素数を増やすため30～50 mm（最小のDFOV）として拡大再構成する．

　ノンヘリカルスキャンでは，装置の寝台移動距離の制限により再構成間隔を細か

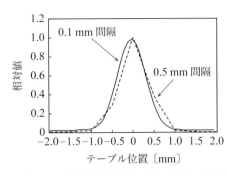
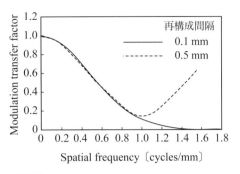

図2・16 再構成間隔によるSSPとMTFへの影響
再構成間隔が異なるときのSSP形状およびMTF（収集スライス厚：0.5 mm）を示す．再構成間隔0.5 mmではSSPの形状は崩れ，MTFは折り返し（エリアシング）が見られ上限周波数を評価できない．

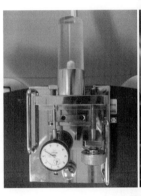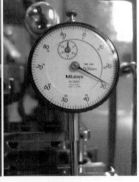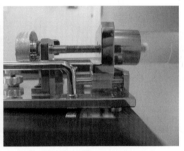

図2・17 ファントム支持台（微動機構付き）
メーターを確認しながらダイヤルを回し（1度ずつ），ファントムを微動させる．最小0.01 mmピッチの微動が可能．

く設定できないため，微動機構付き支持台を使用して（**図2・17**），ファントムを微動（0.01 mm<）させながら毎回スキャンし画像を取得する．この時，1回分の微動距離が再構成間隔となるため微動台の進行方向がスライス面と直交するよう支持台およびファントムのポジショニングには十分な注意が必要である．

〔4〕 データ処理

細かい再構成間隔で再構成されたCT画像に対してビーズ（ディスク）部のCT値の測定を行う（**図2・18**）．CT装置本体でも測定可能であるが，本書で推奨するCTmeasureを用いれば作業効率が格段に向上する．ROI設定は，ビーズ（ディスク）にわずかに接しない程度の大きさとし，小さく囲うように設定する．SSPのプロットは，測定されたCT値がバックグラウンドのCT値を減算し最大値で正規化した値を縦軸に，再構成間隔を横軸にとる．本書で使用するCTmeasureではROIを設定すると自動的に計算される．またグラフは表計算ソフトEXCELにおいてグラフの種類に散布図を用いればよい．

SSPの評価は，半値幅（FWHM）が実効スライス厚を示し，最大値の1/10とな

第2章 体軸方向の特性

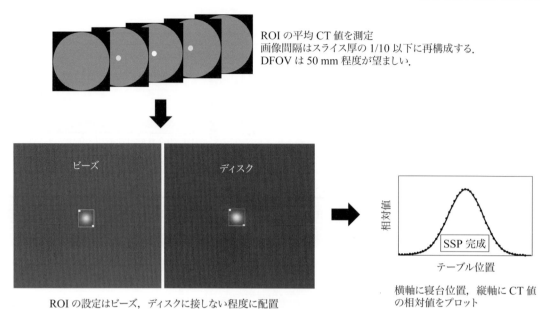

図2・18 ビーズ，ディスクのデータ収集
細かく再構成された画像の信号部のCT値を測定し，値をグラフ化する．

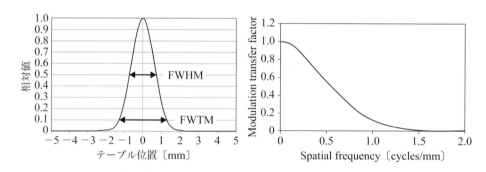

図2・19 SSPの見方と体軸方向のMTF
SSP（左）の半値幅（FWHM）が実効スライス厚を示し，最大値の1/10となる2点の間隔（FWTM）がSSP形状における裾野の広がりを示す．SSPをフーリエ変換すると体軸方向のMTF（右）が得られ，解像特性の定量評価可能となる．

る2点の間隔（FWTM）がSSP形状における裾野の広がりを示す（図2・19）．
　SSPは，ビーズやディスクをインパルス信号とする測定法であることから，アキシャル面内（X-Y方向）における測定原理とほぼ同じ考え方である．そして，SSPは体軸方向の特性であることから，1次元的な性質でありアキシャル面内の金属線を使用したMTF計測における仮想スリット（PSFからLSFへの変換）などのような処理は不要である．したがって，SSPをそのままフーリエ変換することで体軸方向のMTFが得られる．体軸方向のMTFでは，周波数領域の解像特性が定量的に評価可能であるため，SSPのFWHMが同じで形状が異なる場合などでも定量的な評価が可能であり有用である．

2・1 スライス厚

〔5〕 体軸方向のMTF

　体軸方向の解像特性は，SSPをフーリエ変換してMTFを求め評価を行う[3,16,17,27]．MTFを調べることによって，SSPよりもさらに定量的かつ詳細に体軸方向の空間分解能を評価することが可能となる．体軸方向のMTFを算出することで，これまで述べられてきたスライス面（X-Y方向）のMTFとの対比も可能となる．

　ノンヘリカルスキャンでは，SSPが矩形に近い形状をしており，その矩形の幅がそのまま体軸方向の空間分解能の指標になる．ヘリカルスキャンでは設定スライス厚，寝台移動，画像再構成補間法などの組み合わせによりSSPの形状が変化するため，形状の比較は可能であるが，MTFを測定することで体軸方向の空間分解能を空間周波数のレスポンスとして評価することが可能となる．「2・1・1 CTにおけるスライス厚の定義」で示した図2・11は設定スライス厚（5.0 mm，2.0 mm，1.0 mm，0.5 mm）によるSSPの変化を比較した結果である．この時のFWHMはそれぞれ4.96 mm，1.99 mm，1.06 mm，0.81 mmであり，FWTMは5.72 mm，2.69 mm，1.80 mm，1.47 mmであった．FWHMの結果から，0.5 mmの実効スライス厚は0.81 mmと設定スライス厚よりも40％厚いことが確認できた．図2・11の結果より，各設定スライス厚の実効スライス厚は確認できたが，体軸方向の空間分解能はどの程度か把握することは困難である．このような場合に**図2・20**に示すようなMTFを評価が有効である．MTFは，周波数ごとのレスポンスを確認することが出来るため，形状や指標値の比較だけではわからなかった体軸方向の空間分解能の差を詳細に評価することが可能となる．MTFのグラフでは，横軸が空間周波数（spatial frequency）〔cycles/mm〕，縦軸がレスポンスを表す．レスポンスは，その周波数に対する応答の良さを表すものであり，被写体コントラストと密接な関係がある．グラフの右へ行くほど高い周波数の領域となり，体軸方向への細かい分布を表し，臨床では小さい対象物に対するレスポンスを表している．図2・20の結果から，各設定スライス厚のレスポンスが失われている空間周波数（上限周波数）は，5.0 mm：0.2 cycles/mm，2.0 mm：0.5 cycles/mm，1.0 mm：1.0 cycles/mm，0.5 mm：1.5 cycles/mmとなりそれぞれの体軸方向における空間分解能の限界は2.5 mm，1.0 mm，0.5 mm，0.3 mm程度であることが理解できる．このようにSSPの形状，FWHMおよびFWTMのみでは体軸方向の空間分解能がどの程度ま

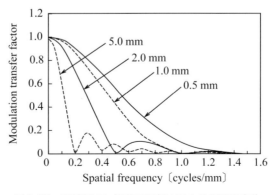

図2・20 設定スライス厚の違いによるMTF変化

第2章 体軸方向の特性

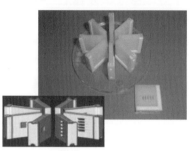
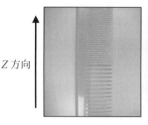
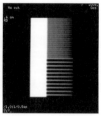

0.3, 0.4, 0.5, 0.6, 0.7, 0.8, 1.0
1.2, 1.5 mm の測定が可能

櫛の間隔を測定すれば代用可能

Z方向

櫛型ファントム
（京都科学社）

市販の櫛

図2・21　櫛型ファントム
（出典：京都科学社カタログ）

での差であるのかが正確に評価しづらい場合がある．このような場合にMTFを使用して評価することで臨床における対象物の大きさに対するレスポンス応答性の比較が定量的な値として評価でき，撮影プロトコルの決定に役立てられる．

　MTF評価で使用するファントムについては，正確なSSPを測定するため，前述したように体軸方向の単位インパルス（デルタ関数）の入力信号が得られるファントムが必要である．入力された単位インパルス性の信号が，様々な因子によって影響を受け，スライス感度分布がどのように体軸方向に拡がった分布となるかを評価するためである．一般的に，体軸方向の空間分解能は，スライス面のMTFを評価する方法と同じくノイズの影響を無視した分解能を示す．解析に用いるSSPは，十分に高いコントラスト（ピークCT値）で計測することが求められるため，SSPの計測が正確に行われていれば，体軸方向の空間分解能は自動的にノイズの影響を無視した計測ととらえることができる．

　体軸方向の簡易的な空間分解能の評価方法として，バーパターンファントム（ラダーファントム，櫛形ファントムともいう）をスキャンして，coronal（冠状断面）やsagittal（矢状断面）のmulti planar reconstruction（MPR）を作成して計測や視覚評価を行う方法も行われている（図2・21）．バーパターンの距離を測定すれば定量的な値も得ることができる．ラダーファントムはアクリル板と空気層または水が交互に並んだ構造になっている．間隔の異なるラダーをスキャンし直行する断面をMPRにて作成し，視覚的に分離できるか評価を行う（図2・22）．この測定法は，体軸方向にある周波数の矩形波を入力して，その応答画像によって確認する方法と捉えることができる．ラダーの間隔すなわち矩形波の周波数をいろいろ変えてその応答として確認することで，体軸方向の空間分解能が非

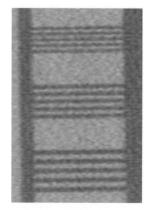

図2・22　ラダーファントム（櫛型ファントム）のMPR画像

定量的にではあるが評価できる（矩形波応答をフーリエ変換して定量評価することは可能）．ラダーファントムがない場合に市販の櫛で代用することができるが，正確な矩形でないことと，櫛の形状が製品によって違うことからあくまでも簡易的な方法の位置づけとなる．

2・1・3　傾斜金属線による測定

〔1〕　測定原理

　傾斜金属版もしくは線を用いたスライス厚の測定は，JIS Z 4752-3-5:2008 に規定する受入試験及び JIS Z 4752-2-6:2012 に規定する不変性試験のノンヘリカルスキャン（アキシャルスキャン）において採用された手法である．しかし，近年のCT装置の進歩に合わせるため JIS 規格の CT の性能評価用のファントムは 2015 年に JIS Z 4923:2015 が発行された[9]．この規格では，傾斜金属線を用いた手法のみ採用されている．この手法は，体軸方向に斜めに配置された金属線（ステンレス鋼線）を撮影し，得られた画像の中心位置でのプロファイルを求め，FWHM を測定する．その後，画像上の FWHM を $\tan\theta$（θ は金属線と寝台移動軸とのなす角）で除した値がスライス厚となる（図 2・23）．薄いスライス厚（<1.0 mm）を測定する場合，金属線の直径が測定精度に影響するため，JIS Z 4923:2015 では金属線の直径を 0.1～0.2 mm を推奨している[9]．この手法は，画像からプロファイルを得るという性質上，再構成画像の画質（特に再構成関数）の影響を受けるため，精度の良い方法とは言えない（図 2・24）[24]．

　ヘリカルスキャンの場合，傾斜金属の形状に起因する誤差が指摘され，傾斜金属を用いた方法はスライス厚の測定に適さないと報告されている[8]．この要因は体軸方向に傾斜した形状をもつ物体をスキャンした場合，X線管のデータ収集開始角度（再構成開始角度）に依存して投影データの分布形状が異なることに加え，補間法による重み付けが加わるため，正確なプロファイルを取得することが不可能なためである[8]．よって，ヘリカルスキャンの傾斜金属線による実効スライス厚測定は測定精度が著しく低下するため，ビーズやディスクで測定を行なうのが望ましい．

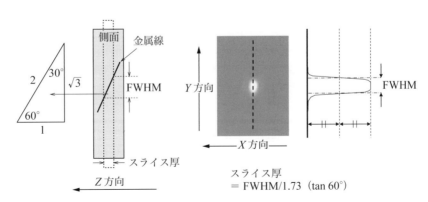

図 2・23　傾斜金属線の測定原理
　　斜めに配置された金属線の画像上の FWHM を $\tan\theta$（θ は金属線と寝台移動軸とのなす角度）で除した値がスライス厚となる．

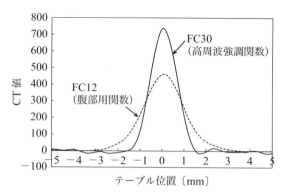

図 2・24　関数の違いがプロファイルに及ぼす影響
関数の違いによりプロファイルが異なるため，正確なスライス厚を測定することが困難（設定スライス厚：0.5 mm）．

〔2〕　ファントム

　JIS Z 4923:2015 では，ファントムの構造については以下の規定で定められている．直径 189 mm，厚さ 5 mm の 2 枚の支持円盤の間に，長さ 40 mm，直径 0.15 mm のステンレス鋼線を支持円盤に対して 30°の角度で，水平及び垂直方向に対にして装着する．水平方向の鋼線は，PMMA 製円盤の中心から垂直方向に 50 mm 離れた 2 か所に，垂直方向の鋼線は支持円盤の中心から水平方向に 50 mm 離れた 2 か所に，それぞれ測定へ影響しない方法で装着する．また，水平および垂直のそれぞれ 2 本の鋼線は，互いに傾きを逆向きに装着するとされている（図 2・25）[9]．注記としてステンレス鋼線の代わりに同等もしくはこれ以上の線減弱係数の材質を用いることが許容されている．The Phantom Laboratory 社の Catphan® ファントムにはスチール製の傾斜金属線（23°）が配置されており，実効スライス厚の測定に利用できる．しかし，JIS 規格のファントムとは傾斜金属線の角度が異なるため実効スライス厚を算出するための係数が異なることに留意が必要である．

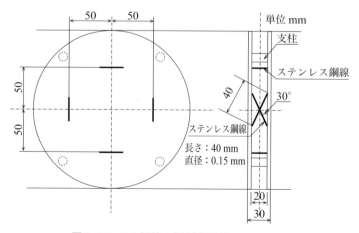

図 2・25　JIS 規格の傾斜金属線ファントム

〔3〕 データ収集

　傾斜金属線ファントムをガントリ中央にセットする．正しくセッティングされている目安として，上下左右に配置された傾斜金属線がスライス面状で水平方向および垂直方向で一線上にセッティングされなければならない（図2・26）．理由として，スライス面と傾斜金属線ファントムとの角度によりプロファイルが変化することや，プロファイル形状が計測位置に依存しないようにするため，ポジショニング時のアライメントには十分注意する（図2・27）．

　ファントムのスキャンにおいては，傾斜金属線の中心をスキャンする．傾斜金属線の中心をスキャンしない場合，プロファイルが変化し計測結果が異なる（図

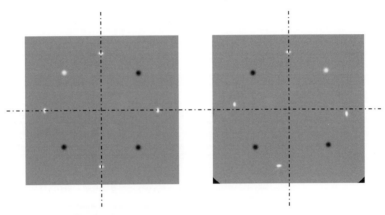

図2・26　傾斜金属線ファントムの正しいポジショニング
左：適正なポジショニング，右：不適切なポジショニング（3度傾斜）．適切にポジショニングされた場合，上下左右に配置された傾斜ワイヤが水平方向および垂直方向に一線上に並ぶ．

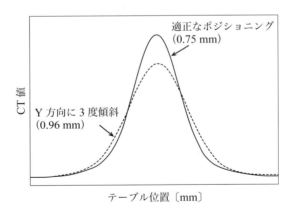

図2・27　ファントムのポジショニングがプロファイルに及ぼす影響
ポジショニングによりプロファイルが異なりスライス厚の計測結果が異なる．カッコ内はスライス厚の測定結果（設定スライス厚：0.5 mm）．

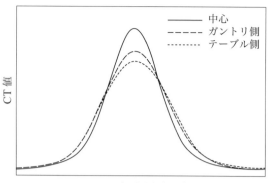

図2・28 傾斜金属ワイヤのスキャン位置がプロファイルに及ぼす影響
傾斜金属ワイヤのスキャン位置によりプロファイルが異なりスライス厚の計測結果が異なる（設定スライス厚：0.5 mm）．

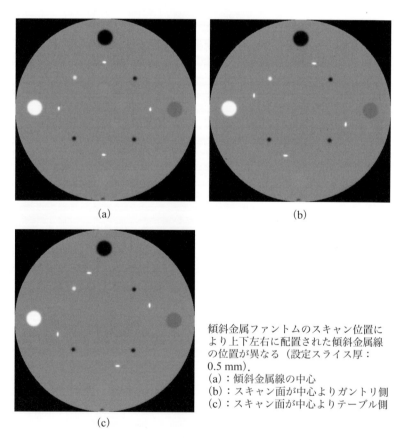

傾斜金属ファントムのスキャン位置により上下左右に配置された傾斜金属線の位置が異なる（設定スライス厚：0.5 mm）．
(a)：傾斜金属線の中心
(b)：スキャン面が中心よりガントリ側
(c)：スキャン面が中心よりテーブル側

図2・29 ファントム画像によるスキャン位置の確認

2・28)．このような場合，ファントムの構造で異なるが，スキャンした画像の傾斜金属ワイヤの位置を確認することで中心をスキャンしているか判断可能である．図2・29はCatphan®ファントムの傾斜ワイヤファントムのスキャン画像の例である

が，図2·29(a)のように水平方向および垂直方向に配置された傾斜ワイヤがそれぞれ一直線に並ぶことで傾斜ワイヤの中心をスキャンしていることが確認できる．また，ノイズの影響は滑らかなプロファイルに影響するため，線量設定にはビーズ，ディスクを用いた方法と同様に注意が必要である．画像再構成時は，ビーズ，ディスクを用いた方法と同様に可能な限り最小のDFOVを使用する．水平方向および垂直方向の傾斜ワイヤは個々に画像再構成を行う必要がある．設定スライス厚0.5 mmの時，DFOV 50，150 mmで試料画像を再構成した場合の測定結果はそれぞれ，0.74，0.92 mmとなり計測結果が異なるので注意が必要である．

〔4〕 データ処理

得られた画像の中心位置でのプロファイルを求め，FWHMを測定する．このとき，滑らかなプロファイルを得るには少なくとも2ピクセル以上の加算あるいは平均値をプロットする[25]（図2·30）．モニタ上で測定する場合は画像を2〜3倍に拡大すると測定しやすい．画像上のFWHMを$\tan\theta$（θはアルミ板と寝台移動軸とのなす角）で除して得た値が実効スライス厚となる．JISファントムでは傾斜金属線とスライス面との角度が30°であるので，FWHMを1.73（tan60°）で除した値が実際のスライス厚となるが，Catphan®ファントムでは，傾斜金属線とスライス面との角度が23°であるのでFWHMを2.38（tan67°）で除す，もしくはFWHMに0.42を乗ずることで得られる．測定は水平方向および垂直方向のすべての傾斜金属線（4ヵ所）について行い，その平均値で評価する．

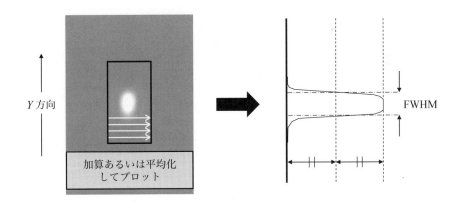

スライス厚
= FWHM ／ 1.73（tan60°）

図2·30 傾斜金属線のデータ処理

2・2　SSPの臨床応用

2・2・1　撮影条件とSSP

　　近年，マルチスライスCTの登場により，サブミリスライス厚（1.0 mm以下のスライス厚）の画像が1回の息止めで，より広範囲の撮影領域が取得可能になった．さらには，Z軸フィルタと呼ばれる画像補間の再構成技術によって，撮影終了後の計算処理で検査目的別に自由なスライス厚を選択することも可能となった．薄いスライス厚から作成される3次元画像は，高い空間分解能を有しており，臨床的には交通外傷などで治療方針決定の時間短縮に効果を発揮し，3次元CT angiographyは，緊急interventional radiology（IVR）において術前の血管マッピングとして非常に有効である．また，再構成スライス厚を適度に厚くした画像はノイズが低減され，低コントラスト分解能重視した画像になり，hepatocellular carcinoma（HCC）などの低コントラスト病変に対する検出能の向上が期待できる．このようなマルチスライスCTの特性を十分に発揮するためには，検査目的に応じたスライス厚の画像再構成や検査後に必要とされる3次元再構成画像の作成を考慮しながら事前に撮影プロトコルを決定しなければならない．このためには，撮影プロトコルをすみやかに構築できるように，CT装置のもつ様々な画像特性を把握する必要がある．本項ではその中で体軸方向の空間分解能の指標であるスライス厚の特性評価と臨床応用について具体的に記述する．

　　「2・1・1　CTにおけるスライス厚の定義」の項で示したように，CTにおけるSSPは，スライス厚内の体軸方向位置に対する感度変化であり，この方向の画像特性の評価に有用である．SSP形状からは半値幅であるFWHMを計算することで実効スライス厚を評価でき，1/10値幅のFWTMからSSPの裾野の広がりを評価することが出来る．SSPはこれらの指標を用いることで，体軸方向の限界の空間分解能やスライス厚内における被写体のコントラスト等を評価することも可能であり，臨床での撮影プロトコルの作成において重要な情報となる．以下に，SSP測定によって評価可能な項目を示す（2・1・1項を参照）．

- 設定スライス厚の検証
- 焦点サイズの影響
- ヘリカル補間再構成法による影響
- ピッチファクタ（ヘリカルスキャン）の影響
- 収集データのコリメーション（スライス厚，列数）の影響
- その他の情報（再構成関数）．

　　これらの項目を64列，320列のマルチスライスCT装置を使用して検証し，具体的に解説を行う．なお，SSP測定に使用したファントムは，直径1.0 mm厚さ50 μmのディスクファントム（京都科学社）である．最後に画像再構成間隔による三次元画像の画質への影響について簡単に述べる．

〔1〕　設定スライス厚の検証

　　図2・31は320列のマルチスライスCTおいて設定スライス厚0.5，1.0，2.0，

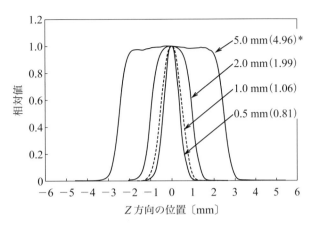

*カッコ内はFWHM〔mm〕

図 2・31　設定スライス厚による SSP の変化

5.0 mm としたときの SSP 形状の変化である．ディテクタコリメーション×列数（ディテクタ構成）は 0.5 mm×64 列，ピッチファクタは 0.641 とした．設定スライス厚が厚くなるほど SSP 形状の幅は大きくなり，設定スライス厚は体軸方向の分解能に大きく影響することが推測される．この時の FWHM は，設定スライス厚 0.5 mm で 0.81 mm，設定スライス厚 1.0 mm で 1.06 mm，設定スライス厚 2.0 mm で 1.99 mm，設定スライス厚 5.0 mm で 4.96 mm であった．この撮影条件下での実効スライス厚は，設定スライス厚 0.5 mm を除いてほぼ設定スライス厚と同等であることが確認された．

〔2〕 焦点サイズの影響

図 2・32 は 320 列のマルチスライス CT おける焦点サイズの違いによる SSP 形状への影響を測定した結果である．ディテクタ構成は 0.5 mm×64 列，ピッチファクタ 0.844 を用いた．小焦点に対して大焦点の SSP 形状は若干広がり，この時の FWHM は小焦点で 0.80 mm，大焦点では 0.92 mm とわずかではあるが，FWHM

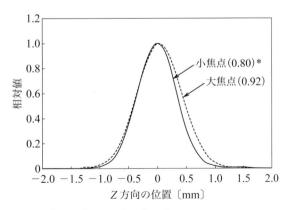

*カッコ内はFWHM〔mm〕

図 2・32　焦点サイズによる影響（設定スライス厚 0.5 mm）

は増加した．焦点の違いによってFWHMは変化し，臨床では冠動脈や末梢の動脈のような微細な血管の描出等に影響すると推測される．

〔3〕 ヘリカル補間再構成法による影響

図2・33は320列のマルチスライスCTおけるヘリカル補間再構成法によるSSP形状への影響を示す．設定スライス厚1.0 mm，ピッチファクタ0.844，ディテクタ構成は0.5 mm×80列とした．ヘリカル再構成法は，Feldkampらの手法を応用した3次元再構成法であるTCOTとTCOTよりも画像内の均一性を向上した再構成技術であるV-TCOTを用いた．SSP形状は，TCOT，V-TCOTともにほぼ同等であった．このときのFWHMは，TCOTで0.81 mm，V-TCOで0.81 mmと同じ値となった．この装置のTCOT，V-TCOTのスキャンモードは，体軸方向の空間分解能に大きく影響することがないことが確認された．臨床では，両手法における画像内の画質特性を重視して選択する必要がある．

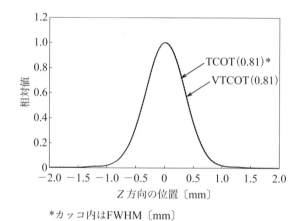

*カッコ内はFWHM〔mm〕

図2・33 ヘリカル補間再構成のSSPへの影響
（設定スライス厚1.0 mm）

〔4〕 ピッチファクタ（ヘリカルスキャン）の影響

図2・34にピッチファクタによるSSP形状への影響を示す．320列のマルチスライスCTを用い，設定スライス厚0.5 mm，ある．ピッチファクタ0.641，0.828および1.484のとき，ディテクタ構成は0.5 mm×64列とした．ピッチファクタを変更してもほぼSSPの形状に変化がなかった．よって，この機種では前述した体軸方向のフィルタ補間処理によりSSPが同形状となるよう調節されていると推測できる．この結果より，体軸方向の空間分解能に対してピッチファクタは影響せず設定スライス厚に大きく依存していることが理解できる．臨床では，ピッチファクタの変更による体軸方向の空間分解能よりも画像内の均一性やアーチファクトなどの影響を評価することが重要である．

〔5〕 収集データのコリメーションの影響（スライス厚，列数）

図2・35に320列のマルチスライスCTにおける収集データのコリメーション

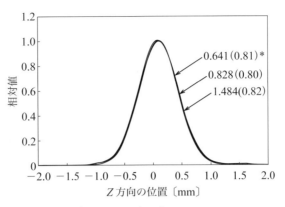

＊カッコ内はFWHM〔mm〕

図2・34 ピッチファクタによるSSPの変化（設定スライス厚0.5 mm）

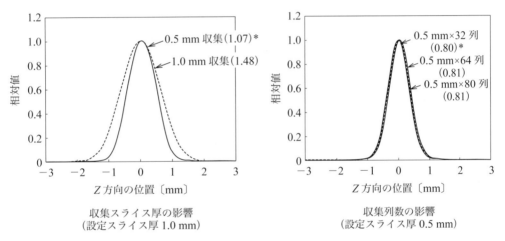

収集スライス厚の影響
（設定スライス厚1.0 mm）

収集列数の影響
（設定スライス厚0.5 mm）

＊カッコ内はFWHM〔mm〕

図2・35 収集データのコリメーションの影響（スライス厚，列数）

（スライス厚，列数）の影響を示す．設定スライス厚1.0 mmにおけるディテクタ構成1.0 mm×32列と0.5 mm×32列，設定スライス厚0.5 mmにおけるディテクタ構成0.5 mm×32列，0.5 mm×64列および0.5 mm×80列とした．設定スライス厚が1.0 mmと同じ設定であってもディテクタコリメーションが厚くなるとSSP形状は広がった．この時のFWHMはディテクタコリメーションが0.5 mmで1.07 mm，ディテクタコリメーションが1.0 mmで1.48 mmとなった．ディテクタコリメーションを1.0 mmから0.5 mmにすると撮影時間は単純に2倍程度となってしまうが，その分体軸方向の空間分解能は向上する．臨床において，骨などの比較的高い空間分解能を要求されるときには考慮されるべきである．

収集列数を変化させたときのSSP形状はほぼ同等であった．この時のFWHMは，0.5 mm×32列で0.80 mm，0.5 mm×64列で0.81 mm，0.5 mm×80列で0.81 mmと変化が認められなかった．臨床において列数の選択は，体軸方向の空

第2章 体軸方向の特性

間分解能がほぼ変化しないと推測され，撮影時間の短縮に80列モードを選択することも考えられる．しかしながら，画像面内の画質の評価を行う必要があり，その結果を考慮し撮影プロトコルの作成を行うべきである．

〔6〕 その他の情報（再構成関数）

CT装置において，空間分解能の評価対象はスライス面（X-Y方向）および体軸方向（Z方向）である．基本的にはこれらに関係性はないが，傾斜金属線を利用した方法はスライス面の画像を利用するため図2・24に示すように再構成関数に大きく依存する．ビーズ，ディスクを使用した方法によるSSPは，設定スライス厚内における体軸方向に対する感度変化を意味しているため，基本的にスライス面の画像特性には影響されない（値と裾野の安定のためノイズは低減されるべきである）．図2・36にディスクを使用した異なる再構成関数によるSSP形状の変化について結果を示す．評価した画像は同じRawデータから腹部標準関数（FC12）と高解像度関数（FC30）の再構成を行った．FC12とFC30で再構成した画像のSSP形状は，ほぼ等しい形状となった．この結果から，体軸方向の空間分解能はSSP形状にのみ依存し，スライス面の空間分解能は体軸方向の空間分解能に影響しないことが理解できる．

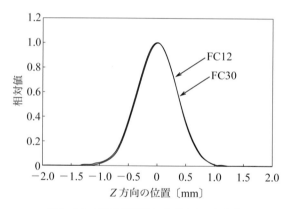

図2・36 再構成関数によるSSPの変化

〔7〕 体軸方向MTFの臨床応用

MPR画像やVR画像を用いた3次元画像が臨床で多用されるが，その画質の優劣はスライス面に加え体軸方向の画質特性の影響も大きく一層の注意が必要である．図2・37は，64列のマルチスライスCTにおいて異なるディテクタ構成でスキャンしたときのSSP形状と体軸方向MTFである．SSP形状は，ディテクタコリメーション1.0 mmの方が0.5 mmに比較してFWHMは約1.4倍に広がっており，SSPから計算したMTF値は0.5 cycles/mmにおいて1.0 mmは約0.2，これに対して0.5 mmでは0.6となっており，約3倍のレスポンスの違いがある．0.5 cycles/mmは，約1.0 mmの解像特性に該当すると考えると，画像にある1.0 mmの物体の描出はこの2つの間で大きな違いを示すことが予測される．図2・38は，図2・37

2・2 SSPの臨床応用

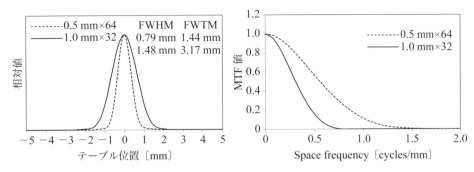

図2・37 収集スライス厚の違いと体軸方向MTF
設定した撮影パラメータのもつ体軸方向MTFを理解することで,診断目的に応じた条件設定が可能になる(設定スライス厚1.0 mm).

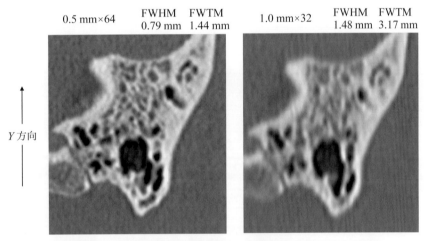

図2・38 収集スライス厚の違いと臨床画像(側頭骨のMPR冠状断画像)
実効スライス厚の差はほぼ倍に近く,収集スライス厚0.5 mmの方が高解像である.

の条件における側頭骨のMPR画像の比較である.画像を観察するとスライス厚1.0 mmでは,Y方向(体軸方向に該当)の解像度が著しく低下して細かい骨構造の分離がされていないのがわかる.この低下の度合いがMTFでは定量的に示されることから,様々な検討に対して有用性が高い.

　図2・39はヘリカル補間法においてピッチファクタの変化によるわずかなSSP形状の変化をMTFで定量的に評価しており,図2・40の臨床画像における視覚的な比較とMTFの結果に対応がある.図2・41は,焦点サイズによるSSPの変化と対応するMTF,そして図2・42は臨床画像の比較である.この場合もMTFによる評価と,画像との対応はよくMTFの有効性が示されている.

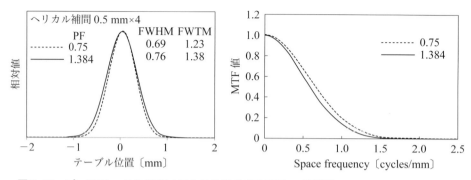

図 2・39 ピッチファクタの違いによる体軸方向 MTF への影響
ヘリカル補間法においてピッチファクタが高くなることによって SSP 形状が変化する場合がある．

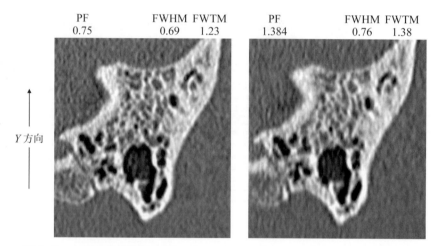

図 2・40 ヘリカル補間法のピッチファクタの違いによる側頭骨の MPR（冠状断画像）の変化

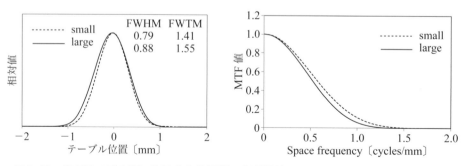

図 2・41 焦点サイズの違い体軸方向分解能の物理特性
焦点サイズの違いにより体軸方向分解能は変化し，小焦点の方が高解像度である．

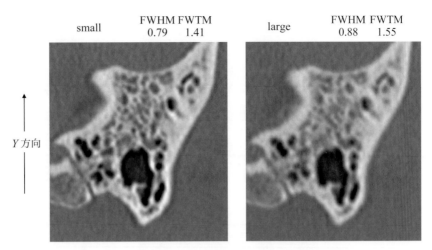

図2・42　焦点サイズによる側頭骨のMPR（冠状断画像）の変化
実効スライス厚の小さい小焦点の方が高解像．

〔8〕　体軸方向MTFによる再構成間隔の決定

　3次元画像構築を行う際，上記以外に考慮が必要なパラメーターが再構成間隔である．データ収集および解析法の項ではサンプリング密度を上げるためスライス厚の1/10を推奨したが，臨床上において無意味な画像枚数の増大は避けなければならず，再構成間隔をどの程度荒くできるかが問題となる．一般的には収集スライス厚の1/2が推奨されているが，その根拠となるのがサンプリング定理であり，サンプリング間隔（再構成間隔）＝1/(2×リミット周波数)を満たすような再構成間隔を設定することで，おおむね原信号を再現可能となる．ここでリミット周波数とは，SSPから求めた体軸方向MTFがほぼゼロになる周波数のことで，この周波数から再構成間隔を計算すると，再構成間隔はスライス厚のほぼ1/2となる．図2・43は，0.5mmと1.0mmの設定スライス厚における実測のMTFとそれぞれのリ

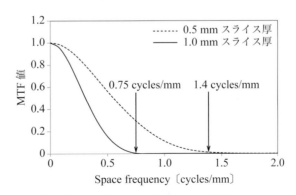

図2・43　各スライス厚のMTFとリミット周波数
スライス厚0.5mmのリミット周波数は1.4 cycles/mm付近，1.0mmは0.75 cycles/mm付近であるためサンプリング定理から，
0.5mmの再構成間隔＝1/(2×1.4)＝0.36
1.0mmの再構成間隔＝1/(2×0.75)＝0.67

第2章 体軸方向の特性

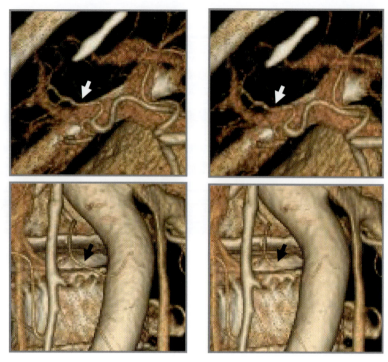

　　　　　1.25 mm，0.625 mm 間隔　　　　　1.25 mm，1.25 mm 間隔

図2・44　画像再構成間隔によるVR画像への影響

ミット周波数を示した図である．それぞれの必要な再構成間隔は，0.36 mm と 0.67 mm となり，この値は設定スライス厚の 1/2 よりやや大きい．これは，実際の MTF 値（SSP 形状）から算出した数値であるため，この値を採用することが画質を維持しスライス数低減に役立つことから非常に有効である．ただし，実際は MPR 画像の再構成法の影響（スライスデータの線形補間）による解像特性の劣化もあるため，リミット周波数で求めた値よりやや細かく再構成する方が良好な画質となる．

　図2・44は，スライス厚 1.25 mm でスキャンされた腹部血管造影 CT 画像の volume rendering（VR）である．再構成間隔が 1.25 mm に比較して 0.625 mm では詳細な血管も描出されている．特に矢印が示しているスキャン面に対して平行に走っている微細な血管の描出能に明らかな差が生じている．両画像の opacity curve の設定は同一にもかかわらず，視覚的に VR 画像に差が出たことは，スライス厚 1.25 mm で得られた被写体情報の再現には，0.625 mm の再構成間隔が必要であることを表している．ほとんどのスライス厚でスライス厚の 1/2 の再構成間隔を用いることで再構成枚数を考慮しながら十分な被写体情報を反映した3次元画像を作成でき，リーズナブルなテクニックであると言える．

2・2・2　非線形画像のSSP

　　　FBPはCTの画像再構成法に長い間使用されており，ゴールドスタンダードとなっている手法である．近年になって，画像ノイズの低減または被検者の被ばく線

量の低減を目的とした逐次近似（iterative reconstruction：IR）技術（IR 法）を用いた新たな画像再構成技術が提案され，臨床では実用されている．IR 技術には画像や投影データの繰り返し演算の組み合わせにより処理時間を短縮したハイブリッド型逐次近似再構成法（hybrid IR）と投影と逆投影を繰り返しながら画像を補正する逐次近似再構成法がある．これらの手法は，画像の解像特性を維持しつつ主に量子のゆらぎに起因して生じた画像ノイズを低減する特徴を有するため，線量低減の使用がその主な目的となる[28]．IR 法は，そのほとんどが非線形処理に基づいて設計されているため[29]〜[31]，その画像特性は FBP に比して複雑であり，画質評価の方法は十分に確立されていないのが現状である．従来の一般的な画質評価法は，FBP のような線形処理のために考案された手法であり，IR 法には適用できないとの報告もある[32][33]．空間分解能の定量的指標である MTF は，画像ノイズ（撮影線量），測定対象のコントラストに依存して変化することが知られている[32]〜[34]．また，画像ノイズの定量的指標である noise power spectrum（NPS）においても IR 法に 3 次元処理が含まれる場合，これまでの手法（2 次元の NPS 評価）では正確な評価が出来ないと報告されている[35]．

現在，IR 法におけるスライス面の画質評価には，臨床に近いコントラストや形状を呈する被写体を用いた評価が報告されている[36]〜[38]．Richard らは対象を定めて類似した被写体にて評価する手法を task-based（タスクベース）と定義し，人体において再現可能な円柱状の対象物の断面像より edge response function（ERF）を円周状に取得する手法を提案した[34]．結果として，コントラストとノイズにより空間分解能が変化すると報告し，task-based は有効な手法として広く普及している．

非線形画像の SSP におけるタスクベースの具体的な手法として，Chen らが CT 値の異なる物質の境界面をスライス面よりわずかに傾斜させ（約 2 〜 3 度），エッジ法で測る方法を提案した[39]．この手法により，IR は FBP と比較しスライス厚や対象物のコントラストによって SSP 形状（SSP から計算した MTF）が変化することを報告したが，検討に使用したコントラストは 205 HU 以上で臨床においては大動脈等の高コントラスト対象物の描出を目的とした検査と同等である．ノイズは低コントラスト対象物の検出能に密接な関係を持つため，さらに低コントラスト対象物での検討が必要である．低コントラスト病変の 1 つである hepatocellular carcinoma（HCC）の平均的なコントラストは，50 HU 程度と報告されており[40]，これらを評価対象とすれば 50 HU 程度のコントラストを用いた SSP の評価が重要となる．図 2・45 は，タスクベースの理論を反映したファントムデザインの 1 例である．軟部組織透過物質（60 HU）を水で満たした容器に固定し，約 2 度傾斜した状態でスキャンする．その後，得られたボリュームデータから sagittal（矢状断）MPR を作成して edge spread function（ESF）を算出し，微分することで line spread function（LSF）に変換して SSP を得る手法である．図 2・46 は，JIS で推奨されているディスクファントムを使用して IR と FBP を比較した結果である．FWTM に多少違いはあるもののほぼ同等の結果となった．図 2・47 は図 2・45 のファントムを使用して SSP_{task} を評価した結果である．図 2・47 左の高線量で撮影した場合，IR と FBP の SSP_{task} はほぼ同等であった．しかしながら，低線量で撮影し

タスクベースの slice sensitivity profile（SSP$_{TASK}$）

・7 cm 径ロッド（軟部組織等価物質：60 HU）
・ロッドと水との境界面によるエッジ法
・0.1 mm 間隔の再構成

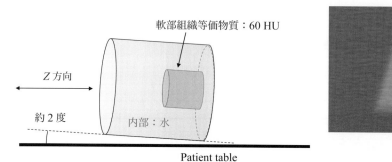

Sagittal MPR 画像から edge spread function（ESF）を
算出し微分して line spread function（LSF）に変換

図 2・45　非線形画像の SSP 評価法の一例

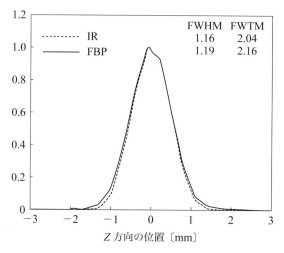

図 2・46　ディスクを用いた IR と FBP の SSP 測定結果（設定スライス厚 1.0 mm, 撮影線量 5 mGy）

た場合では，両手法の SSP$_{task}$ に差が生じた．IR は低線量になると増加したノイズを低減しようとするアルゴリズムであるため，X-Y 方向の処理では低減できなかったノイズを体軸方向に処理を拡大する場合も考えられる．用いた IR は，高ノイズの場合に 3 次元処理を行うと考えられ，低線量において SSP$_{task}$ の幅が広がったと考えられる．図 2・46 のディスクの検討では同じ低線量でにもかかわらず，IR と FBP に差が認められなかった．これらの結果から，IR 法を代表とする非線形処理を行う画像処理にはタスクベースを基本とした評価が重要であることが理解できる．

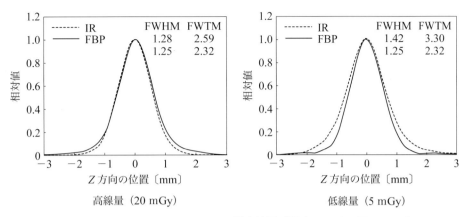

図 2·47　IR と FBP の SSP_{TASK} の測定結果（設定スライス厚 1.0 mm）

　SSP_{task} は臨床に近い条件でのスキャンが重要となるため，低 contrast to ratio (CNR) での画像取得が重要となる．しかしながら，低 CNR での解析は誤差を生む要因となり，正確な SSP 評価は困難となる．解決策として多数回スキャンを行い，それらの平均化画像を作成することでノイズが減少し正確な評価が可能となる[33]．

　前述のように，非線形処理された画像の画質評価については，まだ確立された評価方法はなく今後の研究成果が期待される．しかしながら，IR 技術は被検者の被ばく線量の低減もしくは画質改善への使用用途について期待されており，操作者は IR 技術の利用方法を考える必要がある．

第2章 体軸方向の特性

◎演習（SSPの解析）

　本演習では，シーメンス社製 SOMATOM Force における設定スライス厚 1.0 mm，ピッチファクタ 0.8，ディテクタ構成 0.6 mm × 192 列の測定データについて CTmeasure を使用した SSP のグラフ化と FWHM，FWTM，MTF の測定について学ぶ．

※日本 CT 技術学会が配布しているフリー版の CTmeasure Basic は SSP 解析機能が省略されている．本章は，会員のみが使用できる正式版の CTmeasure における解析手順について述べる．

〔1〕 画像の読み込みと SSP の測定

(1) CTDSP ウィンドウの Read ボタンにより演習_体軸方向の特性 → Disc フォルダ中の1つの DICOM データを選択しフォルダ内すべての画像を読み込む．（図1）

　Read → 「20 mGy」 → 「CT000000」 → 開く → OK

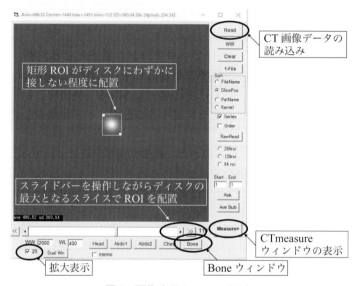

図1　画像表示と ROI の設定

(2) Bone ボタンを押してウィンドウを調節にしてディスク画像が観察できるようにする．またはウィンドウ幅（Window Width：WW）とウィンドウ値（Window Level：WL）を直接入力し入力後マウスのダブルクリックによってウィンドウを WW = 2000，WL = 500 程度に設定する．

(3) CTDSP ウィンドウの左下の 2X をチェックして拡大表示を行う．あらかじめ常時されている矩形 ROI がディスク画像の中心に表示されるように，CTDSP ウィンドウ下のスライドバーを操作しながら ROI の位置を調整する．ROI の大きさはディスクにわずかに接しないように配置する．この時にディスクが現れてから消えるまでの前後 50 枚程度（トータル 200 枚を超えないようにする）のイメージ番号を記録しておく．

(4) CTDSP ウィンドウの右下の Measure> ボタンをクリックすると CTmeasure ウィンドウが現れる．

　CTmeasure ウィンドウ上部のメニューバーの Measures から SSP をクリックする．ディスクが現れる前の画像番号（From）を「1」とディスクが消えた後の画像番号（To）を「80」と入力することで指定した範囲（1 〜 80）の複数画像に対して SSP を計測する（図2）．同

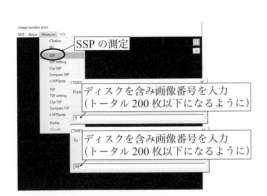

図2　SSPの測定

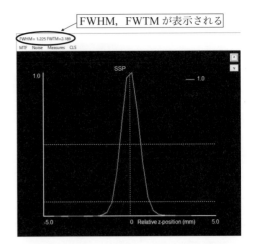

図3　SSP，FWHMとFWTMの表示

時にCTmeasureウィンドウ上部右側にFWHM，FWTMの数値が表示される（図3）．
(5) CTmeasureウィンドウ上部のメニューバーのMeasuresからClip SSPをクリックする．
　→　Excelへ
注1．CTmeasureウィンドウ上部のメニューバーのMeasuresからSSP settingをクリックするとX軸の表示範囲を任意に設定できる．設定後は手順4を繰り返すと反映される．
注2．CTmeasureウィンドウ上部のメニューバーのMeasuresからCompare SSPをクリックすると任意のSSPを同時に比較できる．

〔2〕　Excelでの解析
(1) Excel（ファイル名：SSP演習）の下端のシート名「SOMATOM Force（in）SSP」を開く（図4）．
(2) 1回目image noの黄色のセル（左）をクリックし，貼り付け．2回目，3回目も同様に繰り返す．
(3) シート名「SSP解析」を開くと自動で平均SSP，FWHM，FWTMが表示される．（図5）

第2章 体軸方向の特性

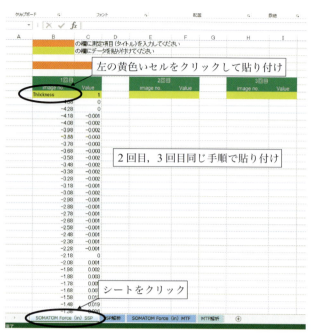

図4 測定データの貼り付け

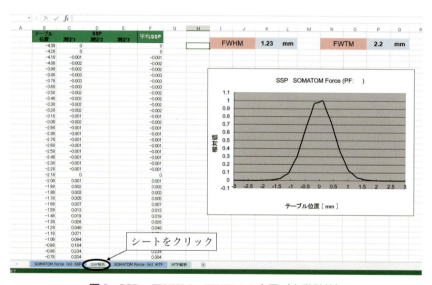

図5 SSP, FWHM, FWTMの表示（自動計算）

◎演習（MTFの解析）

先ほど測定したSSPの結果からCTmeasureを使用したMTFの計算およびグラフ化の方法について学ぶ．

〔1〕 画像の読み込みとSSPの測定

手順（1）〜（4）までは同じ．

(1) CTmeasureウィンドウ上部のメニューバーのMeasuresからz-MTFprepをクリックする（図6）．

(2) ここから，CTmeasureウィンドウ上部のメニューバーのMTFのプルダウンメニューからMTFを測定する．メニューバーのMTFからSet-Baseをクリックし赤いラインを調節してどの位置からベースの値をゼロにするか（バックグラウンドの値をゼロにするか）決定する（図7）．

(3) Set-Base終了後，CTmeasureウィンドウ左上部に"Zeroing mode, Please set zeroing points"と表示されるのでzeroingする位置を左側は左クリック，右側は右クリックして決定する（図8）．その後，MTFのプルダウンメニューからMTFcalc.を選択するとMTFが表示される（図9）．

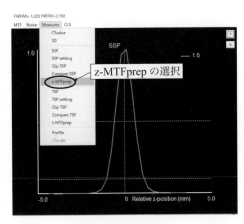

図6　MTFの測定へ

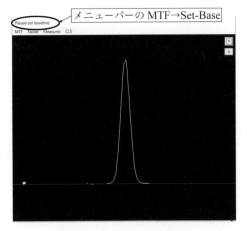

図7　ベースラインの決定

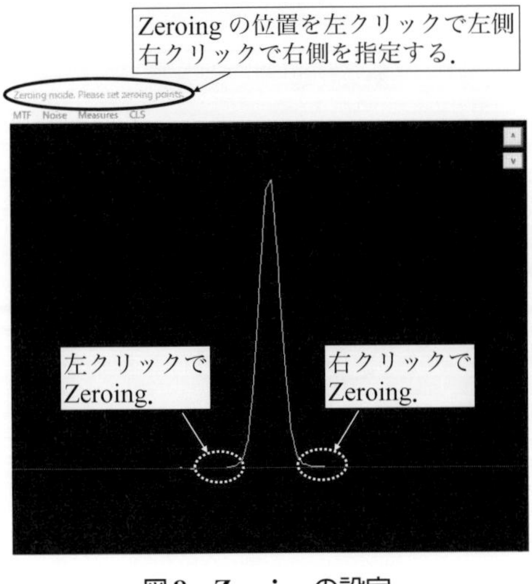

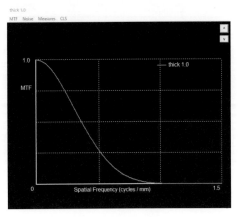

図8　Zeroingの設定

図9　MTFの表示

第2章 体軸方向の特性

(4) CTmeasureウィンドウ上部のメニューバーのMTFからClip MTFをクリックする．

〔2〕 Excelでの解析

(1) Excel（ファイル名：SSP演習）の下端のシート名「SOMATOM Force（in）MTF」を開き1回目image noの黄色のセル（左）をクリックし，貼り付け．2回目，3回目も同様に繰り返す（図10）．

(2) シート名「MTF解析」を開くと自動で平均MTFが表示される（図11）．

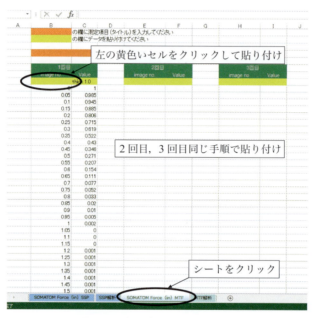

図10 測定データの貼り付け

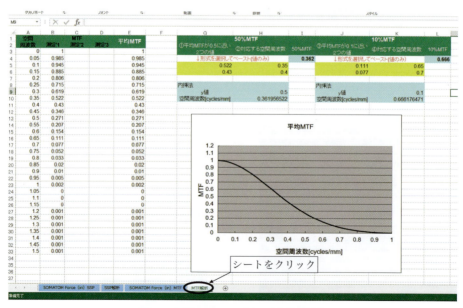

図11 平均MTFの表示（自動計算）

(3) 50%MTFの求め方．平均MTFから0.5に最も近い値（Y軸の値）を①の黄色のセルにそれぞれ入力する．続いてその値に対応する空間周波数（X軸の値）を②の黄色のセルにそれぞれ入力する（コピー＆ペーストの場合は形式を選択して値のみペースト）（図12）．内挿法で算出された50%MTFが自動計算される．

(4) 10%MTFの求め方．平均MTFから0.1に最も近い値（Y軸の値）を③の黄色のセルにそれぞれ入力する．続いてその値に対応する空間周波数（X軸の値）を④の黄色のセルにそれぞれ入力する（コピー＆ペーストの場合は形式を選択して値のみペースト）（図13）．内挿法で算出された10%MTFが自動計算される．

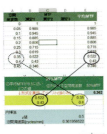

ⅰ．平均MTF値から0.5に最も近い値を探す（0.522，0.43）．
　→ 実線の丸
ⅱ．0.5に最も近い平均MTF値（0.522，0.43）に対応した空間周波数を探す（0.35，0.4）．
　→ 点線の丸
ⅲ．0.5に最も近い平均MTF値（0.522，0.43）と対応した空間周波数（0.35，0.4）を黄色のセルに入力する．
ⅳ．50%MTFが自動計算される．

図12　50%MTFの求め方

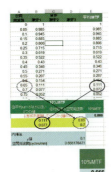

ⅰ．平均MTF値から0.1に最も近い値を探す（0.522，0.43）．
　→ 実線の丸
ⅱ．0.1に最も近い平均MTF値（0.522，0.43）に対応した空間周波数を探す（0.35，0.4）．
　→ 点線の丸
ⅲ．0.1に最も近い平均MTF値（0.522，0.43）と対応した空間周波数（0.35，0.4）を黄色のセルに入力する．
ⅳ．10%MTFが自動計算される．

図13　10%MTFの求め方

◎参考文献

1) American Association of Physicists in Medicine. AAPM Report No.1 : Phantoms for Performance Evaluation and Quality Assurance of CT Scanners. AAPM : New York (1977)
2) JIS Z 4751-2-44: 2012 (IEC 60601-2-44: 2009). 医用X線CT装置－基礎安全及び基本性能．日本工業規格：東 (2012)
3) Wang, G., Vannier, M. W. : Longitudinal resolution in volumetric x-ray computerized tomography Analytical comparison between conventional and helical computerized tomography, Med. Phys., 21(3), pp. 429-433 (1994)
4) Brink, J. A. : Technical Aspects of Helical (Spiral) CT, Radiologic clinics of North America, 33(5), pp. 825-831 (1995)
5) Fuchs, T., Kachelriess, M., Kalender, W. A. : Technical advances in multi-slice spiral CT, Eur J Radiol., 36(2), pp. 69-73 (2000)
6) Davros, W. J., Herts, B. R., Walmsley, J. J., Obuchowski, N. A. : Determination of spiral CT slice sensitivity profiles using a point response phantom, J Comput Assist Tomogr, 19(5), pp. 838-843 (1995)
7) Polacin, A., Kalender, W. A., Marchal, G. : Evaluation of Section Sensitivity Profiles and Image Noise in Spiral CT, Radiology, 185, pp. 29-35 (1992)
8) Polacin, A., Kalender, W. A. : Measurement of slice sensitivity profiles in spiral CT, Med. Phys, 21(1), pp. 133-140 (1994)
9) JIS Z 4923: 2015. X線CT装置用ファントム．日本工業規格：東京 (2015)
10) Crawfird, C. R., Kevin, F. : Computed tomography scanning with simultaneous patient translation, Med. Phys., 17(6), pp. 987-982 (1990)
11) Kalender, W. A., Seissler, W., Klotz, E., et. al. : Spiral volumetric CT with single-breath-hold technique, continuous transport, and continuous scanner rotation, Radiology, 176, pp. 181-183 (1990)
12) Köhler, T. H., Proksa, R., Bontus, C. et. al. : Artifact analysis of approximate helical cone-beam CT reconstruction algorithm, Med. Phys, 29(1), pp. 51-64 (2002)
13) Endo, M., Mori, S., Tsunoo, T. : Magnitude and effects of x-ray scatter in a 256-slice CT scanner, Med. Phys., 33(9), pp. 3359-3368 (2006)
14) Tang, X., Hsieh, J., Nilsen, R. A., et. al. : A three-dimensional-weighted cone beam filtered backprojection (CB-FBP) algorithm for image reconstruction in volumetric CT-helical scanning, Phys. Med. Biol., 51, pp. 855-874 (2006)
15) Feldkamp, L. A., Davis, L. C., Kress, J. W., et. al. : Practical cone-beam algorithm, J. Opt. Soc. Am., 1(6), pp. 612-619 (1984)
16) 市川勝弘　他，：最新X線CTの実践　第三章螺旋スキャン装置. Helical CT, spiral CT. 医療科学社, pp. 45-46 (2006)
17) Taguchi, K., Aradata, H. : Algorithm for image reconstruction in multi-slice helical CT, Med Phys 25(4), pp. 550-561 (1998)
18) Hu, H. : Multi-slice helical CT: Scan and reconstruction, Med. Phys., 26(1), pp. 5-18 (1999)
19) Kalender, W. A., Polacin, A., Suss, C. : A comparison of conventional and spiral CT: An experimental study on the detection of spherical lesions, J Comput Assist Tomogr, 18(2), pp. 167-176 (1994)
20) Kalender, W. A. : Computed Tomography. Publicis MCD Verlag, Germany, pp. 110-126 (2000)
21) 花井耕造, 石田智広, 井田義弘・他：ラセンCTの物理的な画像特性の評価と測定

法に関する報告，日放技学誌，53(11)，pp. 1714-1732 (1997)
22) 原　孝則，津坂昌利，桜井直之：マイクロディスク法によるMulti-slice Spiral CTの体軸方向のMTF測定―ビーズ法との比較と幾何学的な影響に関する検討，日放技学誌，59(11)，pp. 1391-1398 (2003)
23) 辻岡勝美：X線CT装置の機器工学（8）性能評価と機器管理，日放技学誌，Vol. 58, No. 9, pp. 1203-1207 (2002)
24) 市川勝弘：第10回全国X線CT技術サミット報告 シンポジウム MDCTの性能評価法（案）3.スライス厚，Innervision, 21 (11), pp. 19-22 (2006).
25) 日本放射線技術学会偏：臨床放射線技術実験ハンドブック（上），pp. 381-464, 通商産業研究社（1996）
26) 市川勝弘，原　孝則，丹羽伸治：CTにおける金属ワイヤによるMTFの測定法，日放技学誌，64(6), pp. 672-679 (2008)
27) Tukagoshi, S., Ota, T., Fujii, M., Kazama, M., Johkoh, T. : Improvement of spatial resolution in the longitudinal direction for isotropic imaging in helical CT, Phys. Med. Biol., 52(3), pp. 791-801 (2007)
28) Gervaise, A., Osemont, B., Lecocq, S., et al. : CT image quality improvement using Adaptive Iterative Dose Reduction with wide-volume acquisition on 320-detector CT, Eur Radiol., 22(2), pp. 295-301 (2012)
29) Beister, M., Kolditz, D., Kalender, W. A. : Iterative reconstruction methods in X-ray CT, Physica Medica, 28(2), pp. 94-108 (2012)
30) Zeng, G. L. : Model Based Filtered Backprojection Algorithm: A Tutorial, Biomed Eng Lett. 4(1), pp. 3-18 (2014)
31) Li, K., Garrett, J., Ge, Y., Chen, G. H. : Statistical model based iterative reconstruction (MBIR) in clinical CT systems. Part II. Experimental assessment of spatial resolution performance, Med Phys., 2014 Jul;41(7):071911. doi: 10.1118/1.4884038.
32) 高田忠徳，市川勝弘，林　弘之，他：逐次近似再構成法を応用した新しい画像再構成法に対する画質評価，日放技学誌，68(4), pp. 404-412 (2012)
33) Urikura, A., Ichikawa, K., Hara, T., et al. : Spatial resolution measurement for iterative reconstruction by use of image-averaging techniques in computed tomography, Radiol Phys Technol., 7(2), pp. 358-366 (2014)
34) Richard, S., et al. : Towards task-based assessment of CT performance: system and object MTF across different reconstruction algorithms, Med Phys., 39(7), pp. 4115-4122 (2012)
35) 西丸英治，市川勝弘，原　孝則，他：逐次近似法を応用したCT画像の新しいNoise Power Spectrum測定法の検討，日放技学誌, 68(12), pp. 1637-1643 (2012)
36) Richard, S., Husarik, D. B., Yadava, G., et al. : Towards task-based assessment of CT performance: system and object MTF across different reconstruction algorithms, Med Phys, 39(7), pp. 4115-4122 (2012)
37) Mori, I., Machida, Y., : Deriving the modulation transfer function of CT from extremely noisy edge profiles, Radiol Phys Technol, 2(1), pp. 22-32 (2009)
38) Joemai, R. M., Veldkamp, W. J., Kroft, L. J., et al. : Adaptive iterative dose reduction 3D versus filtered back projection in CT: evaluation of image quality, AJR Am J Roentgenol, 201(6), pp. 1291-1297 (2013)
39) Chen, B., Christianson, O., Wilson, J. M., Samei, E. : Assessment of volumetric noise and resolution performance for linear and nonlinear CT reconstruction methods, Med Phys, 41(7):071909 (2014)

40) Yanaga, Y., Awai, K., Nakaura, T., Namimoto, T., Oda, S., Funama, Y., Yamashita, Y. : Optimal contrast dose for depiction of hypervascular hepatocellular carcinoma at dynamic CT using 64-MDCT, AJR Am J Roentgenol., 2008 Apr;190(4):1003-1009. doi: 10.2214/AJR.07.3129.

Chapter 3

第3章
時間領域の評価

3・1 時間分解能

第3章
時間領域の評価

3・1 時間分解能

3・1・1 CTにおける時間分解能の定義

〔1〕 CTにおける時間分解能

　CT画像は，被写体のまわりを回転しながら投影して得た複数の投影データから再構成される．したがって，画像はある時間範囲で収集されたデータからなり，CT画像の時間分解能は，この収集時間に依存することになる．例えば，時間分解能の良いCT画像では，その画像に寄与した投影データの収集時間が短く，被写体の動きに対してボケやモーションアーチファクトが少ない．また，時間分解能の悪いCT画像ではその逆である．現在一般的となっているファンビームX線によるCTで，ノンヘリカルスキャンの画像を得る場合には，基本的に1回転分の投影データを用いる．この場合の収集時間は回転時間（1回転当たりの）そのものであり，用いた各投影データの寄与率も均等であるために，回転時間＝時間分解能となる．図3・1は，ノンヘリカルスキャンのコンピュータシミュレーションによって再現した移動物体の再構成画像である．直径10 mmのロッドファントムを移動速度3.0 mm/sで移動させた場合に，時間分解能（回転時間）によって画像は大きく変化しているのがわかる．CTでは，CRやFPDと違って，動きに対して画像のボケだけでなくモーションアーチファクトが発生するため，時間分解能の影響はさらに顕著となり，これらのことが，時間分解能が重要な性能といわれる所以である．

　このように，ノンヘリカルスキャンでは回転時間をそのまま時間分解能として扱えるが，CT装置はシングルスライスCTからマルチスライスCT（MDCT）に進化して，さまざまな再構成法が考案された．そして，撮影や再構成の多くのパラメータが関係して，再構成画像における時間重み付けが複雑となり，ノンヘリカルスキャンのような単純な時間分解能指標の適用が不可能となった．

〔2〕 時間感度プロファイル

　Taguchiらは，時間分解能（temporal resolution）の評価方法としてスライス感度プロファイル（SSP）の概念と同じく，時間感度プロファイル（temporal sensitivity profile：TSP）を提案した．このTSPは，1画像当たりに寄与した時間的な感度分布を表し，SSPが横軸に体軸方向位置，縦軸に相対感度をとるのに対して，TSPでは横軸に時間をとる．図3・2に，一般的なノンヘリカルスキャンとシングルヘリカルスキャン（180度対向ビーム補間）のTSPを示した．ノンヘリカルスキャンでは，1回転中の投影データの寄与率は均等であるために，TSPは矩形となる．またシングルヘリカルスキャンで三角形状を呈するのは，ヘリカルスキャンの補間再構成の重み付け関数が関与するためである．補間再構成においては，寝台

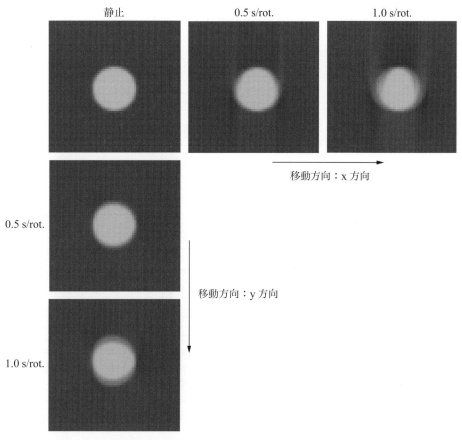

図3・1 回転時間による移動速度 3.0 mm/s のファントム画像の変化（シミュレーション）

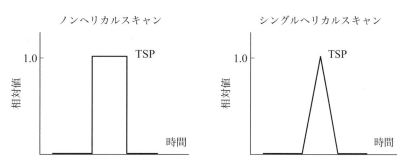

図3・2 一般的なノンヘリカルスキャンとシングルヘリカルスキャンのTSP

移動に伴い体軸方向に位置の違う投影データに対して線形補間を達成するために三角形状の重み付け関数を用いる．これは寝台位置に対する関数であるが，ヘリカルスキャンでは寝台が一定速で時間的に動くことから，時間に対する重み付けとしても作用し，結果的にこの重み付け関数はTSPと一致する（図3・3）．

第3章　時間領域の評価

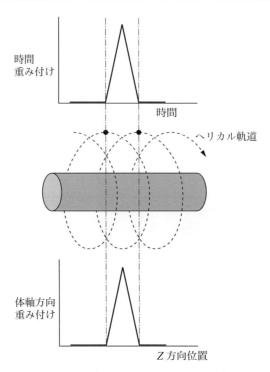

図3・3　シングルヘリカルスキャンの補間再構成における，Z方向重み付けと，時間的重み付けの関係

〔3〕　TSPの評価

TSPの評価において，その半値幅は，SSPにおいてそれを実効スライス厚としているのに対応して，実効時間分解能として定義可能である．

図3・4は，ノンヘリカルスキャンとヘリカルスキャンのTSPとFWHM，またそれに対応する移動ファントムのシミュレーション画像である．ヘリカルスキャンがノンヘリカルスキャンの半分のFWHMとなり時間分解能に優れることがわかり，シミュレーション画像にも顕著にその効果が現れている．この結果だけを見るとヘリカルスキャンが非常に優れるように見受けられるが，実際は体軸方向分解能（SSPで評価）とノイズ特性がやや低下するため，この限りではない．しかし，動きのせいで画質が損なわれることを懸念する撮影では，ヘリカルスキャンが有用であり，マルチスライスCTでも同様にヘリカルスキャンが有効に働く．

〔4〕　時間領域のインパルス信号とTSP

近年，普及がめざましいMDCTでは，1画像は，単純な体軸方向重み付け関数によらないだけでなく，複数の検出器列からの合成で再構成されるため，時間的な重み付けは非常に複雑となっている．また，各MDCT装置の再構成法は公開されておらず，シングルヘリカルCTのような理論的なTSPを得ることは困難となっている．そこでTaguchiらは，CT開発者の立場から，実機のCT画像再構成アルゴリズムにおいて，シミュレーションによって，時間領域のインパルス信号を含む投

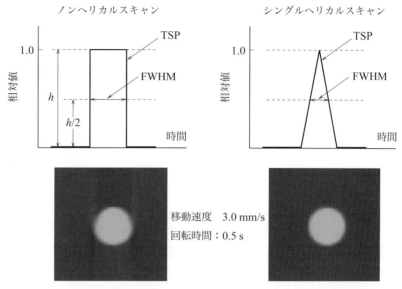

図3・4 ノンヘリカルスキャンとシングルヘリカルスキャンのTSPにおける半値幅（FWHM）と対応する移動ファントムの画像

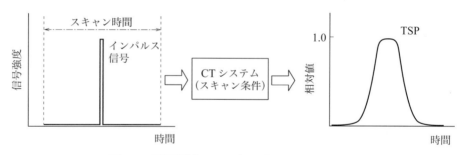

図3・5 時間領域のインパルス信号とTSPの関係

影データを与え，それに対する時間応答としてのTSPを評価した．このインパルス信号を与える方法は，SSPの測定において，体軸方向のインパルス信号として微小金属球体や微小コインを用いることと等価であり，TSP測定のためのシミュレーションではなく，何らかの方法で実際にCT装置に時間的なインパルス信号を与えることができればTSPが測定可能である．

　市川らは，時間領域のインパルス信号を得るためにガントリ内で金属球体をスライス面と垂直に高速に通過させる方法を提案した．この方法では，金属球体の速度をある程度速くし（5〜8 m/s），通過時間を一瞬とすることで，スライス幅内やMDCTの各検出器列での時間差を吸収して，近似的なインパルス信号を得る．図3・5は，時間領域のインパルス信号とTSPの関係を示している．図のようにCTにおいて，あるスキャン条件でスキャン中に，わずかな時間期間のインパルス信号が加えられると，スキャン条件や再構成方法の持つ時間分解能に応じて，インパルス信号が変化し（なまり），それが時間領域の応答関数すなわちTSPを持った画像として出力される．インパルス信号は，一瞬しか存在しないため正常な画像は再構成

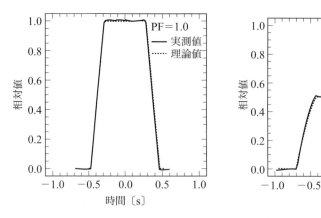

図3・6　4列MDCTにおいて測定した，ピッチファクタ0.675と1.0のTSP

されず，金属球体ならば帯状の画像となるが，その画像のCT値はTSPとしてのレスポンスに応じて変化するため，そこからTSPを計測可能である．ただし，1画像だけからでは，TSPのある一点のデータしか得られないため，寝台位置が時間に対応するという前述したヘリカル機構の特徴を用いて，わずかに位置の違う複数の画像から得たCT値を用いてTSP全体を計測する．

図3・6は，4列MDCTにおいてピッチファクタが0.675と1.0のときのTSPの測定結果である．ピッチファクタが0.675のときは，複雑な形状を示しており，この再構成の時間的な重み付けが複雑であることを表している．また，1.0のときは，ノンヘリカルスキャンに似た矩形（やや台形）となった．これは，ピッチファクタ1.0であるため，4列の検出器の軌道が重なりヘリカル補間が単純になった結果の時間的重み付けを示している．

〔5〕TSPに影響する因子

ノンヘリカルスキャンで，TSPに影響する因子は，回転時間だけである．もし，スライス厚を変えたとしても収集時間には影響しないため，TSPは変化しない．シングルヘリカルCTにおいては，回転時間と再構成法が影響し，ピッチファクタが変化してもTSPには影響しない．これはピッチファクタが変化しても1画像に用いる回転数に違いがないからである．また，再構成法において1画像に用いる回転数の変化がある場合は影響を受ける．例えば360度補間法は2回転分のデータを用いるため180度補間より時間分解能に劣る．シングルヘリカルCTのスライス厚は，基本的にビーム幅を変えることで調節するため，収集時間に影響せずTSPは変化しない．これに対して，MDCTでは，非常に複雑な補間による再構成を行うため以下のパラメータがTSPに影響する．

・回転時間
・スライス厚
・ピッチファクタ
・使用検出器列数
・再構成法

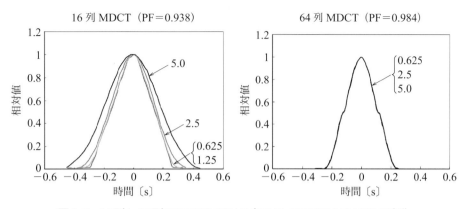

図3・7　16列と64列MDCTにおける各スライス厚によるTSPの変化

これらは，機種によらず，すべてがTSPに影響するわけではない．図3・7は，16列と64列MDCTにおけるスライス厚によるTSPの変化である．16列では，ビーム幅は64列にくらべて狭いため，スライス厚が厚くなると，1画像当たりの収集時間（回転数）が変化しTSPが変化する．これに対して，64列はビーム幅が広く，スライス厚に対して収集時間が変化せず，結果的にTSPに影響しない．よって，検出器列数の多いMDCTは高速性に優れ，1画像当たりの時間分解能の良さがTSPによっても示されている．

3・1・2　TSPの測定

〔1〕　測定原理

TSPによる時間分解能の測定は，画像再構成に寄与した収集時間を測定することである．その測定法としてCTの検出器にインパルス信号を入力することで，その応答からTSPを求める方法がある．インパルス信号源として，スライス面に一瞬だけ現れる高吸収物質が必要であるが，この方法として，金属球を用いて，図3・8のようにガントリ内を高速で通過させる方法が提案された．この方法を用いることでサイノグラム上に一瞬だけ現れるインパルス信号が記録される．このローデータからインパルスを含む範囲の画像を再構成するとストリークアーチファクト状のAxial像を得ることができる．図3・9はシングルヘリカルスキャンにおけるサイノグラムとインパルス信号の関係，そしてある位置での再構成画像である．TSPの全体形状を得るにはTSPの時間範囲を網羅するように時間の違う（再構成位置の違う）複数の再構成画像が必要となる．そして，各画像の中心時間と，ストリーク様画像の中心のROI平均値をとることでTSPがプロットされる．

実際にはCT画像は時間間隔で再構成されるわけではなく，スライス位置に対応するが，図3・10に示すように，各プロジェクションは時間的にも等間隔であり，スライス位置は，一定の関係で時間に変換可能である．よって，微小なスライス間隔で再構成することで，微小な時間間隔の画像が得られる．

第3章　時間領域の評価

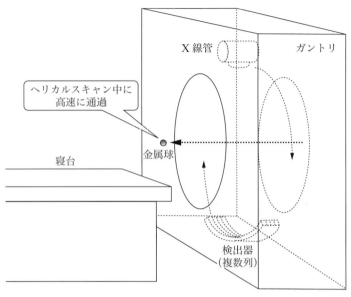

図3・8 ガントリを高速に通過する金属球を用いた時間分解能測定

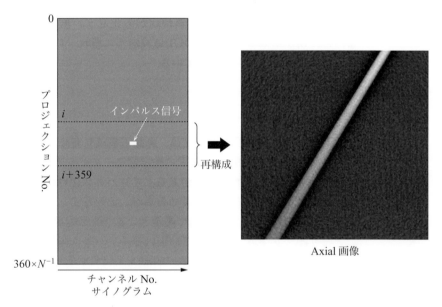

図3・9 シングルヘリカルスキャンのサイノグラムとAxial画像の例
1回転360プロジェクションでN回転のデータ．画像はi番目のプロジェクションから再構成．

〔2〕 ファントム

　測定ファントムにおいては，金属球がガントリ内を高速に通過する必要があり，測定誤差がないように安定した速度であることが望ましい．そこで簡便に測定できる方法として金属球の落下速度を利用したスロープ式のファントムを紹介する．ほかに，一定の速度で金属球を打ち出す機構があれば代用可能である．

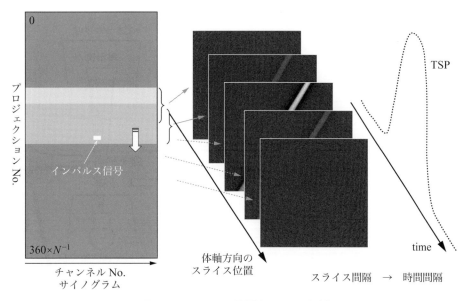

図3・10 スライス間隔とTSPの関係

　市川らは，金属球の速度を5〜8m/sとして実験し，現在のMDCT装置で十分な精度であったと報告した．金属球はインパルス信号を与えるために用いるため，通過速度は測りたい時間幅に対して十分に短い時間で検出器幅を通過すればよい．したがって，速度が遅くなりその条件を満たさなくなる状況を避けることで精度が確保される．SSPの測定において，設定スライス厚の1/10以下の微小球体や微小コインを用いるべきという概念からすると，0.5sのスキャン時間に対して0.05s以内で通過させることが必要となる．検出器幅を40mmとすると，必要な速度は$40/0.05 = 640$mm/sであり，余裕を見て1m/s以上の速度ならば十分である．なお，落下式のファントムでは，落差が1.0mであれば速度4m/s以上となり十分な速度となる．しかし，近年では2管球CTによる高速2重螺旋スキャンや160列の多列検出器によるヘリカルスキャンも可能となり，落下法によるファントム速度では誤差を含む場合がある．その場合はスキャン方向を2方向測定し平均化することで正確なTSPを測定することができる[6]．また必要な時間間隔はSSPのスライス間隔に準じてスキャン時間の1/10以下とするのが望ましい．

［使用機器］
　金属球（直径11mm，遊技鋼球，通称：パチンコ玉）
　ビニルチューブ（直径20mm，長さ2m）
　カメラ用三脚
　アルミレール（アルミ製，1m）

［実験器具作成］
　図3・11に実験の器具配置の概略図を示す．三脚にアルミレールを固定し先端にビニルチューブを固定し，チューブの反対側を天井から吊り下げる．図3・12に，落下式の方法と，ばねを用いた金属球打ち出しによる方法の発射機構の状況写真を示した．

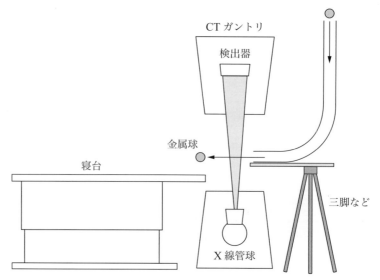

図3・11　金属球落方式におけるTSP測定の配置図

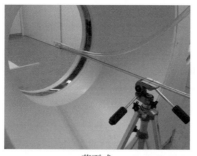
落下式

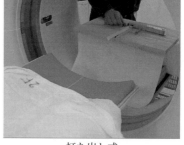
打ち出し式

図3・12　TSP測定における金属球発射機構の例

〔3〕 データ収集

金属球がアイソセンター（mm単位精度は必要ない）を通過するように金属球体の発射位置を合わせる．なお，金属球は十分速度が速いため，発射後の自由落下は，検出器幅内でわずかであり無視しうる．

スキャン条件は，管電圧120 kV，100 mA程度でピッチ，回転速度は測定したいパラメータに設定する．微小時間間隔を得るためには，この測定方法の原理上，ヘリカルスキャンが必須となる．スキャン中に金属球をチューブ内に落下させ，ガントリ内に向けてスライス面と垂直方向にアイソセンターを高速に通過させる．画像再構成間隔は短い時間間隔が得られるように設定する．スライス間隔SIから時間間隔TIの変換式は以下である．

$$TI = \frac{SI}{(N \cdot C \cdot BP)/R} = \frac{SI}{寝台移動速度} \tag{3・1}$$

ただし，N：MDCTの使用検出器列数，C：1検出器列の幅，BP：ピッチファクタ，R：回転速度

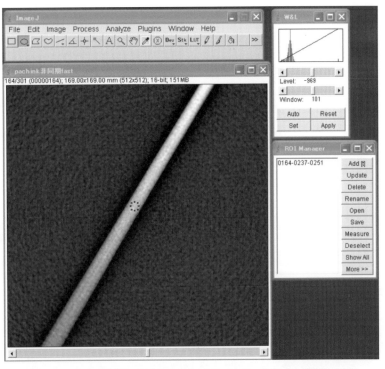

図3·13　TSP測定におけるImageJのMuti_measure機能の利用

例えば，64列の検出器列で，0.6 mmの検出器幅，ピッチファクタ0.9，回転速度0.5 sでスキャンを行い0.1 mm間隔で画像再構成を行った場合，

$$TI = \frac{SI}{(N \cdot C \cdot BP)/R} = \frac{0.1}{(64 \times 0.6 \times 0.9)/0.5} = 0.00145 \text{ s}$$

となり，時間間隔は0.5 sに対して十分に短く必要条件を満たす．

〔4〕　データ処理

得られた再構成画像は金属球の直径にほぼ等しい帯状の画像となる．その回転中心付近にROIを設定し，CT値を測定する．

複数画像のROI測定はフリーソフトのImageJを用いてROI ManagerのMulti Measure機能（図3·13）やCTmeasure（日本CT技術学会）使うことで効率的に実施可能である．ImageJにて出力される測定結果を表計算ソフトであるExcelに貼り付け，CT値と時間との関係をグラフにすることでTSPを得る．解析方法はTSPの半値幅（full width at half maximum：FWHM）や1/10幅（full width at tenth maximum：FWTM）で評価する方法などがあるが特に確立された方法はない．図3·14はガントリ回転速度0.5 s，スライス厚2 mmでピッチファクタを変化させたときのTSP測定結果である．この結果からピッチファクタを大きくすると時間分解能が高くなっていることがわかる．

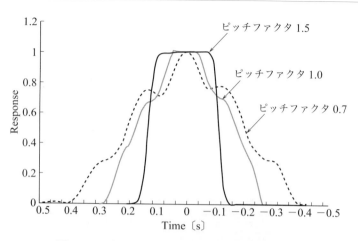

図3·14　ピッチファクタを変化させた時のTSP

3·1·3　時間分解能測定の臨床応用

〔1〕　撮影条件とTSP

高い時間分解能は，動いているものに対して，動きに対するボケを抑制し，モーションアーチファクトを低減することができる．モーションアーチファクトは画像を著しく悪化させるので時間分解能は非常に重要な撮影パラメータである．

図3·6と図3·14に示したように，TSPはピッチファクタなどによって複雑に変化して，回転時間を除いてパラメータと線形な関係とは必ずしもならない．したがって，この測定法によって，パラメータ変化に対する時間分解能を評価することで，時間分解能の影響する臨床例に対して有効な解析結果を呈する．例えば，ピッチファクタを大きくすることによる時間分解能の顕著な向上がTSPより判明した場合，息を止めることのできない被検者に対して，高いピッチファクタのスキャンをすることでモーションアーチファクトを抑えた撮像をすることが可能になる．

図3·15は，自然呼吸の状態をピッチファクタ1.5で撮像した胸部CT画像の冠状断MPR画像である．ピッチファクタ1.5では，アキシャル画像の画質低下が懸念されていたが，優れた時間分解能は，動きによるボケやモーションアーチファクトを顕著に改善することにより，結果的に総合的な画質を向上させる．この画像では，高い時間分解能により心臓辺縁のボケ

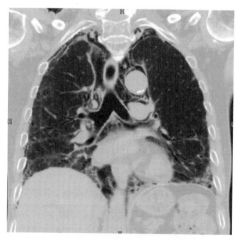

図3·15　ピッチファクタ1.5で撮像した自然呼吸の状態の胸部CTのMPR画像
64列MDCTを使用して1mm厚の画像から再構成した．

やモーションアーチファクトもなく，気管の描出も良好である．ただし，時間分解能のパラメータであるガントリ回転速度は主に空間分解能および最大照射線量とトレードオフの関係にあり，また高いピッチファクタはヘリカルアーチファクトを発生させる原因となる．したがって，臨床的な目的によって，時間分解能の向上が有効に働くかを判断しての撮影パラメータ設定が必要である．

〔2〕 心臓CTの時間分解能

　心電図同期による心臓CT（以下，心臓CT）における時間分解能は，通常のCTとは異なる定義が必要になる．それは，心臓CTが心電図のR波とR波の間隔の中で目的位相を定めてそこから再構成されるためである．また心臓CTは，動いている被写体を対象とするため時間分解能を優先する設計となっており，TSPの測定の意義は高く，その精度がさらに要求される．

　心臓CTでは，一般にMDCTと同じくノンヘリカルスキャンとヘリカルスキャンが用いられる．ヘリカルスキャンの場合は心位相に着目するため寝台位置と時間が対応していない．この点で通常のMDCTと大きく異なる．これは，心臓CTが，目的の心位相を定めて，心臓全体をその目的位相において再構成するためである．つまり，体軸方向に位置の異なる画像であっても心臓拍動の位相としては同一の画像となっている（図3・16）．このことから心臓CTにおいて最も重要視される時間分解能は，どれだけ短い位相範囲で画像がとらえられているかを表す性能となる．

　心臓CTにおいての何らかの方法で心臓位相に合わせてインパルス信号を与える

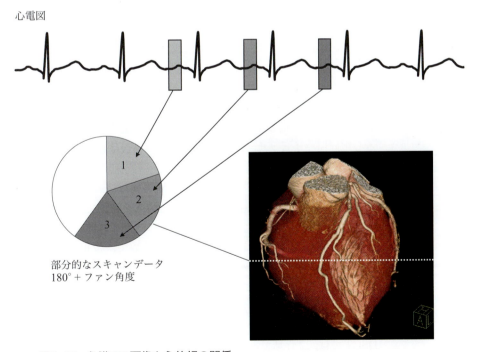

図3・16　心臓CT画像と心位相の関係
　　　マルチセグメント再構成を用い3心拍のデータ使用して再構成する場合
　　　（概念図）．

第3章　時間領域の評価

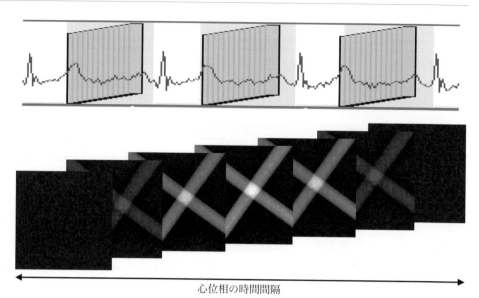

（※画像データ：Dual Source CT SOMATOM Definition）

図3・17　DSCTにおける心電同期再構成法のTSPの測定

ことができれば，その画像から心位相におけるTSPが測定可能であるが，TSPのグラフの横軸は，R-R間隔内の時間であり，単純な時間とは異なる定義となる．最近の心臓CTでは，MDCTの広い検出器幅を利用して，ノンヘリカルスキャンを連続して撮像するモードを有する装置が登場してきた．また，面検出器を用いたコーンビームCTも実用化されて，寝台移動なしでの心臓CTが可能となっている．これらの心臓CTでは，ハーフ再構成が用いられ，ノンヘリカルスキャンと同じ考え方が導入できるため，時間分解能は回転時間だけから理論的に導くことができる．しかし，FWHMによる時間分解能は回転速度の1/2であってもモーションアーチファクトを低減するために1回転分のデータから重み付けを変えることでTSPの形状が変化している場合もあるので注意が必要である．また2管球CTによる心電同期ハイピッチヘリカルスキャンの場合は通常のヘリカルスキャンと同様に扱うことができる．

　金属球によるインパルス法で心電同期再構成法の時間分解能を測定する場合は，金属球の発射が1回であることから，再構成を時間で分割しないハーフ再構成法に限り適用可能である．ただし，この場合はスライス間隔を時間間隔に変換するのではなく帯状の画像が現れる同じスライス位置で，位相（通常0〜100%，または，R波からの絶対時間や相対時間で指定できる）を変化させて心電同期再構成を行い，その位相から変換した時間とROI平均値からTSPを得る．図3・17は，2管球（と対応する2検出器セット）を装備して，通常のMDCTの半分の時間分解能でスキャン可能なdual source CT（DSCT）でのTSP測定の概要である．図のようにDSCTでは，2管球であるために，帯状の画像は直交した2本で示され，その交点にROIを設定してTSPを測定する．図3・18は，DSCTにおけるTSPの測定結果である．DSCTには時間分解能を変えて画像再構成できる機能があるが，TSPの測定

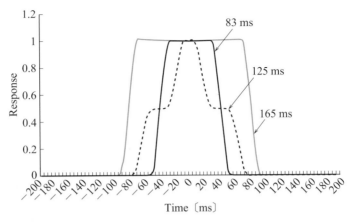

図3・18　DSCTにおけるTSP測定結果

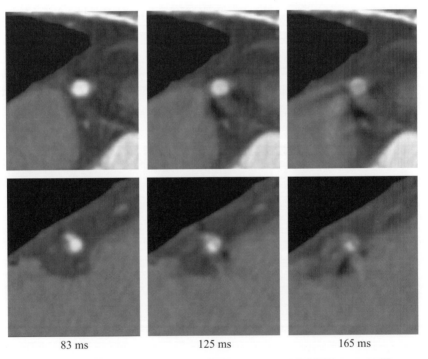

図3・19　時間分解能を変化させて再構成を行った右冠動脈のaxial画像

結果より設定値どおりの時間分解能が得られていることを確認することができる．

なお，1画像を複数の心拍から再構成するマルチセグメント再構成法の場合は，金属球の発射が1回であるため，分割されたセグメントの1つについてのTSPが得られることとなり，完全な等分割の場合には正しい時間分解能を示すが，その他の場合には適用不可となる．

図3・19，図3・20は心臓CTにおいて時間分解能を変えて心電同期再構成を行った右冠動脈である．時間分解能によってモーションアーチファクトが変化していることが確認できる．

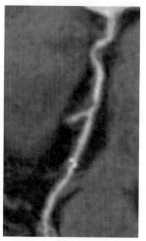 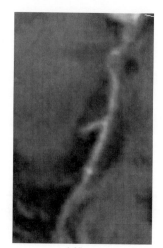

83 ms　　　　　　　　165 ms

図3・20　時間分解能を変化させて再構成を行った右冠動脈のCPR画像

　心臓CTに必要な時間分解能は明らかにされており[7]，心拍数60 bpm以下であれば，高い時間分解能は必要なく，165 msの時間分解能で十分であり，遅い回転速度による雑音特性の向上や体格が大きい場合の線量不足を補ったり，area detector CTやDSCTによる心電同期ハイピッチヘリカルスキャンによる被ばく低減スキャンが可能である．

3・1 時間分解能

◎演習（TSPの解析）

本演習では，東芝社製 Aquilion ONE ViSION Edition における検出器列数 0.5×64 列，回転速度 0.5 s，ピッチファクタ 0.641 の測定データについて CTmeasureBasic を使用した TSP のグラフ化と FWHM，FWTM の測定について学ぶ．

〔1〕 画像の読み込みと平均 CT 値の測定

(1) CTDSP ウィンドウの Read ボタンにより選択フォルダ中の 1 つの DICOM データを選択しフォルダ内すべての画像を読み込む（図1）．

Read → 「時間分解能/64 in」 → 「00000001.DCM」 → 開く → OK

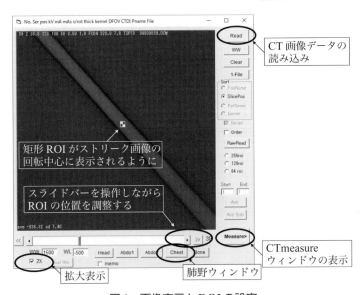

図1　画像表示と ROI の設定

(2) Chest ボタンを押して肺野のウィンドウ条件にしてストリーク画像が観察できるようにする．またはウィンドウ幅（Window Width：WW）とウィンドウ値（Window Level：WL）を WW ボタンから直接入力またはマウスの右ドラッグによってウィンドウを WW＝1,500，WL＝−500 程度に設定する．

(3) CTDSP ウィンドウの左下の 2X をチェックして拡大表示を行う．あらかじめ常時されている矩形 ROI がストリーク画像の回転中心に表示されるように，CTDSP ウィンドウ下のスライドバーを操作しながら ROI の位置を調整する．ROI の大きさはストリーク画像からはみ出さないようにする．この時にストリークが現れてから消えるまでの前後 10 枚程度のイメージ番号を記録しておく．

(4) CTDSP ウィンドウの右下の Measure> ボタンをクリックすると CTmeasure ウィンドウが現れます．

CTmeasure ウィンドウ上部のメニューバーの Measures から CTvalue をクリックする．ストリークが現れる前 10 枚目の画像番号（From）とストリークで消えた後の 10 枚目の画像番号（To）を入力することで指定した範囲の複数画像に対して ROI 内平均値を計測する．同時にクリップボードに保存される．この際，スライス位置も同時に保存される（図2）．

〔2〕 Excel での解析

(1) Excel（ファイル名：TSP）の下端のシート名「TSP (in)」を開く（図3）．

第3章 時間領域の評価

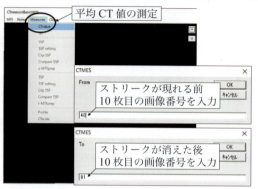

図2 平均CT値の測定

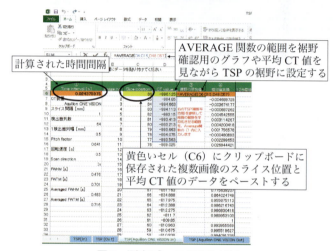

図3 測定データの貼り付け

(2) シート名「Aquilion ONE ViSION(in)」を選択する．本演習用データのCT装置，スライス間隔，検出器列数，1検出器列幅，Pitch factor，回転速度，スキャン方向はあらかじめ入力されている．入力した撮影条件から自動計算されたTime intervalがA6のオレンジのセルに表示されている．

(3) ②の黄色いセル（C6）にCTmeasureのCTvalueで測定しクリップボードに保存された複数画像のスライス位置と平均CT値のデータをペーストする．

(4) 裾野の平均値を計算するために，E6のAVERAGE関数の範囲を裾野確認用のグラフや平均CT値を見ながらTSPの裾野に設定する．

(5) F列に最大値を1とした相対値が自動計算される．

(6) 裾野の強制ゼロ化（ゼロイング）するために，裾野が安定する2点（左右）を任意抽出し，ゼロ化させる左右のImage no.（B列）をG列のオレンジのセルG7，G9にそれぞれ入力する（図4）．
　強制ゼロ化は必ず行う必要はないが時間領域のMTFを測定する場合に必要となる．

(7) 裾野強制ゼロ化したデータをコピーし128個ペースト（K列）に形式を選択して貼り付けで値をペーストする．この時に，相対値の1とTime intervalの0が揃うようにペーストする．

(8) FWHMを計算するために⑥の相対値の0.5を挟むような値と対応する⑦のTime intervalがマイナスの4つのセルを⑧の水色のセルに形式を選択してペースト（値のみ）する．同様に

3・1 時間分解能

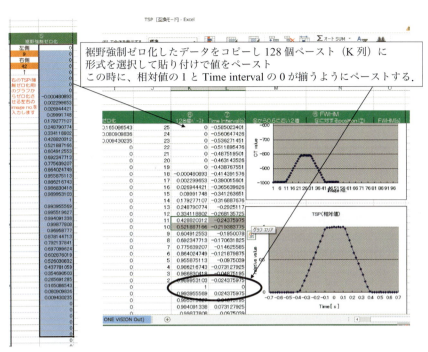

図4　TSPの作成

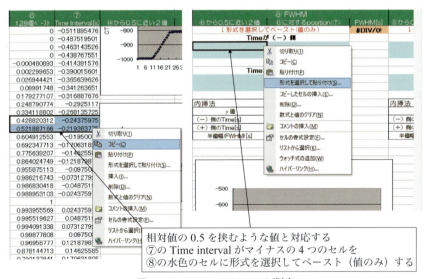

図5　FWHM，FWTMの測定

　Time intervalがプラス側もペーストするとFWHMがM6のセルに自動計算される（図5）．
(9) FWTMを計算するために⑥の相対値の0.1を挟むような値と対応する⑦のTime interval
　がマイナスの4つのセルを⑨の水色のセルに形式を選択してペースト（値のみ）する．同様
　にTime intervalがプラス側もペーストするとFWTMがP6のセルに自動計算される．
(10)「時間分解能/64 out」のデータも同様に測定し「Aquilion ONE ViSION(Out)」のシート
　で解析することで平均FWHMとFWTMがA26，A28に自動計算される．

◎参考文献

1) Taguchi, K. : High temporal resolution for multislice helical computed tomography, Med. Phys., 27(5), pp. 861-872 (2000)
2) Hsieh, J. : Computed Tomography: Principles, Design, Artifacts, and Recent Advances, SPIE Press Book (2008)
3) Kalender, W. A. : Spiral volumetric CT with single-breath-hold technique, continuous transport and continuous scanner rotation, Radiology, 176, pp. 181-183 (1990)
4) 市川勝弘, 高田忠徳, 原 孝則, 他：CTにおける時間分解能の新しい測定法, 日本放射線技術会雑誌, 64(9), pp. 1172-1176(2008)
5) Ichikawa, K., Hara, T., Urikura, A. et al. : Assessment of temporal resolution of multi-detector row computed tomography in helical acquisition mode using the impulse method, Phys Med, 31(4), pp. 374-81 (2015)
6) Ohashi, K., Kato, K. Ichikawa, K. : Measurement of temporal resolution for helical scan: Study on error factors and correction techniques, Proceedings of JSCT 3rd Annual Meeting (JSCT2015) : 15009.
7) Ohashi, K., Ichikawa, K., Hara, M., et al. : Examination of the optimal temporal resolution required for computed tomography coronary angiography, Radiol Phys Technol, 6(2): 453-460 (2013)

第4章

CTの線量計測

4・1 CT装置における線量計測
4・2 CT検査における線量計測

第4章
CTの線量計測

4・1 CT装置における線量計測

4・1・1 線量計測の基礎

〔1〕 **CTによる被ばく形態**[1]

　一般にCT装置による被ばく形態は，ほかのX線機器と比較すると特異的なものになる．すなわち，X線機器による撮影では1方向または数方向から2次元的な面積をもって被写体に照射される．しかし，CT装置ではコリメータにより形成される細いビーム形状のX線を，患者テーブルを一定間隔または連続的に移動させながら360度方向から照射される．

　図4・1は，CT装置における被ばく形態を模式的に示したものである．円柱ファントムを回転中心に設置し，単一（シングル）スキャンを実施したと仮定する．設定上の画像スライス厚（T）における回転中心軸（Z軸）上の線分ABの線量プロファイルは，図4・1のグラフのような形状として表せる．CT装置の被ばく評価は難しいとされるが，このシングルスキャン時の線量プロファイルを基本プロファイルとし，単純に積み重ねられるだけとして考えれば理解が容易になる．

〔2〕 **Computed Tomography Dose Index（CTDI）**

　得られるシングルスキャン時の線量プロファイル（D_1）下の面積は，線積分線

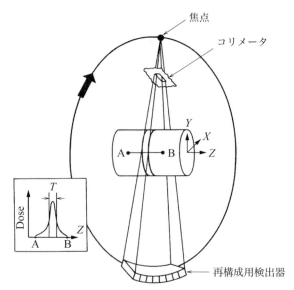

図4・1　シングルスキャン時のCT装置による被ばく形態の模式図[1]

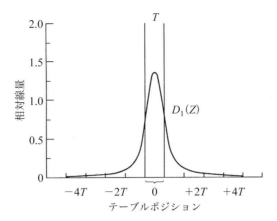

図 4・2　シングルスキャン時の線量プロファイル

量として式（4・1）で表すことができる（図 4・2）．

$$\text{線積分線量} = \int_{-\infty}^{\infty} D_1(Z)dz \tag{4・1}$$

また D_1 の線積分線量とスキャンパラメータの関係は以下のとおりである．

　　線積分線量 $\propto V^k,\ C,\ t,\ BW$

V：管電圧

k：係数（$\simeq 2.5$）

C：管電流

t：スキャン時間

BW：設定上のX線ビーム幅

CT Dose Index（CTDI）は，線積分線量をシングルスキャン1回で再構成される断層数（n）と単位長さ1 cm当りに換算した値として定義され式（4・2）のように表される．

$$\text{CTDI} = \frac{1}{nT}\int_{-\infty}^{\infty} D_1(Z)dz \tag{4・2}$$

〔3〕 **Multiple Scan Average Dose（MSAD）**

通常のCT検査においては，ある設定スライス厚に対し，任意のテーブル移動間隔（I）で複数回のスキャン（多重スキャン）が行われる．これに対する線量表示としてMultiple Scan Average Dose（MSAD）が定義され，$T=I$のとき式（4・3）のように表される．

$$\text{MSAD} = \frac{1}{T}\int_{-T/2}^{T/2} D_{N,I}(Z)dz \tag{4・3}$$

シングルスキャンおよび3〜9回の多重スキャンを行ったときの線量プロファイルを図 4・3に示す．MSADは，多重スキャンを行ったときの線量プロファイルの原点（スキャン範囲の中心位置：0ポジション）における単位長さでの平均線量を意味する．なお，このときのスキャン数やスキャン範囲に規定はないが，増加するに従い線量は飽和するため，飽和したときの線量をMSADと考えるべきである．

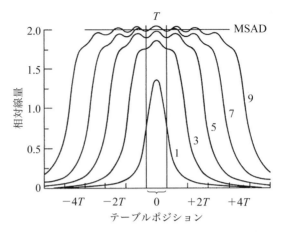

図4・3　多重スキャン時の線量プロファイル[1]

〔4〕　**MSADとCTDIの理論的関係**

　図**4・4**は，シングルスキャン時の線量プロファイルを設定スライス厚間隔に分割したものである．一方，図**4・5**は，図4・4の分割したプロファイルの積み重ねがMSADと等価であることを示したものである．両者の関係を解説すると，図4・4上で0ポジションから1つとなりの斜線の部分は，図4・5上のようにマルチスキャンを行ったとき，隣のスライス分に加算される．同様に2つとなりの斜線部分は2つ隣のスライス分に加算される．つまり，中心のスライスには両側の斜線部分がすべて加算されることになる．

　したがって，$T=I$のときは

　　　MSAD ＝ CTDI

となる．しかし，常にTとIが同じスキャンが行われるとは限らない．単純に$T>I$であれば重複する部分の割合は多くなりMSADは高くなる．また$T<I$であれば逆にMSADは低くなる．ここで$T \neq I$のときの重複部分の割合は，Iに対する

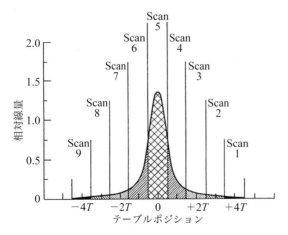

図**4・4**　シングルスキャン時の線量プロファイルを設定スライス間隔に分割したもの[1]

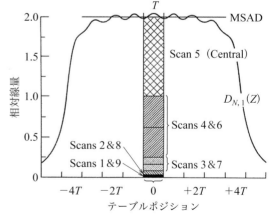

図**4・5**　**MSADとCTDIの関係**[1]
　$T=1$のとき，シングルスキャン時のプロファイルとMSADは等価である．

T の比率になることから，
$$\mathrm{MSAD} = \frac{T}{I}\mathrm{CTDI}$$
の関係となる．

またIECおよびJIS規格では，
$$\mathrm{MSAD} = \mathrm{CTDI}_{\mathrm{vol}}$$
と表記される．

〔5〕 MDCTにおけるCTDIの適用

SDCTとMDCTにおいてハードウェア上の違いは，画像再構成用検出器の構造に他ならない．SDCTではファン角度方向に約1,000チャンネル程度の検出器が隔壁で区切られるが，MDCTでは体軸方向つまりコーン角度方向にも数十チャンネル程度の隔壁で区切られる．したがって，シングルスキャン時に得られる生データから検出器の組合せを変更すれば，スライス厚の異なる画像を得ることができる．

具体例を図4・6に示す．再構成用検出器構造は，1 mm×8列のマトリクスタイプで4つのDASを有するMDCTとする．2 mmスライス×4DASにおけるシングルスキャン時の生データから，2 mmスライス×4枚，4 mmスライス×2枚および8 mmスライス×1枚の3通りの画像再構成が可能である．

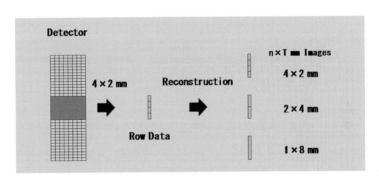

図4・6 MDCTにおける再構成画像数と画像スライス厚の組合せ

ここで，この場合のCTDIを考える．式 (4・2) において n，T の入力値はおのおのの数値を入力することになるが，すべて積は8となり，単純に設定上のX線ビーム幅となる．つまり，式 (4・2) の $n\cdot T$ を式 (4・3) のように設定上のX線ビーム幅 (BW) として置き換えるだけで，複雑な概念を取り入れることなくSDCTと同じように理論展開が可能となる．

$$\mathrm{CTDI} = \frac{1}{\mathrm{BW}} \int_{-\infty}^{\infty} D_1(Z) dz \tag{4・4}$$

〔6〕 Dose Length Product (DLP)

CTDIは，MSADと等価であることから任意のスキャン範囲における平均的な場の線量，つまり高さに相当する．これに対しスキャン範囲全体の目安となる線量，つまり多重スキャン時の線量プロファイル下の面積がDose Length Product

(DLP) に相当し，式（4·5）として定義されている．

$$\mathrm{DLP} = \int_{-\infty}^{\infty} D_{N,I}(Z)dz \quad (4\cdot 5)$$

DLP はシングルスキャンを N〔回〕行ったときの積分線量といえることから

$$\mathrm{DLP} = \mathrm{CTDI}_{\mathrm{vol}} \times N \quad (4\cdot 6)$$

と書くことができる（ヘリカルスキャンについては〔8〕を参照）．

〔7〕 Size-Specific Dose Estimates（SSDE）

(1) 背景と概略

「〔9〕CTDI 用線量測定システム」で後述するように，操作モニタに表示される $\mathrm{CTDI}_{\mathrm{vol}}$ は，ファントムサイズが規格化されている．このため，スキャン条件が同一の場合，被検者のサイズが異なっても同じ $\mathrm{CTDI}_{\mathrm{vol}}$ が表示される．$\mathrm{CTDI}_{\mathrm{vol}}$ は CT 装置の性能評価を目的に規格化された線量値ではあるが，MDCT や CT-AEC の開発・実用化に伴い，各々の被検者に係る線量の目安が必要である．とくに小児では，規格化されたファントムサイズよりも被写体径は一般に小さく，表示される $\mathrm{CTDI}_{\mathrm{vol}}$ は過小評価される[2]．

この課題に対し，American Association Physics of Medicine（AAPM）の Task Group 204（TG204）[3] は 2011 年に被検者のサイズを考慮した CT の線量指標（Size-Specific Dose Estimates：SSDE）を提唱した．その後 Task Group 220（TG220）[4] は 2014 年に水等価径の概念を導入し，SSDE の精度向上が図られた．現在，頭頸部についても適用するために同様の検証が行われている．また，医用 X 線 CT 装置－基礎安全及び基本性能（IEC/JIS 規格）において SSDE が導入され，CT の線量構造化レポート（CT-RDSR）に SSDE が追加されることが検討されている．

なお，本邦では，2006 年に塚越ら[5] がスキャンプランシミュレータの開発研究の中で，被写体サイズを水等価径 x に変換し CTDI_x として算出することを考案している．

(2) AAPM TG204 レポートの背景[2]

①米国では毎年約 8,000 万件の CT 検査が行われ，このうち約 700 万件は小児が対象となっている．小児画像検査における放射線安全同盟（Alliance）は，検査の正当化と最適化の活動を積極的に促進し，検査に係る医療者（医師，医学物理士，診療放射線技師，等）が小児 CT 検査の線量を容易に推定できるツールを要求していた．

現在の CT 装置では，スキャン計画時と終了時に 2 つの線量指標（$\mathrm{CTDI}_{\mathrm{vol}}$，DLP）を操作モニタに表示することが規定されている．この線量指標は管電圧，管電流，回転速度，CT ピッチファクタおよびボウタイフィルタなどのスキャン条件の変化に敏感であり，$\mathrm{CTDI}_{\mathrm{vol}}$ は直径 16 cm または 32 cm のポリメタクリル樹脂製の円柱ファントムにより規定されている．

しかし，CT スキャンによって受ける被検者の被ばく線量は，被検者のサイズとスキャン条件の両方に依存する．したがって，$\mathrm{CTDI}_{\mathrm{vol}}$ では被検者ごとの被ば

く線量を見積もることはできない．そこで，TG204では，現場の医療者が被検者ごとの被ばく線量を容易に推定するために，CTDI$_{vol}$を基準として被検者サイズを補正する係数（サイズ係数：f$_{size}$）を新たに考案した．

②サイズ係数の決定方法

サイズ係数は，4つの異なる研究グループにより，一般的な腹部のCT検査を想定しデータ収集が行われ決定された．

McColloughらは一連の8つの人体組織等価ファントムを使用し，0.6 mLのイオンチェンバーを用いて物理的に線量測定を行った．各ファントムの周囲4点と中心の線量を測定し，CTDI$_{vol}$の算出と同様に，ファントムサイズごとに平均的な線量値およびCTDI$_{vol}$に対する比率を算出した．

TothとStraussは，直径16 cmと32 cmのCTDIファントム，および10 cmのファントムを使用し，80～140 kVのCTDI$_{vol}$を測定した．ファントム径は水等価径に変換し，ファントムサイズおよび120 kVにおけるCTDI$_{vol}$に対する比率を算出した．

McNitt-Greyらは，8つの人体組織等価の数学ファントムを使用し，放射線輸送コード（MCNPX：Monte Carlo N-Particle extended v2.7.a）によるモンテカルロ線量計算を実施した．ファントムごとにスキャン範囲の中心スライスのサイズにおける平均線量とCTDI$_{vol}$の関係を検証した．

Booneらは，様々な組成（水，ポリメタクリル樹脂およびポリエチレン）による直径（1 cm～50 cm）が異なる円柱の数学ファントムを用いて，SIERRA Monte Carloによるモンテカルロ線量計算を実施した．ファントムの周囲4点と中心の線量を推定し，CTDI$_{vol}$の算出と同様に，ファントムサイズごとに平均的な線量値およびCTDI$_{vol}$に対する比率を算出した．

以上，4つの研究グループの結果を基に，CTDIファントムで正規化された平均線量との比率について各スキャン条件における散布図が作成された．図4·7

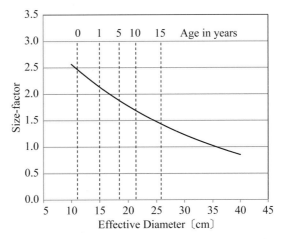

図4·7 120 kVにおける実効径に対するサイズ係数
直径32 cm（水等価では35 cm相当）のCTDI$_{vol}$で正規化[3]．

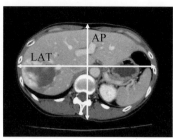

図4・8 TG204レポートにおけるサイズ係数に係る採寸の定義

は、120kVにおいて直径32cmのCTDIファントム（水等価では35cm相当）におけるCTDI$_{vol}$で正規化されたものである．実効径（effective diameter：D$_{eff}$）と正規化されたサイズ係数との関係は指数関数で当てはめられ，決定係数は0.942と高い相関を示した．

③算出方法

TG204では，様々な寸法と，小児については体重からもサイズ係数が選択できるように換算表が提供された．図4・8は各寸法の定義を示したものである．APは前後径，LATは横径，AP+LATは両者の合計，実効径D$_{eff}$はAPとLATから楕円の面積を算出し，同面積の円に換算したときの直径である．なお，本スキャン前での採寸は，位置決め画像や実際にメジャー等で被検者を計測する．

つぎに，TG204で規定された換算表よりD$_{eff}$のサイズ係数を読み取り，式（4・7）に従ってSSDE$_{204}$を算出する．

$$SSDE_{204} = f_{size}(D_{eff}) \times CTDI_{vol} \tag{4・7}$$

(3) AAPM TG220レポートの背景[3]

①被検者のサイズに関する正確な情報を得ることは，CTにおいて被検者ごとの被ばく線量を推定する上で重要である．TG204では幾何学的な寸法を計測しSSDEとした．しかし，組織等価に近い臓器で構成される腹部では一定の精度が確保されるが，胸部では組織構成の影響は被検者サイズに考慮されず，線量値が過小評価されることになる．

TG220では新たに水等価の概念を導入し，位置決め画像またはCT画像から水等価径（Water Equivalent Diameter：D$_w$）を推定する．TG220で規定された換算表よりD$_w$のサイズ係数を読み取り，式（4・8）に従ってSSDE$_{220}$を算出する．

$$SSDE_{220} = f_{size}(D_w) \times CTDI_{vol} \tag{4・8}$$

また，各断面（z）におけるSSDE（SSDE$_z$）についても言及し，今後，臓器線量の推定に役立つ可能性を示唆している．

②CT画像による水等価径の推定方法

任意のピクセルにおけるCT値は式（4・9）で規定されている．

$$CT(x, y) = \left(\frac{\mu(x, y) - \mu_{water}}{\mu_{water}} \right) \times 1{,}000 \tag{4・9}$$

ここで，1ピクセルあたりの面積（A$_{pixel}$）とし，任意の範囲（ROI）における水等価面積（A$_w$）に換算するために，水の線減弱係数に対する任意のピクセル

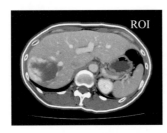

A_{ROI} ：被写体の範囲（ROI）の面積
$\overline{CT(x,y)}_{ROI}$ ：被写体の範囲（ROI）の平均CT値
A_w ：被写体の範囲（ROI）の水等価面積
D_w ：被写体の範囲（ROI）の水等価径

$$D_w = 2\sqrt{A_w/\pi}$$
$$= 2\sqrt{\left[\frac{1}{1,000}\overline{CT(x,y)}_{ROI}+1\right]\frac{A_{ROI}}{\pi}}$$

図4・9　TG220レポートにおけるサイズ係数に係る採寸の定義

における線減弱係数の比の総和にA_{pixel}を掛ける．αは水に対する線減弱係数の重み付けであるが，文献より1.0とされている（式4・10）．

$$A_w = \sum\left(\frac{CT(x,y)}{1,000}+1\right)^{\alpha=1} \times A_{pixel} = \sum\frac{CT(x,y)}{1,000}\times A_{pixel} + \sum A_{pixel} \tag{4・10}$$

ROI内の面積をA_{ROI}とすると，式（4・11）となる．

$$A_w = \frac{1}{1,000}\times\frac{\sum CT(x,y)}{N_{pixel}}\times(N_{pixel}\times A_{pixel})+(N_{pixel}\times A_{pixel})$$
$$= \frac{1}{1,000}\overline{CT(x,y)}_{ROI}A_{ROI}+A_{ROI} \tag{4・11}$$

$\ast\ A_{ROI} = N_{pixel}\times A_{pixel}$

ここで，ROIを円として換算すると式（4・12）となり，任意の被写体範囲（**図4・9**）における水等価直径を得ることができる．

$$D_w = 2\sqrt{A_w/\pi}$$
$$= 2\sqrt{\left[\frac{1}{1,000}\overline{CT(x,y)}_{ROI}+1\right]\frac{A_{ROI}}{\pi}} \tag{4・12}$$

③位置決め画像から推定方法

位置決め画像上のある任意のピクセル値x, yは投影方向から見た透過線上の線減弱係数の総和である．水に対する線減弱係数の重み付けを1とすると，水等価長（L_w）は式（4・13）で表される．

$$L_w = \int \mu_i dl/\mu_{water} \tag{4・13}$$

ここで，アイソセンターにおける画像再構成用検出器の1ピクセルあたりの長さをSとすると任意の体軸上の位置における面積（A_w）は式（4・14）となり，式（4・12）を用いてD_wを算出する．

$$A_w = \sum L_w \times S \tag{4・14}$$

④計測および使用上の注意点

位置決め画像による算出では，
- 本スキャンの前に水等価径を推定しSSDEを算出することが可能である．

- ピクセル値は絶対値ではなく，画像処理フィルタの影響を受ける．
- 寝台の吸収が加算されることから，被検者が小さい，たとえば小児ではSSDEが過小評価される．
- 被検者の中心と回転中心（センタリング）の差異により，位置決め画像の縮小または拡大がSSDEに影響する．
- 被検者が位置決め画像から欠けた場合，SSDEは過大評価される．
- 前後方向より側方向のほうが誤差を軽減できる．

一方，CT（Axial）画像による算出では，

- 極端な画像再構成関数やビームハードニング効果を改善する再構成関数の影響を受ける．
- 画像表示視野（DFOV）から欠けた場合，SSDEは過大評価されることから，スキャンFOV（SFOV）で再構成された画像を利用すべきである．

なお，上記を考慮しても，実測値とSSDEには10〜20％異なる可能性がある．SSDEは推定値であり，目安となる値として利活用すべきである．また算出したSSDEの表記には適切な有効数字を使用することが必要である．たとえば，5mGy以上の場合ではSSDEは整数値のみ，また5mGy未満の場合では小数点以下第一位の表記とすることが推奨されている．

(4) CT（axial）画像による算出例と解釈

胸部人体等価ファントム（LSCT-001，京都科学社）を用いて，TG204およびTG220レポートに従ったSSDE算出の一例を示す．対象は胸部CT検査で，スキャン条件を表4・1に示す．CT-AECは使用していない．評価した断面は，腫瘍が封入されている肺尖部，気管分岐部および肺底部の3断面である（図4・10）．

表4・1 CT（Axial）画像によるSSDE算出例のスキャン条件
胸部単純CT，胸部標準ファントム

CT装置	Aquilion ONE
メーカー	東芝メディカルシステムズ
管電圧	120 kV
管電流	250 mA
スキャン速度	0.5 s/rot.
画像スライス厚	5 mm-slice
CTピッチファクタ	0.813
実効mAs	153 mAs
検出器の組み合わせ	0.5 mm-slice × 80 DAS
X線ビーム幅	40 mm
再構成条件	FC13（軟部標準関数）
スキャンFOV	400 mm
ボウタイフィルタ	L

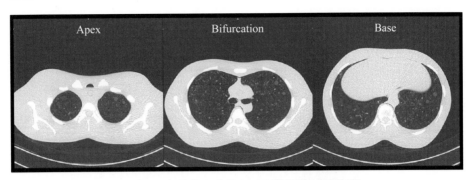

図4・10 CT(Axial)画像によるSSDE算出例の評価対象
胸部標準ファントム(LSCT-001, 京都科学社)の3断面.

以下,気管分岐部における算出過程を示す.

・$SSDE_{204}$
AP(前後厚): 20.5 cm
LAT(側方向厚): 35.5 cm
AP+LAT: 56.0 cm
D_{eff}: 27.0 cm
f_{size}(換算表:文献3のTable 1Dより): 1.36
$SSDE_{204} = f_{size} \times CTDI_{vol} = 1.36 \times 12.9 = 17.5$ mGy

・$SSDE_{220}$
A_{ROI}(肺底部断面の面積): 615.7 cm²
$CT(x, y)_{ROI}$(ROI内の平均CT値): −272.4 HU
D_w: 23.9 cm
f_{size}(換算表:文献4のTable 1Dより): 1.52
$SSDE_{220} = f_{size} \times CTDI_{vol} = 1.52 \times 12.9 = 19.6$ mGy

表4・2 CT(Axial)画像によるSSDE算出例
$CTDI_{vol}$, $SSDE_{204}$, $SSDE_{220}$の比較

AAPMレポート	パラメータ	肺尖部	気管分岐部	肺底部	3断面の平均
TG204	AP [cm]	17.1	20.5	23.3	20.3
	LAT [cm]	38.2	35.5	30.5	34.7
	AP+LAT [cm]	55.3	56	53.8	55.0
	D_{eff} [cmφ]	25.6	27	26.7	26.4
	$f_{size204}$	1.43	1.36	1.37	1.39
	$SSDE_{204}$ [mGy]	18.4	17.5	17.7	17.9
TG220	A_{ROI} [cm²]	551.9	615.7	599.8	589.1
	$CT(x,y)_{ROI}$ [HU]	−82.6	−272.4	−210.9	−188.6
	D_w [cmφ]	25.4	23.9	24.5	24.6
	$f_{size220}$	1.44	1.52	1.49	1.48
	$SSDE_{220}$ [mGy]	18.6	19.6	19.2	19.1
	$CTDI_{vol}$ [mGy]	12.9			

すべての算出結果を表4・2に示す．3断面の平均の実効径（D_{eff}）は26.4 cmに対し，水等価径（D_w）は24.6 cmであった．また各断面においては肺尖部では25.6 cmに対し25.4 cm，同様に，気管分岐部では27.0 cmに対し23.9 cm，肺底部では26.7 cmに対し24.5 cmであった．

$CTDI_{vol}$は12.9 mGyに対し，$SSDE_{204}$では3断面の平均は17.9 mGy，$SSDE_{220}$では平均19.1 mGyとなった．また各断面において気管分岐部では，$SSDE_{204}$では17.5 mGyに対し$SSDE_{220}$では19.6 mGyとなり，最も相対差が大きい．胸部はX線解剖学的に外観サイズよりも実際のサイズは小さい．$SSDE_{220}$では水等価径からサイズ係数を算出することで，被写体が受ける線量に線量指標が近づいていることが理解できる．

〔8〕 ヘリカルスキャンにおけるCTDI，DLPの適用

前述したようにCTDIは，シングルスキャン時の線量プロファイルを基本として定義されている．しかしながら，ヘリカルスキャンでは患者テーブルを移動させながら連続スキャンを行うことから，そのままの定義を適用することは理論的に成立しない．

ここで，シングルスキャンとヘリカルスキャンの線量因子の違いを理解する．図4・11は回転中心におけるZ軸上の線量プロファイルの模式図である．スキャン条件はスキャン方式以外は同じで，多重スキャン（コンベンショナル）ではビーム幅とテーブル移動間隔比およびヘリカルスキャンのCTピッチファクタは1.0とし，スキャン範囲はMSADが飽和する程度の範囲とする．多重スキャンでは，1回のスキャンごとにX線のオンオフ，つまりスイッチングがある．また機種によっては，体動補正のために1回転＋α（60度程度）の照射が行われる．一方，ヘリカルスキャンでは，スキャン中1回のスイッチングと画像補間再構成に伴い，スキャン範囲前後に1回転程度の照射が付加される．

したがって，MSADは多重スキャンのほうがわずかに低く，線量プロファイルはヘリカルスキャンのほうが体軸上に少し広がる分布となる．ただし，厳密に考え

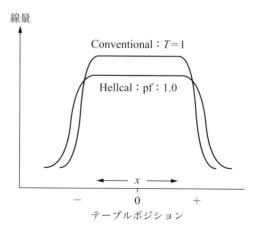

図4・11　回転中心におけるZ軸上の線量プロファイルの模式図

なければ，両者のMSADとDLPに相当する線量プロファイル下の面積は同程度と考えることができる．

$$\text{CTDI}_{\text{conv}} = \text{CTDI}_{\text{helical}}$$

また，ヘリカルスキャンの線量因子であるCTピッチファクタ（pf）の定義は，X線ビーム幅に対する1回転当りのテーブル移動距離であり，単純に考えればテーブル移動する速度そのものである．すなわち，速度が倍になれば時間が半分になり，速度が半分になれば時間は倍になることから，MSADはCTピッチファクタ（pf）に反比例することが理解できる．

$$\text{CTDI}_{\text{helical}} = \frac{1}{\text{pf}} \text{CTDI}$$

そしてIECおよびJIS規格では，

$$\text{CTDI}_{\text{helical}} = \text{CTDI}_{\text{vol}}$$

と表記される．表記上はヘリカルスキャンでもCTDI$_{\text{vol}}$と表記されるため混同しないように注意する必要がある．

一方，DLPはヘリカルスキャン時の線量プロファイルをD$_{\text{helical}}$とすれば式（4·15）となる．

$$\text{DLP} = \int_{-\infty}^{\infty} D_{\text{helical}}(Z) dz \tag{4·15}$$

ここで，DLPは単位長さの平均線量であるCTDI$_{\text{vol}}$に1計画中のX線照射中の患者テーブルの移動量（L，式（4·16））を行ったときの積分線量といえることから，

$$\text{DLP} = \text{CTDI}_{\text{vol}} \times L \tag{4·16}$$

と書くことができる．さらに，下記のように展開するとシングルスキャン時の線量プロファイルの線積分線量に1計画中のスキャン時間（t）を掛けたものになる．なお，dは1回転当りのテーブル移動距離である．

$$\begin{aligned}\text{DLP} &= \frac{1}{\text{pf}} \text{CTDI} \times L \\ &= \frac{1}{d} \int_{-\infty}^{\infty} D_1(Z) dz \times L \\ &= \int_{-\infty}^{\infty} D_1(Z) dz \times t \end{aligned} \tag{4·17}$$

〔9〕 CTDI用線量測定システム[6]

CTDIを測定するためのシステムについて述べる．**図4·12**は，測定システム全体の写真である．

ファントムは，円柱型のファントムである．ファントムのサイズは，図4·12中の頭部用（図4·12上）では直径16 cm×長さ15 cm，腹部用では直径32 cm×長さ15 cmとなる．材質はメタクリル樹脂の均質な物質で，密度は1.19±0.01 g/cm³で

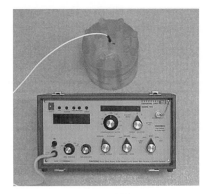

図4·12 CTDI測定システム

ある．またファントムには，中心および断層面の0，90，180，270度について表面から1cm内側に測定用ホールが空いている．

線量計は，フィルム，熱ルミネセンス線量計（TLD）およびガラス線量計も使用されるが，測定の容易性，再現性から**図4・13**のペンシル型電離箱線量計が汎用される．CT専用のペンシル型チェンバは

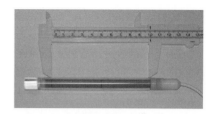

図4・13　CTDI測定専用ペンシル型チェンバ
一般的に有効電離長は10 cm

有効電離長が長いことが特長で，メーカーを問わず有効電離長10 cm，容量3 mLである．また外筒は，円柱ファントムと同じ材質で作られている．なお，同じ形態の半導体線量計も販売されている．

ペンシル型電離箱による線積分線量の測定原理を**図4・14**に示す．シングルスキャン時の線量プロファイルに比例した電流量のプロファイルを$E(z)$とすると，有効電離長（L）のペンシル型チェンバで測定したとき，求める線積分線量は線量計の表示値に有効電離長の積（式4・15）で表される．

$$線積分線量 = \int_{-L/2}^{L/2} E(Z)dz = E_0 \times L \tag{4・18}$$

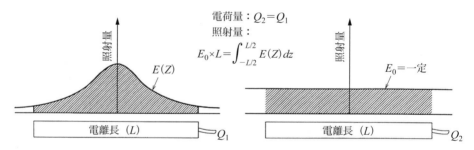

図4・14　ペンシル型チェンバの測定原理

有効電離長を乗算する理由は，ペンシル型電離箱は有効電離領域を十分に含む照射野下において一様な照射を行い校正されている．つまり，表示値は単にその場の線量を表していることから，有効電離長を乗じることが必要となる．ただし，ここで注意しなければならないのは，測定システムによりすでに有効電離長を乗じて表示される線量計（キャピンテック社）と，それ以外（ビクトリン社，ラドカル社など）のものが存在することである．有効電離長は前述のように10 cmであることから，表示値として1桁異なることになる．使用するシステムの表示単位でも確認することができる．

〔10〕　標準規格上の**CTDI$_{vol}$**の変遷

CT装置の安全規格は国際電気標準会議（International Electrotechnical Commission）が定める国際規格であり，IEC 60601-2-44（IEC 2-44）と表記される．IEC 2-44は，1999年に規格化[7]され，2001年に改訂2版[8]，2002年に改訂

2.1版[9]，2009年に改訂3版[10]，そして2012年に改訂3.1版[11]が発行されている．

一方，翻訳版にあたる日本工業規格（Japanese Industrial Standards：JIS）ではJIS Z 4751-2-44 (JIS 2-44)と表記される．日本では，IEC 2-44改訂2版（IEC 2-44 Ed. 2.0）の一致規格として，2004年に初めてJIS化（JIS 2-44: 2004[12]）され，2008年にIEC 2-44 Ed. 2.1の一致規格であるJIS 2-44: 2008[13]が，そして2012年にIEC 2-44 Ed. 3.0の一致規格であるJIS 2-44: 2012[14]が発行されている．また改訂3.1版（IEC 2-44 Ed. 3.1）のJIS化も2017年度中に予定されている．

$CTDI_{vol}$の基本となる$CTDI_w$の測定は，100 mmの電離長さを有するペンシル型チェンバを用いて，単一スキャンを行い測定する．一般的なMDCT装置のビーム幅である40 mm程度までは，品質管理の精度上，ビーム幅に対する$CTDI_{vol}$への影響は及ばなかった．

以下に，改訂2版（2-44 Ed. 2.0）の定義式を示す．

$$CTDI_{100} = \frac{1}{BW}\int_{-50}^{50} D1(Z)dz = \frac{1}{nT}\int_{-50}^{50} D_1(Z)dz$$

n：1回転あたりに生成されるスライス数
T：画像スライス厚

しかし，100 mmを超えるWide beamのCT装置が登場し，Ed. 2.0では対応が困難となり，暫定的に改訂3版（2-44 Ed. 3.0）が制定された．これによりビーム幅が100 mm以上の場合のCTDIは，ビーム幅に関係なく線積分線量を100 mm（10 cm）で除した値となった．

以下に，改訂3版（2-44 Ed. 3.0）の定義式を示す．

$$CTDI_{100} = \frac{1}{\min\{BW, 100\,\text{mm}\}}\int_{-50}^{50} D_1(Z)dz$$

暫定版である改訂3版（2-44 Ed. 3.0）は明らかな矛盾を抱えている．たとえば，ビーム幅20 mm，ピッチファクタ1.0で，スキャン範囲160 mmのヘリカルスキャンを行うと，テーブル移動なしでビーム幅160 mmの単一スキャンを行ったほうが$CTDI_{vol}$の値が高くなるなどの現象が生じる．この現象は，4·1·2項で述べた半影効果がもたらすオーバービーミングによる線量効率の変化と相反することを意味する．

そこで，改訂3.1版（2-44 Ed. 3.1）では，以下に示すようにビーム幅40 mmを境に場合分けが行われた．

①ビーム幅が40 mm以下の場合

改訂2版（2-44 Ed. 2.0）の定義式に従う．

②ビーム幅が40 mmを超える場合

$$CTDI_{100} = \frac{1}{BW_{Ref}}\int_{-50\,\text{mm}}^{50\,\text{mm}} D_1(Z)dz \times \frac{CTDI_{free\,air, BW}}{CTDI_{free\,air, Ref}} \ \ [\text{mGy}]$$

BW_{Ref} ：設定上のビーム幅20 mmまたはそれ以下で最も近いビーム幅
$D_1(Z)$ ：Z軸に沿った積分線量
$CTDI_{free\,air, BW}$ ：設定上のビーム幅の$CTDI_{free\,air}$
$CTDI_{free\,air, Ref}$ ：BW_{Ref}の$CTDI_{free\,air}$

〔11〕 ペンシル型チェンバによる$CTDI_{vol}$測定の限界

ペンシル型チェンバによる$CTDI_{vol}$の測定は，TLDや蛍光ガラス線量計による測定と比較し，エネルギー依存性が低く数値が直読できる，また機器の取扱いが容易など，CT装置の線量管理には有用である．また〔10〕で述べたように，IEC/JIS規格では40 mmを超えるビーム幅を有するMDCT装置では，リファレンスとなるビーム幅（20 mm以下で最も近い）の$CTDI_{air}$に対する測定対象となるビーム幅の$CTDI_{air}$の比をリファレンスの$CTDI_{vol}$に乗じる定義式が規定されている．これは，従前からのペンシル型チェンバによるCTDI測定の概念を変えることなく広いビーム幅にも適用することが可能となり，また臨床現場が感覚的に使いやすいことに配慮したものである．

しかし，前述したように，ペンシル型チェンバでは積分される範囲は0±50 mm，つまり有効電離長100 mmに限定される．CTDIとMSADの理論展開から，$CTDI_{vol}$は概ね100 mmをスキャンしたときの平均的な場の線量である．一般に躯幹部のスキャン範囲が300〜450 mm程度であることから，ビーム幅の設定に関わらず，$CTDI_{vol}$のほうがMSADよりも少なくとも20％程度は過小評価している[15]ことを忘れてはならない．

一例として，有効電離長が300 mmを有する長尺型チェンバ（図4・15）を用いた予備的な実験結果を示す．図4・16は長尺型チェンバの両側に鉛でスリーブをし，電離長（x）を変化させファントム中心における100 mAsあたりのCTDI（$nCTDI_x$）を測定したものである．スキャン条件は120 kV一定，X線ビーム幅2〜32 mmに変化させた．ファントムは直径160 mm，長さ500 mmのポリメタクリル樹脂であ

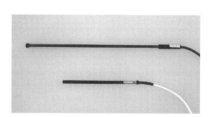

図4・15 長尺型チェンバ（上段300 mm×6 mL），ペンシル型チェンバ（下段100 mm×3 mL）

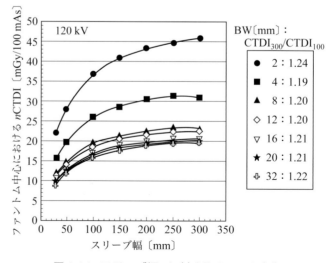

図4・16 スリーブ幅xに対するCTDIの変化

る．グラフ上，横軸はスリーブ幅，縦軸は $n\text{CTDI}_x$ である．いずれのビーム幅においても，スリーブ幅が広くなるにつれて $n\text{CTDI}_x$ の値は増加するが，徐々に鈍化し平衡状態となる．またスリーブ幅 100 mm と 300 mm（スリーブなし）の CTDI の比率を算出すると約 1.2 で，ビーム幅に関係なく CTDI_{300} のほうが 20% 程度大きい．

AAPM では TG111 レポート[16)17)]で，CT における規範的な線量測定法として"Cumulative dose：累積線量"と"Equilibrium Dose：平衡線量"の考え方を新たに提唱した．"Cumulative dose"は，スキャン方式（アキシャルスキャンやヘリカルスキャン等）やスキャン条件（スキャン範囲やビーム幅等）に関係せず，スキャン範囲の体軸上の中心（z＝0）における線量を表す．また，"Equilibrium Dose：平衡線量"は図 4·16 に示したように，"Cumulative dose"が平衡状態なった線量を表す．現時点では，これらの表記は一般的にはなっていないが，CTDI_{vol} の過小評価を改善する課題を解決する姿勢は国際的に一致している．

4·1·2　線量プロファイルの測定方法

スキャン方式に関係なく，CTDI の測定はすべてシングルスキャン時の線量プロファイルが基本となることは 4·1·1 項で述べたとおりである．線量プロファイルの測定は，IEC（JIS）規格では附属書に，また American College of Radiology（ACR）の認証プログラムでは線量評価項目の 1 つである．とくに，MDCT では半影効果と呼ばれるオーバービーミング現象から，Z 方向における幾何学的効率（Dose Efficiency：線量効率）が低下することが知られており，重要な測定項目である．

本節では，オーバービーミング現象を解説し，Film 法を用いたシングルスキャン時における線量プロファイル測定の実際について述べる．なお，従前は放射線治療用のラジオグラフィックフィルムを用いることが一般的であったが，現在は自動現像器を必要としないラジオクロミックフィルム（クロミックフィルム）が繁用されている．ただし，測定過程はどちらも基本的に変わりはない．

〔1〕　MDCT におけるオーバービーミング現象[18)]

図 4·17 は X 線焦点の半影効果によるオーバービーミング現象の模式図である．

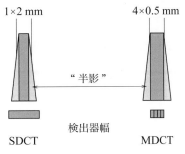

図 4·17　X 線焦点の半影効果を原因とするオーバービーミング現象[3)]

SDCTの検出器の組合せを2mm×1 DAS，MDCTでは0.5mm×4 DASとすると，両者のX線ビーム幅は2mmとなる．しかし，SDCTではX線焦点の本影と半影を含めてビーム幅2mmをコリメータで形成させるのに対し，MDCTでは検出器全体が本影に含まれるように形成する．つまり，MDCTでは単純に半影部分が画像形成には寄与しないことになる．特にビーム幅の設定が狭くなるにつれて，この現象の影響は大きくなり，線量効率を低下させることになる．

IEC（JIS）規格では，線量効率を設定上のビーム幅に対する線量プロファイルの半値幅（FWHM）と定義（式4・19）し，70％以下の場合はスキャン計画時に表示することが義務づけられている．なお，規格の変更前の機種やバージョンでは，線量効率をスライス感度プロファイル（SSP）のFWHMに対する線量プロファイルのFWHMとして算出している場合（式4・20）もあり，$CTDI_{vol}$やDLPと同様に使用しているCT装置の取扱説明書を確認すべきである．

$$DE = BW/DoseFWHM \qquad (4・19)$$
$$DE = SSP/DoseFWHM \qquad (4・20)$$
DE：dose efficiency

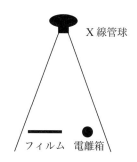

図4・18 同時照射法における配置図

〔2〕 Film法[19] による線量プロファイルの測定
(1) 線量に対するフィルム濃度曲線の作成

線量とフィルム濃度との関係を求めるために同時照射法を用いる．図4・18は幾何学的配置の模式図である．一般撮影装置を使用し，事前に測定するCT装置の実効エネルギーと同等になるように，管電圧および付加フィルタを装着し調整する．線量計は診断領域用の線量計が望ましいが，CTDI測定に使用するペンシル型電離箱線量計を流用してもよい．線量計は定期的に線量校正されていることが重要である．フィルムはクロミックフィルムを用意する．

図4・19，図4・20は，実際に同時照射法を行っている写真である．測定するCT装置の実効エネルギー，たとえば50 keV（120 kV，HVL = 7 mmAl）を模擬する

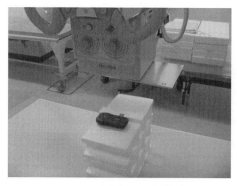

図4・19 実験配置（全体写真）

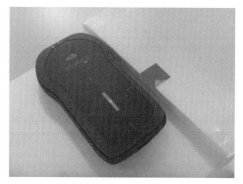

図4・20 実験配置
クロミックフィルムと線量計に同時照射する．

ために，Al板を適宜付加フィルタとして挿入し調整する．クロミックフィルムはGAFクロミックフィルム（XR-QA2，アールテック）である．クロミックフィルムは事前に2cm角程度に切断しておく．

X線出力（管電流，照射時間）を段階的に変更し，線量計とクロミックフィルムに同時に照射する．クロミックフィルムは高精細フォトスキャナで読み取り，線量に変換する濃度曲線を作成する．

照射後のクロミックフィルム片は，**図4・21**に示すように白紙に照射量順に並べ，フォトスキャナに付属するスキャナソフトウェアを用いて読み取る．クロミックフィルムは潜像成長・退行現象を考慮し照射3時間後を目安に，かつ光源の移動方向に対するフィルムの方向依存性を考慮し読み取りを行うことが望ましい．またフォトスキャナはキセノンランプまたはLEDランプの光源が望ましく，光強度の継時変化を含めた測定機器類の品質管理が重要である．

読み取り方式はフルカラーモードとして，読み取り階調は48bit（RGB各色16bit），読み取り解像度は150～200dpi程度とする．なお，グレースケールモードで読み取り，グレースケール画像を用いてもかまわない．**図4・22**はその画像例である．赤領域画像を表示し，各クロミックフィルム片にROIを設定し，AD変換器の出力値（ADC値）を算出する．

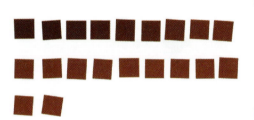

図4・21 段階的に露光されたクロミックフィルム片

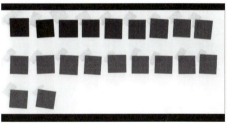

図4・22 スキャナソフトウェアによって読み取られたクロミックフィルム片

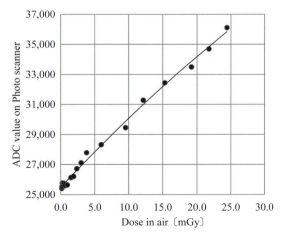

図4・23 同時照射法により求められた線量とADC値曲線の測定例

図4・23は作成された線量に対するADC値曲線の例である．横軸回帰分析の結果，2次の多項式（$y = -2.4417x^2 + 483.71x + 25483$，決定係数$\gamma = 0.995$）に当てはめられた．

(2) 線量プロファイルの測定

図4・24は線量プロファイル測定時の実験配置の模式図である．また図4・25は実際の実験配置時の写真である．クロミックフィルムを回転中心に正確に設定する．X線管球を固定した状態で照射が可能であれば，X線管球を0度の位置に固定し，可能でなければシングルスキャンにて照射する．照射条件として，管電圧を線量-ADC値曲線測定時に合わせる．なお，位置決め撮影のモードを流用し照射することも可能であるが，メーカーや機種によっては選択されるボウタイフィルタが異なること，また収集FOVの選択によっても同様に異なることから注意が必要である．

図4・26は照射後のクロミックフィルムをフォトスキャナで読み取った画像例である．照射条件は，120 kV，100 mAs（100 mA，1 s/rot.），焦点サイズ：小焦点，ボウタイフィルタ：Large，ビーム幅：40 mmで，X線管球を固定し照射した．読み取り画像上に線分を設定し，図4・27のように体軸上の距離に対するADC値のプロファイルを得る．縦軸のADC値は，図4・23で求めた回帰関数を用いてADC値から線量に変換（図4・28）し，正規化処理をして半値幅（FWHM）を算出する．

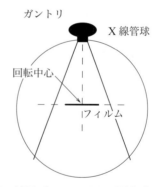

図4・24　線量プロファイルの測定時の模式図

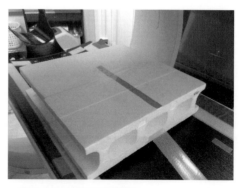

図4・25　実験配置写真
クロミックフィルムは正確に回転中心に設定する．

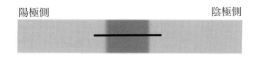

図4・26 クロミックフィルムの読取画像
X線ビーム幅の設定値：40 mm.

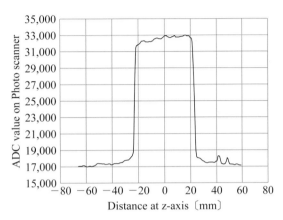

図4・27 体軸上のADC値プロファイル

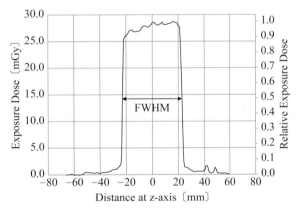

図4・28 体軸上の線量プロファイル
ADC値を線量に変換後正規化処理し半値幅（FWHM）を算出する．

(3) 線量効率の測定例

図4・29は，SDCTで測定された半値幅の算出例である．設定上のビーム幅に対する半値幅の比率（線量効率）はBW 5 mmにおいて約100％で，BW 5 mm未満の場合は線量効率が悪くなる．特に，この機種ではBW 1 mmにおいて線量効率は34％と極端に低下する．この原因はBW 1 mmを形成するために検出器前面にコリメータ（ポストコリメータ）が装着されており，通常の管球側に装着されているコリメータの幅はBW 2 mmと同じ幅で設定されるためである．

一方，図4・30は図4・29とMDCT（4 DAS）を比較したものである．全体的に

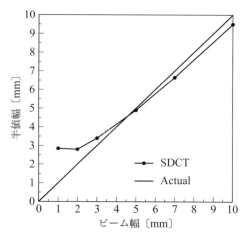

図4・29　SDCTにおける半値幅の測定例

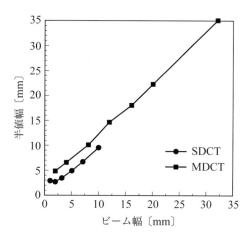

図4・30　SDCTとMDCT（4 DAS）の半値幅の比較

MDCTのほうが半値幅は大きく，半影効果によるオーバービーミング現象が顕著に現れている．つまり，このMDCTでは0.5 mm-sliceの画像を得ることができるが，ビーム幅の設定が狭いほど半影効果は相対的に大きく，スキャン条件の設定に注意が必要である．

4・1・3　実効エネルギーの測定

〔1〕　実効エネルギー測定の必要性と測定限界

線量測定において，線量測定器およびファントムに少なからずエネルギー依存性があり，またCT検査上の被検者被ばく線量を測定・算出する際には，実効エネルギーを測定し補正する必要がある．図4・31は，一般X線装置における実効エネルギー測定の幾何学的配置の模式図[20]である．概念としては，可能な限り1次X線を利用し，言い換えれば散乱線ができる限り少ない条件下で第1半価層（HVL）を

4・1　CT装置における線量計測

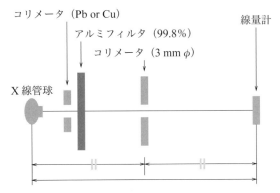

図4・31　一般X線装置における実効エネルギー測定の幾何学的配置図
（出典：日放技学会編：実験ハンドブック，通商産業研究社（1995））

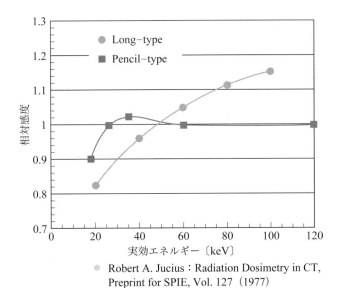

Robert A. Jucius：Radiation Dosimetry in CT, Preprint for SPIE, Vol. 127（1977）

図4・32　ペンシルチェンバのエネルギー依存性の例

測定することである．
　実際にCT装置上で測定することを考えると使用する機材や測定器などを用意することは可能であるが，幾何学的な配置，特に管球チェンバ間距離2 m以上を実現することは製造メーカーの研究室レベルでない限り実質的に不可能である．また，IEC規格に準拠するCTDI・DLPの測定（4・1・4項，式（4・21）～式（4・25）参照）では，算出する単位はファントム中の吸収線量ではなく空気カーマとなる．すなわち，吸収線量変換係数は一定の値をとる．さらに，ペンシルチェンバのエネルギー依存性は図4・32に示すように5%以内であり一般撮影領域のエネルギー帯に対する測定精度，特に正確さを併せて考慮すると，CTDI・DLPの測定に限定すれば実効エネルギーを求めることは必須とは言い難い．

〔2〕 実効エネルギーの測定方法

実効エネルギーの測定にあたっては，線量効率の測定と同様に管球を固定した状態でX線を照射することが必要であるが，すべてのCT装置で実現できる可能性は低い．そこで，管球を固定した状態での照射と回転照射の2つの方法について具体例を述べる．なお，本法以外[64)65)]でより精度の高い測定が可能な手段，測定器および補助具などがあれば，それを採用することを否定しない．

(1) 固定照射法

図4・33，図4・34および図4・35は固定照射法における測定時の写真である．メンテナンスモードなどを用いて，X線管球を90度（下側）に固定し，測定する管電圧，ウエッジフィルタを設定する．ガントリ内のカバー（マイラーシート）が取り外し可能であれば取り外す．第1コリメータ（3mmϕ）を下側に，第2コリメータ（3mmϕ）を回転中心に，そしてチェンバを上側に設定する．可能であれば，コリメータの材質は銅を，チェンバはエネルギー依存性の良好な平行平板型を用いる．

測定は，X線出力を適当に調整し，同一出力条件下で管球側のコリメータ上にAl板を重ねて減弱曲線を測定し，フィルタなしの半分

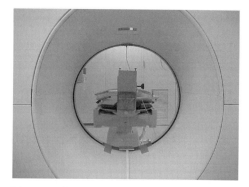

図4・33 実効エネルギー測定時の実験装置（ガントリ裏側より）

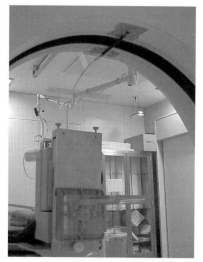

図4・34 実効エネルギー測定時の実験装置（拡大写真）
第2コリメータ（3mmϕ，回転中心）とペンシルチェンバ（上側）

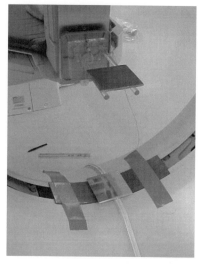

図4・35 実効エネルギー測定時の実験装置（拡大写真）
第1コリメータ（3mmϕ）とAlフィルタ（下側）

表 4·3　実効エネルギーと Al の半価層の関係

実効エネルギー〔keV〕	HVL〔mm〕	実効エネルギー〔keV〕	HVL〔mm〕
30	2.28	46	5.92
31	2.5	47	6.16
32	2.71	48	6.41
33	2.91	49	6.66
34	3.13	50	6.97
35	3.34	51	7.15
36	3.56	52	7.39
37	3.79	53	7.64
38	4.01	54	7.88
39	4.24	55	8.12
40	4.52	56	8.36
41	4.71	57	8.61
42	4.95	58	8.85
43	5.19	59	9.08
44	5.43	60	9.24
45	5.68		

の線量になる Al 厚を求める．例えば，Al 厚が 5 mm（HVL）であるとすると，表 4·3 より内挿し 42.1 keV となる．

(2) 回転照射法[66]

CT 装置の半価層測定において固定照射法はある程度理想に近いが，すべての CT 装置で固定照射ができるとは限らない．これに対し回転照射法は，設定が困難な場合を想定し考案された方法である．

図 4·36 は回転照射法の幾何学的配置の模式図である．1 辺 25 cm 程度の鉛枠を作成し上部に 2 cm 程度の隙間を設ける．鉛厚は厚いほど良いが，目安として

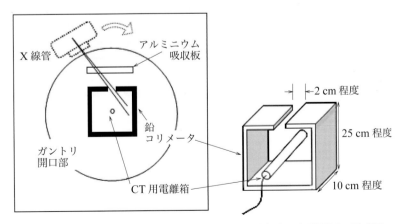

図 4·36　回転照射法における実効エネルギー測定時の実験配置の模式図

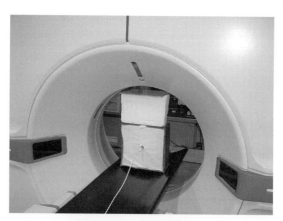

図4・37　回転照射法における実効エネルギー測定時の実験装置（全体写真）

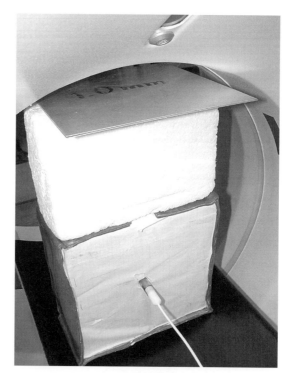

図4・38　回転照射法における実効エネルギー測定時の実験装置（拡大写真）
（ガントリ前面より）

3mm厚以上とする．鉛枠と線量計を回転中心に配置し，シングルスキャンにより照射する．Al吸収板は鉛枠の開口部から15cmほど上方で重ねていき，減弱曲線を作成し半価層を求める．

　図4・37，図4・38，図4・39は実際の測定時の写真である．

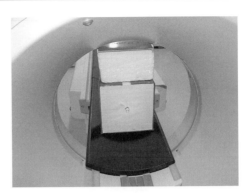

図 4·39 回転照射法における実効エネルギー測定時の実験装置（拡大写真）
（ガントリ後面より）

4·1·4 CTDI の測定方法

IEC（JIS）ではスキャン計画時における $CTDI_{vol}$ および DLP のモニタ表示が義務づけられている[10)11)14)21)〜23)]．本項では，IEC および JIS に準拠した CTDI の測定の実際について述べる．

〔1〕 データ収集および解析
（1） 使用機器
①ペンシル型線量計（図 4·40）

国家計量基準とトレーサビリティを持たせたもので，独立行政法人製品評価技術基盤機構の審査を受けて登録された校正事業者によって定期的に校正され，校正定数が明らかなものを使用する．また測定に際し気温，気圧の測定を行い，大気補正係数を算出しておく．

注記）使用する線量計が自動的に大気補正を行う場合は，気温，気圧の測定は省略可能である．

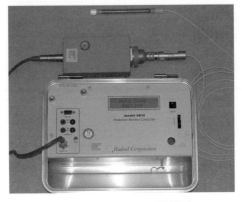

図 4·40 ペンシル型線量計

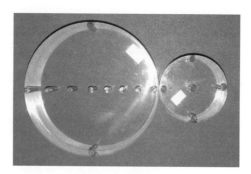

図4・41 メタクリル樹脂（PMMA）製円柱ファントム

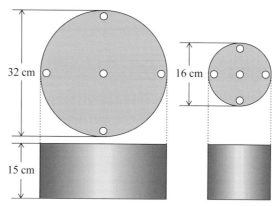

図4・42 メタクリル樹脂（PMMA）製円柱ファントム模式図

②メタクリル樹脂（PMMA：密度 $1.19 \pm 0.01\,\mathrm{g/cm^3}$）製円柱ファントム（図4・41，図4・42）

　頭部および小児用（16 cm）および腹部用（32 cm）を用意する．ファントムには中央と外周表面から1 cmの深さに4か所（周辺），計5か所にペンシル型線量計を挿入する孔が開けてある．測定箇所以外はメタクリル樹脂の棒を詰めて測定を行う．

(2) CTDIの計算式

① IEC60601 2-44 改訂3版（IEC 2-44 改訂3版）[10]（以下，IEC Ed.3）では，CT装置のビーム幅の拡大に対応するため IEC 2-44 改訂2版[8]より定義式の変更が行われた．$CTDI_{100}$ は，テーブル位置を固定し，1回転の照射を行ったときの線量プロファイル $D_1(Z)$ の回転軸（Z軸）に平行な直線に沿った積分値（積分範囲100 mm）を，名目上のX線ビーム幅または，100 mmのどちらか小さい値によって除したものと定義される．

$$CTDI_{100} = \frac{1}{\min(nT, 100\,\mathrm{mm})} \int_{-50\mathrm{mm}}^{50\mathrm{mm}} D_1(Z)dz \qquad (4\cdot21)$$

n　：1回転当りのスライス数
T　：公称スライス厚
$D_1(Z)$：Z軸に沿った積分線量

　MDCTへの適応を考慮し，設定上のビーム幅をBWとすると，次式のように定義できる．

$$CTDI_{100} = \frac{1}{\min(BW, 100\,\mathrm{mm})} \int_{-50\mathrm{mm}}^{50\mathrm{mm}} D_1(Z)dz \quad [\mathrm{mGy}] \qquad (4\cdot22)$$

BW　：設定上のビーム幅（$BW = n \times T$）
$D_1(Z)$：Z軸に沿った積分線量

② IEC 2-44 改訂 3.1 版[11]では，X線ビーム幅40 mm以下のビーム幅と40 mmを超えるビーム幅で，$CTDI_{100}$の定義式の変更が行われた．

ⅰ）$CTDI_{100}$：40 mm以下のビーム幅

　40 mm以下のビーム幅の$CTDI_{100}$は，テーブル位置を固定し，1回転の照射を行ったときの線量プロファイル$D_1(Z)$の，回転軸（Z軸）に平行な直線に沿った積分値（積分範囲100 mm）を，名目上のX線ビーム幅によって除したものと定義される（X線ビーム幅40 mm以下では，ED.2とED.3と測定方法は同じとなる）．

$$CTDI_{100} = \frac{1}{BW} \int_{-50\mathrm{mm}}^{50\mathrm{mm}} D_1(Z)dz \quad [\mathrm{mGy}] \qquad (4\cdot23)$$

BW　：設定上のビーム幅（$BW = n \times T$）
$D_1(Z)$：Z軸に沿った積分線量

ⅱ）$CTDI_{100}$：40 mmを超えるビーム幅

　40 mmを超えるビーム幅の$CTDI_{100}$は，Referenceとなるビーム幅（$BW = 20\,\mathrm{mm}$，もしくは20 mm以下で最も20 mm近いビーム幅）にて，テーブル位置を固定し，1回転の照射を行ったときの線量プロファイル$D_1(Z)$の，回転軸（Z軸）に平行な直線に沿った積分値（積分範囲100 mm）を，ReferenceのX線ビーム幅によって除したものに，$CTDI_{\mathrm{free\,air}}$を用いてビーム幅の補正係数を求め，これを乗じたものと定義される．

$$CTDI_{100} = \frac{1}{BW_{Ref}} \int_{-50\mathrm{mm}}^{50\mathrm{mm}} D_1(Z)dz \times \frac{CTDI_{free\,air,BW}}{CTDI_{free\,air,Ref}} \quad [\mathrm{mGy}] \qquad (4\cdot24)$$

BW_{Ref}　　　　：設定上のビーム幅20 mmまたはそれ以下で最も近いビーム幅
$D_1(Z)$　　　　：Z軸に沿った積分線量
$CTDI_{free\,air,BW}$：設定上のビーム幅の$CTDI_{free\,air}$
$CTDI_{free\,air,Ref}$：BW_{Ref}の$CTDI_{free\,air}$

ⅲ）$CTDI_{\mathrm{free\,air}}$の定義変更

　IEC Ed.3.1[11]では$CTDI_{\mathrm{free\,air}}$の定義変更も行われた．大きな変更点としては，計測を行う回転軸（Z軸）に平行な直線に沿った積分値の範囲Lが，BW+40 mm以上で，かつ100 mm以下にならないよう定められた．

$$CTDI_{free\ air} = \frac{1}{BW} \int_{-\frac{L}{2}}^{\frac{L}{2}} D_1(Z)dz \quad [\text{mGy}] \tag{4·25}$$

BW ：設定上のビーム幅（$BW = n \times T$）
$D_1(Z)$：Z 軸に沿った積分線量
L ：BW + 40 mm 以上で，かつ 100 mm 以下にならない

③ $CTDI_w$（weighted CTDI）

$$CTDI_w = \frac{1}{3} \cdot CTDI_c + \frac{2}{3} \cdot CTDI_p \quad [\text{mGy}] \tag{4·26}$$

$CTDI_c$：円柱ファントムの中心（center）における CTDI〔mGy〕
$CTDI_p$：円柱ファントムの周辺（peripheral）における CTDI の平均値〔mGy〕

④ $CTDI_{vol}$（volume CTDI）
● ノンヘリカルスキャンの場合：

$$CTDI_{vol} = \frac{BW}{\Delta D} \cdot CTDI_w \quad [\text{mGy}] \tag{4·27}$$

ΔD：テーブル移動間隔

● ヘリカルスキャンの場合：

$$CTDI_{vol} = \frac{1}{pf} \cdot CTDI_w \quad [\text{mGy}] \tag{4·28}$$

pf：ピッチファクタ（＝テーブル移動量〔1回転〕/BW）

(3) DLPの計算式

CTDIは，任意のスキャン範囲における平均線量といえる．これに対し，DLPはスキャン範囲全体の積分線量と定義され，ノンヘリカルスキャンおよびヘリカルスキャンのDLPは式（4·26）～式（4·28）で定義される．

● ノンヘリカルスキャンの場合：

$$DLP = \sum_i nCTDI_w \cdot BW \cdot C \quad [\text{mGy·cm}] \tag{4·29}$$

i ：1検査におけるスキャン計画数
BW ：設定上のビーム幅
C ：mAs値
$nCTDI_w$：mAs当りの $CTDI_w$

● ヘリカルスキャンの場合：

$$DLP = \sum_i nCTDI_w \cdot BW \cdot A \cdot t \quad [\text{mGy·cm}] \tag{4·30}$$

i ：1検査におけるスキャン計画数
BW ：設定上のビーム幅
A ：管電流
t ：検査の全取得時間
$nCTDI_w$：mAs当りの $CTDI_w$

または，
$$DLP = CTDI_{vol} \cdot L \quad [\mathrm{mGy \cdot cm}] \tag{4・31}$$
L：X線照射中の患者テーブルの移動量

注記）Lは，計画したスキャン長さよりも長い場合がある．

(4) $CTDI_{\mathrm{free\ air}}$ の測定

$CTDI_w$ の測定に先立ち，$CTDI_{\mathrm{free\ air}}$ の測定を行い，X線出力および管電流の直線性の確認を行う．また，前述したように IEC Ed.3.1 では，40 mm を超えるビーム幅の $CTDI_{100}$ の測定では $CTDI_{\mathrm{free\ air}}$ を用いてビーム幅の補正を行う．

① ビーム幅 60 mm 以下の場合の $CTDI_{\mathrm{free\ air}}$ 測定時の線量計の配置を**図 4・43** に示す．
- 測定位置はガントリ中心（X軸，Y軸）の空気中とする．
- ペンシル型線量計は，スキャン断面に垂直になるよう配置し，線量計の中心をガントリ中心（Z軸）に合わせる．
- ノンヘリカルスキャンにて照射を行い測定する．
- スキャン条件
  - 頭部・体幹部の代表スキャン条件に加え，臨床で使用している各設定スライス厚・各管電圧について測定する．
  - 管電流の直線性を確認するため，各管電圧の代表スキャン条件において管電流（最低管電流から最大管電流，間隔は任意）を変化させ測定する．
- 各スキャン条件について測定回数は5回を基本とする．ただし，最初の3回の表示値の変動係数が 0.05 以内であれば，3回の平均値を求める．変動係数が 0.05 を超える場合は5回の平均値を用いるが，装置側に問題がないか原因を特定する．
- 変動係数（C）は，標準偏差（S）を平均値（X_{ave}）で割った値で，次の式より求める．

$$C = \frac{S}{X_{ave}} = \frac{\left[\sum_{i=1}^{n}(X_i - X_{ave})^2/n-1\right]^{1/2}}{X_{ave}} \tag{4・32}$$

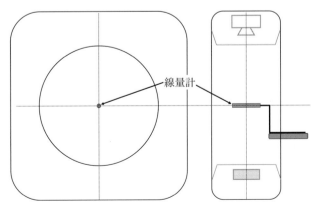

図 4・43 $CTDI_{\mathrm{free\ air}}$ 測定時の線量計の配置（ビーム幅 60 mm 以下の場合）

第4章　CTの線量計測

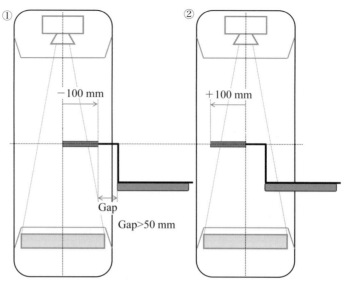

図4・44　CTDI$_{free\ air}$測定時の線量計の配置（ビーム幅60 mmを超え160 mm以下の場合）

②ビーム幅が60 mmを超える場合は，ビーム幅＋40 mm以上の有効長を持つ線量計による測定が必要となるが，100 mmを超える有効長の線量計を保有する施設は少ないと予想される．文献24では有効長100 mmのチェンバーを用いて，線量分布を2回または3回に分けて測定する方法が報告されているが，ここでは2回に分けて測定する方法を示す（図4・44）．
- 測定位置はガントリ中心（X軸，Y軸）の空気中とする．
- ペンシル型線量計は固定具等を使用して寝台に固定し，スキャン断面に垂直になるよう配置し，線量計の有効長先端をガントリ中心（Z軸）に合わせる．この際，線量計と寝台との間に，線量計の電離長（L）の1/2以上の距離をとるよう注意する．
- ノンヘリカルスキャンにて照射を行い測定後，寝台を100 mm移動し，線量計の有効長後端をガントリ中心（Z軸）に合わせ測定する．
- 線量計の位置を変更して得られた値を合算し，積分範囲200 mmの積分値とする．

(5) CTDI$_w$の測定

スキャン計画時にオペレータコンソール上に表示されるCTDI$_w$/CTDI$_{vol}$の測定を行う．
- ファントムおよび線量計の配置図を図4・45〜図4・47に示す．
- ファントムを寝台上に置き，X軸，Y軸，Z軸すべてがガントリ中心に位置するように配置する．この時，ファントムはスキャン断面に垂直となるようにアライメントを調整する（ファントムのアライメントの確認として，ファントム両端をスキャンし画像差分するのも有効である）．
- 各測定位置において，線量計の中心がファントム中心（Z軸）に位置するよう

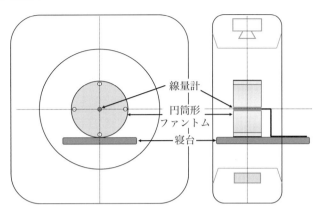

図 4・45　$CTDI_w$ 測定時のファントムおよび線量計の配置

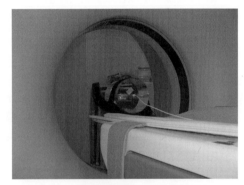

図 4・46　測定配置図（16 cm ファントムをヘッドレストに配置）

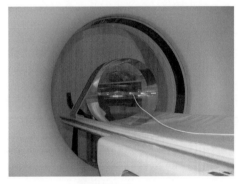

図 4・47　測定配置図（32 cm ファントムを寝台に配置）

に配置し，測定箇所以外はメタクリル樹脂の棒を詰める．
- ノンヘリカルスキャンにて照射を行い測定する．
- スキャン条件
  - 頭部・体幹部の代表スキャン条件に加え，臨床で使用している各設定スライス厚・各管電圧について測定する．
- 各スキャン条件について測定回数は 5 回を基本とする．ただし，最初の 3 回の

表示値の変動係数が0.05以内であれば，3回の平均値を求める．変動係数が0.05を超える場合は5回の平均値を用いるが，装置側に問題がないか原因を特定する．

［周辺部の測定値に関する注意事項］

周辺の測定値は照射開始角度，つまり回転方向のオーバースキャニングの影響によりばらつくことが知られている．10回の連続スキャン（ただし，休止時間設定は任意秒｜スキャン速度の1/10秒）を行い，平均値をとるなどの工夫が必要となる場合がある[25]．

(6) 計算[25]

①線量計に表示された指示値の補正を以下の式を用いて照射線量を求める．

$$X = X_{out} \cdot N_c \cdot k_1 \tag{4・33}$$

X ：照射線量

X_{out}：線量計の指示値

N_c ：校正定数(測定に用いた電離箱の国家標準に対する校正定数)

K_1 ：大気補正定数

［CTDI測定時の実効エネルギー測定について］

CTDIはIEC（JIS）規格において空気吸収線量で表され，ファントム材質（メタクリル樹脂）の吸収線量ではないため，質量エネルギー吸収係数を求める必要はない．また，測定に用いる線量計のエネルギー依存性が少なく，文献などでCT装置の実効エネルギーが明らかで，かつX線の実効エネルギーに対する線量計の校正定数が安定している場合は，CTDI測定時の実効エネルギーの測定は省略してもよい．

大気補正係数は，以下の式で求める．

$$k_1 = \frac{(273.2 + t)}{(273.2 + 22)} \cdot \frac{1013}{P} \tag{4・34}$$

t ：測定時の気温〔℃〕

P ：気圧〔hPa〕

②照射線量から空気吸収線量 D_{air}〔Gy〕を算出する．

● 線量計の表示値が〔C/kg〕の場合：

$$D_{air}〔Gy〕= X〔C/kg〕\times \frac{W}{e} = X〔C/kg〕\times 33.97〔J/C〕 \tag{4・35}$$

● 線量計の表示値が〔R〕の場合：

$$D_{air}〔Gy〕= X〔R〕\times (2.58 \times 10^{-4}) \times \frac{W}{e} = X〔R〕\times 0.00876〔J/kg〕 \tag{4・36}$$

③$CTDI_{free\,air}$・$CTDI_w$・$CTDI_{vol}$の算出する．

・式（4・21）～式（4・28）を用いて，$CTDI_{free\,air}$・$CTDI_w$・$CTDI_{vol}$を求める．

(7) 測定値の評価と管理

・算出した $CTDI_{free\,air}$・$CTDI_w$・$CTDI_{vol}$ に経時的な変化がないか記録する．

- 管電流の変化による X 線出力の直線性が保たれているか確認する．
- 測定値と CT オペレータコンソール表示値（CTDI$_{vol}$）の比較を行い，誤差および補正係数を求める．
- 測定間隔は，少なくとも半年に 1 回測定する[22]．また，X 線管球の交換時など大きな保守作業実施後にも測定を行う．

   注記）IEC Ed.3.0 以降に対応した CT 装置では，スキャン中に管電流を変調させる CT-AEC を使用した際に CT オペレータコンソールに表示される CTDI$_{vol}$ は一計画中の平均値を表示するが，IEC Ed.2 に対応した一部の CT 装置では，一計画中の最大値を表示する場合がある．オペレータコンソールの表示値を参照する際は，使用する CT 装置の表示内容を附属書などで十分に確認しておく必要がある．

第4章 CTの線量計測

◎演習（CTDIの測定）

〔1〕 準備

演習は「CTDI計算シートVer2.0.xlsx」と「CTDIデータシートVer2.0.xlsx」を使用する．

(1) 使用機器および測定条件の入力（図1）

「CTDI計算シートVer2.0.xlsx」の「① 使用機器及び測定条件」のタブを選択する．

「CTDIデータシートVer2.0.xlsx」の「① 使用機器及び測定条件」のタブを参照し，測定日・CT装置・線量計・プローブ型番・線量計表示値の単位（mGy・μC/kg・mR）・校正定数（Nc）・測定時の気温（t）〔℃〕・測定時の気圧（p）〔hPa〕・電離箱線量計の大気補正機能の有無（あり・なし）の入力を行う．

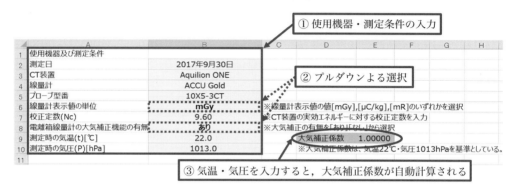

図1　使用機器および測定条件の入力

〔2〕 CTDI$_{free\ air}$の測定（図2）

「CTDI計算シートVer2.0.xlsx」の「② CTDIfreeair」のタブを選択する．

「CTDIデータシートVer2.0.xlsx」の「② CTDIfreeair」のタブを参照し，撮影条件の各項目を入力する．

「CTDIデータシートVer2.0.xlsx」の線量計の指示値（5回分）を選択し，コピー（またはCtrl+C）する．

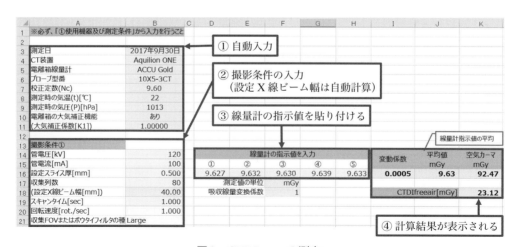

図2　CTDI$_{free\ air}$の測定

4・1 CT装置における線量計測

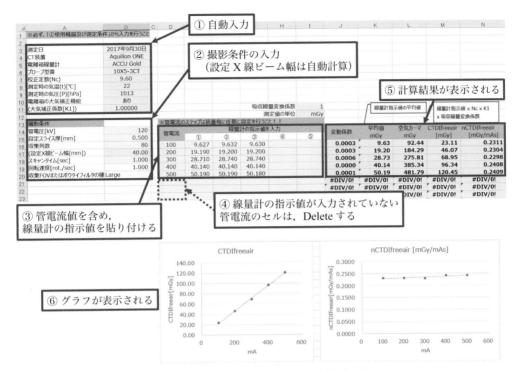

図3 CTDI$_{free\ air}$による管電流の直線性の確認

「CTDI計算シート Ver2.0.xlsx」の線量計指示値の入力欄に貼り付ける(またはCtrl+V)する.変動係数,平均値,空気カーマ値〔mGy〕,CTDI$_{free\ air}$〔mGy〕が計算される.

〔3〕　CTDI$_{free\ air}$による管電流の直線性の確認（図3）

「CTDI計算シート Ver2.0.xlsx」の「③CTDI$_{free\ air}$（管電流の直線性）」のタブを選択する.

「CTDIデータシート Ver2.0.xlsx」の「③CTDI$_{free\ air}$（管電流の直線性）」のタブを参照し,撮影条件の各項目を入力する.

「CTDIデータシート Ver2.0.xlsx」の管電流値を含めた線量計の指示値（3回分）を選択し,コピー（またはCtrl+C）する.

「CTDI計算シート Ver2.0.xlsx」の線量計指示値の入力欄に貼り付ける（またはCtrl+V）する.

※データシートの測定数が少ないため,貼り付けを行った箇所以外の管電流値はDeleteする.
変動係数,平均値,空気カーマ値〔mGy〕,CTDI$_{free\ air}$〔mGy〕,nCTDI$_{free\ air}$〔mGy/mAs〕が計算される.

※ nCTDI$_{free\ air}$（normalized CTDI$_{free\ air}$）は,mAsあたりのCTDI$_{free\ air}$の値であり,管電流と線量値の直線性を確認するための良い指標となる.

〔4〕　CTDI$_w$・CTDI$_{vol}$の測定（IEC Ed.3.0）（図4）

「CTDI計算シート Ver2.0.xlsx」の「④CTDI$_w$（IEC_ed3.0）」のタブを選択する.

「CTDIデータシート Ver2.0.xlsx」の「④CTDI$_w$（IEC_ed3.0）」のタブを参照し,撮影条件の各項目を入力する.

※「設定X線ビーム幅」が100 mmを超えた場合は,IEC 2-44改訂3版の定義式に従い,X線ビーム幅を100 mm（10 cm）としてCTDIの計算が行われる.

「min (BW, 100 mm)」,B19のセルを参照し,確認する.

第4章 CTの線量計測

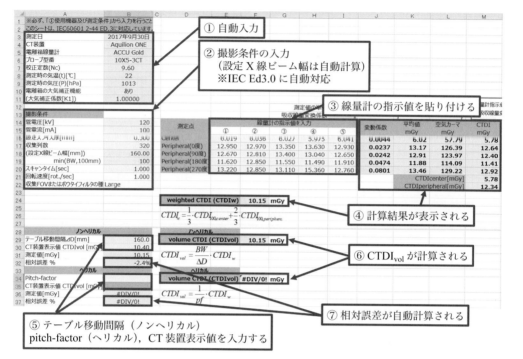

図4 CTDI$_w$・CTDI$_{vol}$の測定（IEC Ed.3.0）

「CTDIデータシート Ver2.0.xlsx」の各測定点（CenterおよびPeripheral 4点）における線量計の指示値（5回分）を選択し，コピー（またはCtrl+C）する．

「CTDI計算シート Ver2.0.xlsx」の線量計の指示値の入力欄に貼り付ける（またはCtrl+V）する．

変動係数，平均値，空気カーマ値〔mGy〕，CTDI$_{center}$〔mGy〕，CTDI$_{peripheral}$〔mGy〕，CTDI$_w$〔mGy〕が計算される．

ノンヘリカルスキャンではテーブル移動間隔 ΔD〔mm〕，ヘリカルスキャンではpitch-factorを入力することで，CTDI$_{vol}$が計算される．

〔5〕 CTDI$_w$・CTDI$_{vol}$の測定（IEC Ed.3.1）

「CTDI計算シート Ver2.0.xlsx」の「⑤CTDI$_w$（IEC_ed3.1）」のタブを選択する．

(1) X線ビーム幅40 mm以下の測定（図5）

「CTDIデータシート Ver2.0.xlsx」の「⑤CTDI$_w$（IEC_ed3.1）」のタブを参照し，「X線ビーム幅40 mm以下の測定」の撮影条件の各項目を入力する．

「CTDIデータシート Ver2.0.xlsx」の各測定点（CenterおよびPeripheral 4点）における線量計の指示値（5回分）を選択し，コピー（またはCtrl+C）する．

「CTDI計算シート Ver2.0.xlsx」の線量計の指示値の入力欄に貼り付ける（またはCtrl+V）する．

変動係数，平均値，空気カーマ値〔mGy〕，CTDI$_{center}$〔mGy〕，CTDI$_{peripheral}$〔mGy〕，CTDI$_w$〔mGy〕が計算される．

ノンヘリカルスキャンではテーブル移動間隔 ΔD〔mm〕，ヘリカルスキャンではpitch-factorを入力することで，CTDI$_{vol}$が計算される．

4・1 CT装置における線量計測

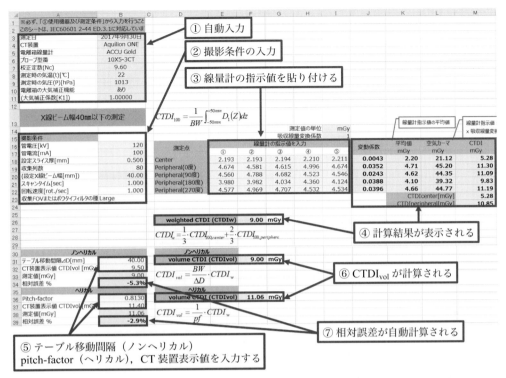

図5 CTDI$_w$・CTDI$_{vol}$の測定（IEC Ed.3.1 X線ビーム幅40 mm以下の測定）

(2) X線ビーム幅40 mmを超え，160 mm以下の測定（図6）

1) CTDI$_{Ref}$の測定

「CTDIデータシートVer2.0.xlsx」の「⑤CTDI$_w$（IEC_ed3.1）」のタブを参照し，「X線ビーム幅40 mmを超える測定」のCTDI$_{Ref}$の撮影条件の各項目を入力する．

※ CTDI$_{Ref}$のX線ビーム幅は20 mmもしくはそれ以下で一番近いビーム幅を用いる．

「CTDIデータシートVer2.0.xlsx」のCTDI$_{Ref}$の各測定点（CenterおよびPeripheral 4点）における線量計の指示値（5回分）を選択し，コピー（またはCtrl+C）する．

「CTDI計算シートVer2.0.xlsx」の線量計の指示値の入力欄に貼り付ける（またはCtrl+V）する．

2) CTDI$_{free\ air,Ref}$の測定

撮影条件は自動入力される（CTDI$_{Ref}$と同条件）．

「CTDIデータシートVer2.0.xlsx」のCTDI$_{free\ air,Ref}$の線量計の指示値（5回分）を選択し，コピー（またはCtrl+C）する．

「CTDI計算シートVer2.0.xlsx」のCTDI$_{free\ air,Ref}$の線量計の指示値の入力欄に貼り付ける（またはCtrl+V）する．

CTDI$_{free\ air,Ref}$が計算される．

3) CTDI$_{free\ air,BW}$の測定

「CTDIデータシートVer2.0.xlsx」の「⑤CTDI$_w$（IEC_ed3.1）」のタブを参照し，「X線ビーム幅40 mmを超える測定」のCTDI$_{free\ air,BW}$の撮影条件の各項目を参照し，「設定スライス厚」，「収集列数」の項目を入力する．他の撮影条件は自動入力される（CTDI$_{Ref}$と同条件）．

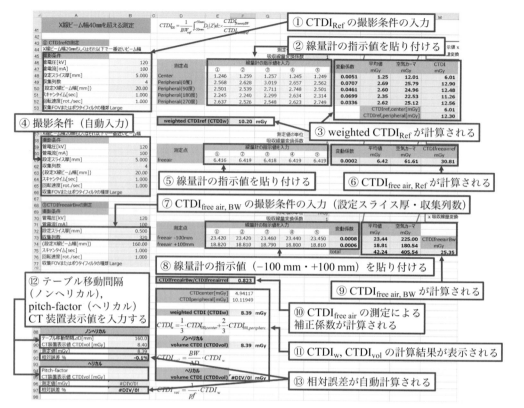

図6　$CTDI_w \cdot CTDI_{vol}$の測定（IEC Ed.3.1 X線ビーム幅40 mmを超え，160 mm以下の測定）

「CTDIデータシート Ver2.0.xlsx」の$CTDI_{free\ air,BW}$の線量計の指示値「freeair − 100 mm」，「freeair ＋ 100 mm」の線量計の指示値（5回分）を選択し，コピー（またはCtrl+C）する．

「CTDI計算シート Ver2.0.xlsx」の$CTDI_{free\ air,BW}$の線量計の指示値の入力欄に貼り付ける（またはCtrl+V）する．

「freeair − 100 mm」と「freeair ＋ 100 mm」の線量値が合算され，$CTDI_{free\ air,BW}$が計算される．

4）補正係数の算出および$CTDI_w$，$CTDI_{vol}$の計算

$CTDI_{free\ air,BW}$および$CTDI_{free\ air,Ref}$の測定結果より，$CTDI_{Ref}$の補正係数が計算され，補正後の$CTDI_{center}$，$CTDI_{peripheral}$，$CTDI_w$が計算される．

ノンヘリカルスキャンではテーブル移動間隔ΔD〔mm〕，ヘリカルスキャンではpitch-factorを入力することで，$CTDI_{vol}$が計算される．

4・1・5 CTDI・DLPの臨床応用

「Computed tomography dose index（CTDI）」は，測定方法も簡便であり再現性にも優れることから，ペンシル型線量計と測定用の円柱ファントムを所持している施設においては，装置の品質管理を行う上での線量評価方法としては最も一般的で有用な指標である．先般本邦でも初めて設定された診断参考レベル[27]においても各CT検査の線量指標としてCTDI$_{vol}$，DLPの値が用いられている．また，医用X線CT装置－基礎安全及び基本性能[28]の規定により，CTDI$_{vol}$，DLP，線量効率（Z方向における幾何学的効率）がCTオペレータコンソールに表示されており，測定システムのない施設においても，撮影プロトコル構築時の線量指標として多く用いられているものと考えられる．

本項では，CT検査の線量指標として用いられているCTDI・DLPの臨床応用について述べる．

〔1〕 X線CT装置の精度管理における線量評価

X線CT装置の受入試験および不変性試験項目として，CTDI$_{vol}$およびCTDI$_{air}$の測定が規定されている[29)30]．精度管理を行う上では受入試験以降，適時不変性試験を実施し，適切なX線出力が維持されていることを確認する必要がある．これは，検査目的に合致した画質を得るための線量が出力されていることの確認および検査目的を達成するために必要な線量よりも多くX線が出力されていないかを確認することにつきる．すなわち，X線出力の経時的な変化を定期的に計測することは，被ばく線量の管理だけでなく画質保証，特にノイズ特性および低コントラスト分解能にも関連しているといえる．測定システムを保有していない施設では，定期点検項目に加えるなどして実施すべきである．

〔2〕 版（Ed.）の違いによるCTDI[31)32]

4・1・1項〔10〕で，CT装置の高度化によりIEC/JIS規格が暫時改訂されたことを述べた．ここでは版（Ed.）によるCTDIの値の違いについて，測定例を図4・48に示す．測定は，有効電離長300 mmのCT用電離箱線量計（Type 30017（PTW））を使用して，各ビーム幅に対するCTDI$_w$を測定している．スキャン条件は，管電圧：120 kV，管電流：200 mA，回転速度：1.0 s/rot.（200 mAs），SFOV：400 mm，ボウタイフィルタ：Lである．各ビーム幅に対するCTDI$_{air}$測定時の積分範囲は，IEC 2-44 Ed. 3.1でBW+40 mm以上と規定されている．ビーム幅160 mmにおける各定義式における数値は，改訂2版で13.2 mGy/100 mAs，改訂3版で21.1 mGy/100 mAs，そして改訂3.1版では11.9 mGy/100 mAsと大きく異なっている．この傾向は，ビーム幅が100 mmを超えると版毎にCTDI$_w$が異なることがわかる．また，改訂3版（2-44 Ed. 3.0）で問題となったオーバービーミングに対する矛盾は，改訂3.1版（2-44 Ed. 3.1）において解消されている．

またCT-AEC使用時のCTDI$_{vol}$の表記は，改訂3版（2-44 Ed. 3.0）の項番201.3.214, 2)のヘリカルスキャン注記2で，"CTDI$_{vol}$が変化する場合は，時間によって重み付けしたCTDI$_{vol}$の平均を用いる"ことが規定されている．しかし，改

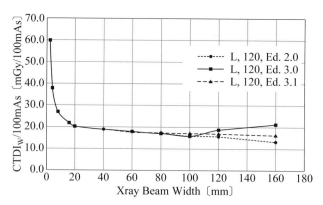

図4・48　版（Ed.）の違いによるビーム幅に対する$CTDI_w$
（出典：村松禎久，他：日獨医報，第61巻第1号，pp. 52-59(2016)）

訂2版までは特に規定されていなかったために，製造メーカによっては安全側に立ってスキャン範囲内の$CTDI_{vol}$の最大値を操作モニターに表示する機種もあり，現在でも実稼働している．

つまり，装置が販売された時期により採用している版（Ed.）が異なっている．したがって版が異なれば，全く同じスキャンが行われても，$CTDI_{vol}$の値は異なることになる．なお，DLPは照射した範囲の全体線量として表示されるため，版による表示の差異はない．平均の$CTDI_{vol}$の表示されない機種の場合は，DLPをX線照射中の患者テーブルの移動量で除すことによって，そのスキャンの平均の$CTDI_{vol}$を求めることが可能である．

〔3〕　CTDI測定の被写体サイズに対する考察

CTによる被ばくは中心部よりも辺縁部のほうが高く，その比率は装置固有の付加フィルタおよびスキャン用フィルタ（ボウタイフィルタ）の形状によって変化する[33]．CTオペレータコンソールに表示されている$CTDI_{vol}$（$CTDI_w$）は，中心部と辺縁部の線量を重み付けした線量指標値であるため，実際の測定を行わなければ，中心部と辺縁部の線量比率を知ることはできない．

図4・49に，16 cmファントムによるCTDI測定結果を示す．$CTDI_w$が46.4 mGyに対して$CTDI_{center}$が43.8 mGy，$CTDI_{peripheral}$が47.8 mGyであり，それぞれ$CTDI_w$に対して0.94倍，1.03倍の線量となっている．これよりファントム径が小さい場合（被写体が小さい場合）においては，中心部と辺縁部において線量に大きな差のないことが理解できる．

図4・50に，32 cmファントムによるCTDI測定結果を示す．$CTDI_w$が25.9 mGyに対して$CTDI_{center}$が14.6 mGy，$CTDI_{peripheral}$が31.6 mGyであり，それぞれ$CTDI_w$に対して0.56倍，1.22倍の線量となっている．ファントム径が大きい場合（被写体が大きい場合）においては，中心部と辺縁部において線量に大きな差があることが確認できる．これより，体表面の臓器の被ばく線量がCTオペレータコンソールに表示されている$CTDI_{vol}$($CTDI_w$)の線量値よりも高い値となっていること

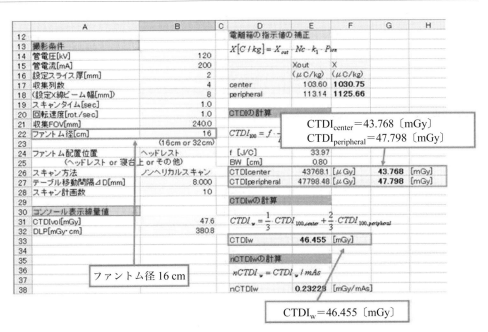

図4・49　16 cmファントムによるCTDI測定結果

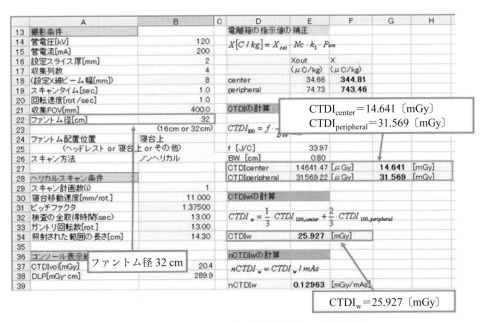

図4・50　32 cmファントムによるCTDI測定結果

を予測することができる．

4・1・1〔7〕のSSDEで述べたように，$CTDI_{vol}$は被検者のサイズを考慮していない指標値であること，またSSDEも面内の線量を一元表示するため，線量分布を推測することは困難である．したがって，実際にCTDIの測定を行い$CTDI_w$に対する$CTDI_{center}$，$CTDI_{peripheral}$の線量比率を知っておくことは，CT検査における被検

者の被ばくをより理解するために重要である．

〔4〕 診断参考レベル

診断参考レベル（Diagnostic Reference Levels：DRLs）は，ICRP publication 73[34]において示された概念で，線量限度や線量拘束値のような制限値ではなく，拘束力を持たない参考値であり，ICRPは医療被ばくにおける放射線防護の最適化のためのツールとして診断参考レベルの利用を推奨している．ICRP publication 103[35]では，"特定の画像化手法から患者が受ける線量レベルが，著しく高いかあるいは低いかを示す指標として診断参考レベルは使用される"と示されており，線量レベルが診断参考レベルを超えている場合，臨床的に正当な理由がない限り，線量が最適化されているかどうか，臨床現場で検討されるべきとしている．これは，使用している装置の性能やプロトコルなどを調査し，高い線量となっている原因を突き止め，適正な線量となるよう対策を講じるべきであることを意味する．また，ICRP publication 73[34]では，診断参考レベルは，通常，容易に測定される線量，空気中の吸収線量，あるいは単純な標準ファントムや代表的な患者の表面の組織等価物質における吸収線量に適用されると定義している．例えば，CT検査では，線量指標である$CTDI_{vol}$，DLPが該当する．診断参考レベルは，一般的に，各放射線診断検査を受診した標準的体格を有する患者を対象とする線量分布の第3四分位数（75パーセンタイル）の値が選択される．この値は，国または地域に固有のものであり，職業的な医学団体によって選択されるべきであるとされており，いったん国や地域でDRLが設定された後も，機材や診療の変化に従い，定期的に見直されるべきとされている．

海外の多くの国々では，すでに診断参考レベルを取り入れており，欧州では1997年EUの欧州指令（Council/Directive 97/43/Euratom）によって医療放射線防護の枠組みが定められ，その中で，診断参考レベルの確立がEU加盟国に求められ，診断参考レベルを取り入れている．米国では，ACR（American College of Radiology），AAPM（American Association of Physicists in Medicine），NCRP（National Council on Radiation Protection and Measurements）によって示された診断参考レベルが事実上の標準となっている．

日本では，2000年に日本診療放射線技師会によって「医療被ばくガイドライン（低減目標値）」[36]として，線量調査の平均値を参考に低減目標値が提示され，2006年に改訂[37]が行われたが，国内のDRLとして認められるまでは至っていなかった．その後，2010年に，医療放射線に関連した様々な団体・関係者間で医療被ばく関連の研究情報を共有して連携するための組織として医療被ばく研究情報ネットワーク（Japan Network for Research and Information on Medical Exposure：J-RIME）が設立された．その活動の一環として，2014年に各構成団体から委員の派遣を受けてDRLワーキンググループが作られ，CT検査を含む各種放射線診断検査および核医学検査における線量の実態調査結果に基づいて議論が行われ，2015年6月に関連団体の承認のもと，日本の診断参考レベルが決定された[38]．

表4·4に成人CT検査，表4·5に小児CT検査における日本の診断参考レベル（DRLs 2015）を示す．成人CT検査については，日本医学放射線学会が2014年

表4·4　成人CT検査の診断参考レベル[38]

検査プロトコル	CTDI$_{vol}$〔mGy〕	DLP〔mGy·cm〕
頭部単純ルーチン	85	1,350
胸部1相	15	550
胸部〜骨盤1相	18	1,300
上腹部〜骨盤1相	20	1,000
肝臓ダイナミック*	15	1,800
冠動脈	90	1,400

・標準体格は体重50〜60 kg, ただし, 冠動脈のみ体重50〜70 kg
・肝臓ダイナミックは, 胸部や骨盤を含まない

表4·5　小児CT検査の診断参考レベル[38]

	1歳未満		1〜5歳		6〜10歳	
	CTDI$_{vol}$〔mGy〕	DLP〔mGy·cm〕	CTDI$_{vol}$〔mGy〕	DLP〔mGy·cm〕	CTDI$_{vol}$〔mGy〕	DLP〔mGy·cm〕
頭部	38	500	47	660	60	850
胸部	11(5.5)	210(105)	14(7)	300(150)	15(7.5)	410(205)
腹部	11(5.5)	220(110)	16(8)	400(200)	17(8.5)	530(265)

・16 cmファントムによる値を示し, 括弧内に32 cmファントムによる値を併記した.

に専門医修練機関443施設より収集した1日間のCT検査の撮影条件, また, 日本診療放射線技師会が2013年に307施設より収集した撮影条件の調査結果に基づいて, 診断参考レベルが設定されている. ただし, 冠動脈以外のプロトコルでは標準体格を体重50〜60 kgと定め, 冠動脈プロトコルでは標準体格を体重50〜70 kgと定めており, それぞれ標準体格の患者を対象として, 2つの調査結果の線量分布の75パーセンタイルを参考に診断参考レベルが設定されている. 小児CT検査については, 前述の日本放射線技師会による調査結果, また, 日本放射線技術学会竹井班が196施設から収集した撮影条件の調査結果に基づいて, 年齢層別に, 2つの調査結果の75パーセンタイルを参考に診断参考レベルが設定されている.

　DRLs2015の公表を受けて, 各医療施設においてDRLs2015との比較検討が進められている. 図4·51は, ある医療施設で行われた成人CT検査時のCTDI$_{vol}$とDRLs2015を比較した例を, また図4·52は, 同様にDLPについて比較した例を示している. この医療施設における線量データの収集には線量管理システムが使用された. Scanner A, Bともに, DRLs2015を超えていない. Scanner Aは逐次近似応用再構成（Hybrid IR）が装備されており, Scanner Aの方がScanner Bよりも全体的に低いことが示されている. これらのデータを基に施設内での放射線科医と議論が行われ, 線量データ収集を継続し定期的に検証することとなった.

〔5〕 CT Dose Check

　米国において, 頭部CT Perfusion検査で撮影条件が不適切であったため線量が過剰となり, 多数の患者に脱毛を生じる医療事故が発生した. このようなCT検査における過剰照射を防ぐことを目的として, 2010年10月, 米国の国内規格である

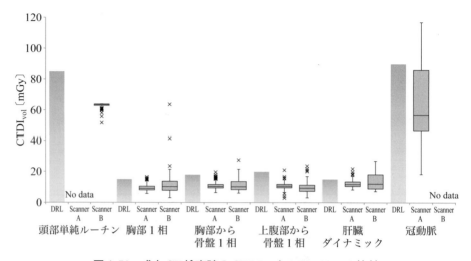

図4・51　成人CT検査時のCTDI$_{vol}$とDRLs2015の比較

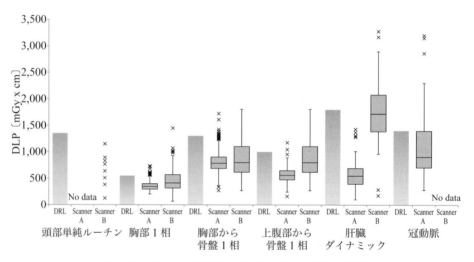

図4・52　成人CT検査時のDLPとDRLs2015の比較

National Electrical Manufacturers Association（NEMA）standards Publication XR 25-2010（Computed Tomography Dose Check）が制定された．また，2012年にCT装置の安全規格（International Electrotechnical Commission（IEC）60601-2-44 Ed. 3.1）で規格化された．この規格では，CTユーザに対して各スキャンプロトコルで"Notification value"と"Alert value"を設定することを課しており，最新のCT装置には，このような"CT Dose Check"機能が搭載されている．

　"Notification value"は，標準的な線量を超過するプロトコルの検出を目的としている．撮影を行う前に，撮影条件から推定される線量と，設定したNotification valueを比較して，撮影条件から推定される線量がNotification valueを超える場合に注意表示を行う（図4・53）．Notification valueは，診断参考レベルや施設基準値を参考として，撮影条件の種類ごとに複数設定することができる．Notification

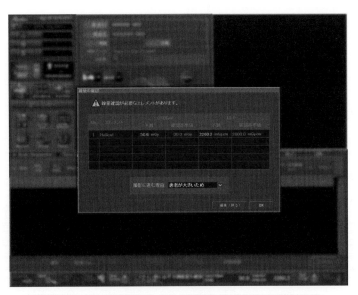

図4・53 Notification valueを超えた場合の注意表示例

表4・6 Notification Valuesの例[40]

CT Scan Region	CTDI$_{vol}$ Notification Value〔mGy〕
Adult Head	80
Adult Torso	50
Pediatric Head	
<2 years old	50
2–5 years old	60
Pediatric Torso	
<10 years old (16-cm phantom)	25
<10 years old (32-cm phantom)	10
Brain Perfusion (examination that repeatedly scans the same anatomic level to measure the flow of contrast media through the anatomy)	600
Cardiac	
Retrospectively gated (spiral)	150
Prospectively gated (sequential)	50

valueの例を**表4・6**に示す．しかし，実際には各施設のCT装置毎にNotification valueは決定されるべきである．具体的な方法としては，後述する「〔6〕線量管理システム」により収集された線量指標をプロトコルごとに統計解析し，75パーセンタイルを初期値として設定する案が報告されている．

一方，"Alert value"は，患者一人に許容する線量の超過を防ぐことを目的としている．1回の検査で複数回スキャンを行う場合，スキャンごとの線量を累積し，次のスキャンの推定線量を加えた累積線量が，設定したAlert valueを超える場合，警告表示を行う（**図4・54**）．Alert valueは，検査の対象（成人，小児または頭部，

第4章　CTの線量計測

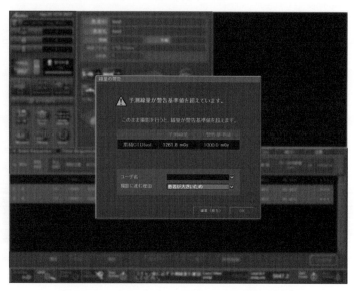

図4・54　Alert valueを超えた場合の警告表示例

体幹部など）に応じて設定される．IEC規格では，Alert valueの設定値として，皮膚に対する確定的影響（一過性紅斑）の目安である2Gyを提案している[11]．

〔6〕　線量管理システム（Dose Index Registry：DIR）

　Dose Index Registry（DIR）とは，各医療施設で行われている放射線診断検査における線量情報の登録制度である．代表的なDose Index Registry（DIR）の事例として，現在米国で実施されているACR-DIR（American College of Radiology-Dose Index Registry）が挙げられる．図4・55にACR-DIRの概略図[41]を示す．検査終了後，CT装置からDICOM規格に従った被検者毎の線量レポート（DICOM DoseSR）が排出される．これをPCサーバに転送し，専用のソフトウェア（TRIAD）によりCT装置別の線量指標（$CTDI_{vol}$, DLP）を抽出する．施設内での

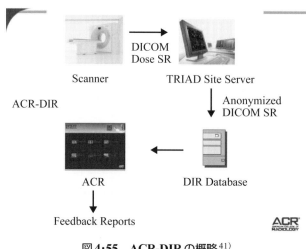

図4・55　ACR-DIRの概略[41]

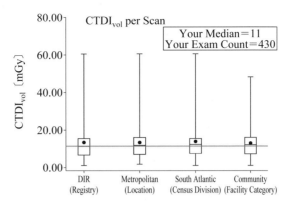

図4・56 胸部CT検査時のCTDI$_{vol}$に関するDIRレポート[42]

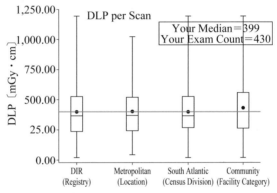

図4・57 胸部CT検査時のDLPに関するDIRレポート[42]

線量指標が統計解析され，パーセンタイル値，平均値，中央値および標準偏差などのデータとして把握することが可能となる．また，患者情報の匿名化が行われた後，ACRの中央サーバに転送される．ACRでDIRに登録している全施設の線量データの統計解析が行われ，全米の線量データと共に各施設にフィードバックされ，全米内の登録データとの比較・評価を行うことができる．図4・56に胸部CT検査時のCTDI$_{vol}$，図4・57に胸部CT検査時のDLPに関するDIRレポートの例[42]を示す．2014年時点で，1,000以上の施設がACR-DIRに参加しており，スキャン数1,000万以上の線量データが収集されている[43]．

日本国内では，現時点では，ACR-DIRに匹敵する規模の一元管理システムは構築されていないが，複数の医療施設から線量情報を収集するシステムの研究がいくつか運用されている．その事例の一つとしてCombined Application Dose Index（CADI）が挙げられる．これは，肺がんCT検診における線量および画像の精度管理にDIRを応用し，開発されたソフトウェアである[44)45)]．図4・58にCADIの概略と運用体系を示す[46)47)]．CADIは，画像表示，画像処理，統計解析および匿名化処理機能を有しており，ソフトウェア全体は国際標準規格であるDICOMおよび

第4章　CTの線量計測

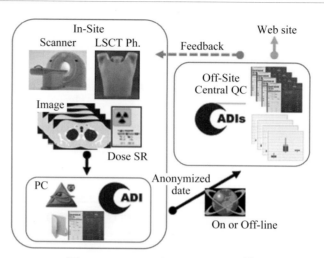

図4・58　CADIの概要と運用体系[46]

IHE-REM規格に準拠している．CADIがインストールされた汎用のPCに，CT装置からCT画像およびDICOM DoseSRが転送されると，CADIによって情報が匿名化され，さらに，解析センター内のCADIサーバへ転送される．CADIサーバには各施設からのデータが転送され，データベースが構築される．そして，線量と画質の解析が行われ，各施設にフィードバックされる．また，解析センターに集められた他施設の撮影画像や撮影プロトコル，被ばく線量などを比較することが可能である．なお，これらの成果は2018年4月より開始される肺がんCT検診における施設認定事業の一部に導入予定である．

4・2 CT検査における線量計測

本節では，実際のCT検査において被検者（患者）が受ける被ばく線量評価法について解説を行う．ここでいう被検者被ばく線量とは，被検者の体内の組織・臓器の吸収線量を意味するが，実際の人体で測定することは不可能である．したがって，人体を模擬したファントム（人体ファントム）の中の対象となる臓器位置に，小型線量計（熱ルミネセンス線量計（Thermo-Luminescence Dosimeter：TLD），蛍光ガラス線量計，半導体線量計など）を挿入して測定する必要がある．

人体（型）ファントムによる測定は，ファントム自体が高価であり，かつ多数の小型線量計が必要となる．近年は，人体型の数学ファントムとモンテカルロシミュレーションを用いた計算による方法も多く用いられている．

4・2・1 実効線量による評価の考え方と活用

等価線量（Equivalent Dose），実効線量（Effective Dose）は，ICRP（International Commission on Radiation Protection）により考案・採用されている被ばく線量の概念である．ICRPでは，放射線による被ばく量を物理量（照射線量，吸収線量など）と評価量に分類し，さらに評価量の中でも個々の人体について実測不可能（あるいは困難）な防護量である等価線量・実効線量と，実測もしくは計算が容易な実用量（周辺線量当量，方向性線量当量，個人線量当量）に分類している．

ここでは，等価線量と実効線量についてその考え方と，測定法および計算法について解説を行う．

〔1〕 実効線量の評価の考え方
(1) 等価線量の計算式

等価線量 H_T（単位〔Sv〕）は，組織・臓器ごとの放射線の種類による影響の程度を加味した防護量である．X線CT検査によって，ある組織もしくは臓器が，全体に平均として $D_{T,R}$〔Gy〕の吸収線量を受けたとする．この吸収線量に，放射線の種類ごとの放射線加重係数 w_R を乗じたものが，その組織もしくは臓器の等価線量〔Sv〕と定義（式（4・37））されている．なお，R の総和となっているのは，この概念が医療被ばくだけを想定しているものでないため，複合的に被ばくする状況，例えば，ガンマ線と中性子を同時に浴びるような状況を想定しており，R は放射線の種類を表している．X線CTで考えなくてはならないのはX線のみであり，光子の場合の放射線加重係数 w_R は1であるため，吸収線量値〔Gy〕が，そのまま等価線量値〔Sv〕となる．

$$H_T = \sum_R w_R D_{T,R} \tag{4・37}$$

(2) 実効線量の計算式

実効線量 E（単位〔Sv〕）は，全身に均等もしくはある範囲に対する不均等被ばくが起こった場合の，全身の被ばくを評価するための防護量である．すなわち，放射線による発がんおよび遺伝的影響を対象に，多くの実験や疫学的データをもと

に，各組織・臓器についてのリスクの割合を考慮し，それを全身で加重平均したものである．これを求めるためには，照射を受けた組織・臓器ごとの等価線量 H_T に，おのおの与えられている組織加重係数 w_T を乗じ，それをすべての臓器について積算して求める．これを式（4·38）に示す．

$$E = \sum_T w_T H_T \tag{4·38}$$

組織加重係数は，加重平均という性質上，すべての臓器の組織加重係数を積算すると 1.0 となる．組織加重係数について，1990年勧告として使われてきた ICRP Publication 60[48] の値と最新の Publication 103[49] による値を，表4·7に示す．

表4·7 組織加重係数

臓器・組織 T	ICRP60 w_T	ICRP103 w_T
赤色骨髄	0.12	0.12
結腸	0.12	0.12
肺	0.12	0.12
胃	0.12	0.12
乳房	0.05 →	0.12
生殖腺	0.20 →	0.08
膀胱	0.05 →	0.04
肝臓	0.05 →	0.04
食道	0.05 →	0.04
甲状腺	0.05 →	0.04
皮膚	0.01 →	0.01
骨表面	0.01	0.01
脳	— →	0.01
唾液腺	— →	0.01
その他	0.05(10種) →	0.12(13種)
合計	1.0	1.0

性別の違いによりリスクの影響が異なる臓器（乳腺）や，リスクを受ける臓器位置が異なる臓器（精巣，卵巣）がある．ICRP Publication 60 もしくは，それ以前の勧告においては，男性と女性の計算を別に行い性別ごとに示していた．また，乳房を除いた男性の実効線量と乳房を除いた女性の実効線量の平均を求め，これに乳房の等価線量を加えて，男女の平均的な実効線量を求めるとされていた．一方，Publication 103 では，男性と女性でそれぞれ乳房の等価線量・生殖腺の等価線量を加えた計15の臓器・組織（残りの臓器のグループを1つのもの［その他：remainder］として含む）の等価線量 H_T^M, H_T^F から，それぞれ実効線量を求め，平均して男女の平均的な実効線量とすることが示された（式（4·39））．

$$E = \sum w_T \left[\frac{H_T^M + H_T^F}{2} \right] \tag{4·39}$$

残りの臓器（remainder）の中にも，男女で別のものがある．男性では前立腺，女性では子宮・子宮頚部である．これを含め，男女それぞれ計13の臓器の等価線

量を単純に加算平均して，その他の臓器（remainder）の等価線量 H_{rem}^M, H_{rem}^F を求める（式（4·40））．

$$H_{\text{rem}}^M = \frac{1}{13}\sum_T^{13} H_T^M \quad \text{and} \quad H_{\text{rem}}^F = \frac{1}{13}\sum_T^{13} H_T^F \tag{4·40}$$

〔2〕 実効線量の活用と利用上の注意点

　組織・臓器線量もしくは等価線量を知ることによって，撮影条件の違いにより，実際に被ばく線量がどのくらい異なるのかを定量的に比較することが可能となる．これは，1台の装置の中だけでなく，異なった装置間の比較も可能であるし，異なったモダリティ間でも可能である．また，最終的に得られた実効線量を用いて，総合的な比較ができ，これをもって撮影条件の最適化の指標とすることも可能である．

　CT検査を行う条件で実際に測定をしたときに，ほとんどの場合，組織・臓器吸収線量は最大数十mGy程度となることがわかっている．放射線障害におけるいろいろな確定的影響のしきい値と比較しても全く影響がない程度の量である．ICRPは，妊婦の場合の受精卵もしくは胎児について，その中絶を慎重に考慮するしきい値を100 mGyとしている[50]．子宮や卵巣の臓器線量を定量的に示すことによって，1回のCT検査で，それがしきい線量に至らないことが明らかになり，患者への説明という観点から有効利用が可能となる．

　一方，組織・臓器線量もしくは等価線量・実効線量は確定的影響の評価値として有効に利用できる反面，確率的影響すなわちリスク評価での使用については，以下のような注意が必要とされている．

　等価線量と実効線量は，本来，防護量と呼ばれ，物理量とは異なる．したがって，物理量である吸収線量から，各種計算を行って求めることは先に述べたとおりである．ICRPでは，実効線量の使用方法について，以下のように説明している．

- 防護の計画と最適化のための前もった線量評価
- すでに行った行為について，線量限度への準拠を示すための線量評価

（実効線量は，線量限度や線量拘束値に準拠していることを示す手段となる．）
また，以下のようにも説明している．

- 実効線量は，標準人の被ばく線量を表しており，特定の個人の線量を表していない．特定の個人の臓器固有のリスクを求める場合，より正確な臓器・組織線量評価が必要である．
- 実効線量は放射線防護の目的で考案された量であるので，疫学研究に用いることには適していない．

　すなわち，実効線量は，異なったX線CT装置間や，異なったスキャンパラメータ間での被ばく線量の違いを比較したり，それに基づき最適化を行ったりする手段として，また，ガイダンスレベルや診断参考レベル[51]などとの比較のために使用するのには有効であるが，近年，新聞報道などでよく話題になる医療被ばくのリスク推定には用いるべきではないということである．また，極めて限局的であり，不均等な被ばくとなるIVRを行う場合の，患者被ばくの評価や分析に，実効線量を用いることには問題が残ることも述べられている．この点は，冠動脈CT検査に代表されるように，高い出力かつ低いピッチファクタで限局的なスキャン範囲

（150 mm 程度）では，実効線量による評価は問題が残るといえる．

4・2・2 人体ファントムを用いた線量測定の方法

〔1〕 使用機材

(1) 人体型ファントム

現在，ランドファントム，日本人成人男性ファントム，日本人小児ファントムなどが入手可能である．これらの例を図4・59に示す．これらは軟部組織等価物質，骨等価物質，肺等価物質などで構成されている．メーカによって異なるが，一部のメーカでは，体軸に直交する層の切り幅や線量計を入れる孔の位置など指定することができる．

線量計はTLDや蛍光ガラス線量計などがよく用いられる．近年では小型の半導体線量計を用いた例も見られる．また，ラジオクロミックフィルムを用いることも可能である．

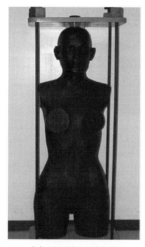 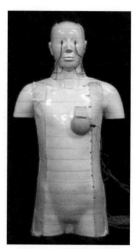

(a) ランドファントム　　(b) THRA−1（(株) 京都科学：一部加工を施したもの）

図4・59　人体ファントムの例

(2) 小型線量計

● 熱ルミネセンス線量計（Thermo-Luminescence Dosimeter：TLD）

放射線が照射された素子を高温で加熱することで，照射した放射線の線量に比例した蛍光量を発生する線量計．TLDの一例を図4・60に示す．TLD素子としては，LiF，BeO，CaSO$_4$，Mg$_2$SiO$_4$などがよく利用されている．低原子番号で人体組織に近い吸収係数を持つLiFやBeOは，感度が低いがX線CTで使われるエネルギー帯（30～70 keV）でのエネルギー依存性が小さい．一方，高原子番号のCaSO$_4$，Mg$_2$SiO$_4$は，感度が高いがエネルギー依存性が大きい．また，形状も，粉末，ガラス管封入型，棒状，板上など各種市販されているため，用途に応じて素子の種類を選択することができる．TLD素子は，アニーリングするこ

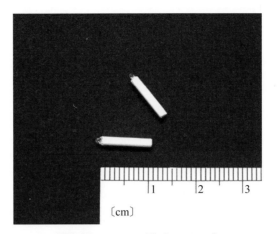

図 4·60　TLD の例（Mg_2SiO_4）

とで繰り返し使用することができるが，一度読み取りを行うと情報が失われるため再度読み取りを行うことができない．

- 蛍光ガラス線量計

　銀イオンを含有した銀活性リン酸塩ガラス素子に放射線を照射し，紫外線レーザ光を照射すると，照射した放射線の線量に比例した蛍光量を発生する線量計．蛍光ガラス線量計は，診断領域のX線に対するエネルギー依存性が大きいため，診断領域の線量を測定する際には，低エネルギー補償用スズフィルタ入りのホルダーにガラス線量計素子を入れて使用することが推奨されている．蛍光ガラス線量計は，放射線照射によってできる蛍光中心が，読み取り操作によって消滅しないため，繰り返し読み取り操作を行うことが可能である．また，TLDと同じく，アニーリングすることで繰り返し使用することができる．さらに，蛍光ガラス線量計素子間のばらつきが小さく，フェーディングは無視できるほど小さい．

- 半導体線量計

　入射放射線の損失エネルギーに比例した数の電子-正孔対が空乏層または真性半導体領域に生じ，半導体中の電場に沿って移動することで電流が流れる現象を利用した線量計．半導体線量計は，データ読み取りに即時性があるため，比較的簡便に線量測定を行うことができる．しかし，1回の測定に使用できる本数には限度がある．

〔2〕　人体型ファントムとTLD素子を用いた線量測定

(1)　TLD の準備

　TLD素子はあらかじめ，アニーリングを行っておく．次に，アニーリングの済んだTLD素子を人体ファントムにセットする．このとき，TLD素子をファントムの各臓器挿入位置に直接挿入してもよいが，TLD素子の汚れを防ぎ，蛍光灯の光などによるバックグランドの上昇を極力減らすために遮光のできるケース（カーボンファイバなどの材質）を作成して，それに入れてからファントムにセットする．また，エネルギー依存性は小さいが感度の低い種類のTLDを直接線の当たる範囲に，エネルギー依存性が大きいが感度が高い種類のTLDを直接線の当たらない範

表4·8 赤色骨髄と骨の重量比（成人）

骨	重量比	
	骨髄 M_i	骨格 B_i
肩甲骨	0.029	0.031
鎖骨	0.008	0.012
胸骨	0.030	0.005
肋骨	0.152	0.073
頚椎	0.037	0.014
胸椎	0.153	0.042
腰椎	0.117	0.035
仙骨	0.094	0.020
寛骨	0.195	0.084
大腿骨	0.074	0.186

囲に，それぞれ使い分ける．人体ファントムは，一般に体軸方向に一定間隔の厚みで切断されており，各層にTLDなどが挿入できる孔が開けてある．孔の位置は，ある製品では，一定間隔の格子の交点にあり，あるものではユーザの要求に基づき，任意に開けてくれる．ここで，各組織・臓器の位置や範囲をどのように決定するか，また，どのくらいの間隔でいくつ配置するかは特に取り決めがなく，ユーザに任される．解剖の専門家の意見や実際の臨床画像，もしくは解剖学書を参考に位置と範囲を決め，間隔や個数は，用意できる素子の数で調整する．

特に，広い範囲にまたがる組織・臓器についてはそれぞれの主要な位置に素子を配置し，加重平均する必要がある．この中で，結腸については，上部と下部に分け，後の測定値の取扱いに従い計算する．また，骨髄吸収線量と骨表面吸収線量についてはいろいろな考え方があるが，ICRPのデータ（**表4·8**）[52] に基づき素子を配置し，重量比を用いて加重平均する方法が適当である．皮膚吸収線量については，直接線の当たる範囲に素子をいくつか配置し，その平均吸収線量に，皮膚の総表面積に対する直接線の当たった面積の比を乗じて皮膚平均吸収線量とする．

(2) 人体ファントムの照射

TLD素子をすべてセットした人体ファントムを，患者寝台に配置し，実際のスキャンパラメータで照射を行う．TLD素子と読取機の組合せにより，線量の検出範囲が決まるが，対象とするパラメータで，各臓器の吸収線量がこれに及ばないと考えられる場合は，管電流を増やすか複数回スキャンを行い，結果を得た後でこれを補正する方法をとる．

測定の状況を図4·61に示す．

(3) TLD素子の読み取り

照射されたTLD素子は，ピンセットを用いて読取器に入れて，線量の読み取りを行う．この際，素子が小さく，滑りやすいので，取り扱いに気をつける必要がある．前述したように，TLDは蛍光灯の光にもわずかに感度を有するので，蛍光灯

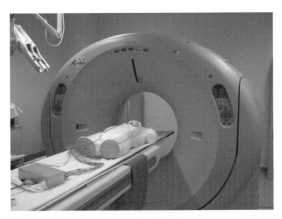

図4・61 測定の様子

下では取り扱わず，白熱電灯下で扱うほうがよい．また，素子に汚れがあると，これが蛍光を発して測定値に誤差が生じる可能性があるので，アルコールなどを用いて拭き取ってから読取器にかけるほうがよい．TLDには，素子の種類によって異なるフェーディング特性がある．フェーディング特性とは，TLDを照射してから読み取りをする間に，一部エネルギーが放出され，読み値が低くなる現象である．BeOでは，照射後1時間程度たってから，$CaSO_4$では，照射後12〜24時間経ってから，読み取りを行うとよいといわれている．これは，素子の校正を行う場合も同様にすべきである．

(4) 測定値の取り扱い

こうして得られた測定値に校正定数を乗じ，臓器・組織ごとに平均して，その平均吸収線量とする．吸収線量として求める際，物質の組成を特定しておかなければならないが，ほとんどの組織・臓器は軟部組織の組成で計算すればよい．乳腺吸収線量D_{breast}については，乳腺位置で軟部組織の吸収線量として求めた値$D_{soft\_tissue, breast}$に，乳腺と軟部組織の質量エネルギー吸収係数比を乗ずる（式4・41）．

$$D_{breast} = D_{soft\_tissue, breast} \times \left\{ \frac{\left(\frac{\mu_{en}}{\rho}\right)_{breast}}{\left(\frac{\mu_{en}}{\rho}\right)_{soft\_tissue}} \right\} \quad (4 \cdot 41)$$

ここで，$\left(\frac{\mu_{en}}{\rho}\right)_{breast}$は，乳腺の質量エネルギー吸収係数，$\left(\frac{\mu_{en}}{\rho}\right)_{soft\_tissue}$は，軟部組織の質量エネルギー吸収係数である．

また，骨表面については，まず，各骨位置で軟部組織吸収線量として測定された値$D_{soft\_tissue, bone, i}$に，表4・8で示される重量比B_iを乗じて積算し，骨位置平均吸収線量$D_{soft\_tissue, bone}$を求める（式4・42）．

$$D_{soft\_tissue, bone} = \sum_i D_{soft\_tissue, bone, i} \cdot B_i \quad (4 \cdot 42)$$

骨表面の組成は，骨そのものではなく，骨と軟部組織の中間的な状態となるた

め，その吸収は骨と軟部組織の平均値として求めるのがよいと考えられる．すなわち，軟部組織吸収線量として求めた骨位置平均吸収線量 $D_{\text{soft\_tissue,bone}}$ に，骨と軟部組織の質量エネルギー吸収係数の平均値と，軟部組織の質量エネルギー吸収係数の比を乗ずる（式4·43）．

$$D_{\text{bone\_surface}} = D_{\text{soft\_tissue,bone}} \times \left[\frac{\left\{\left(\frac{\mu_{en}}{\rho}\right)_{\text{soft\_tissue}} + \left(\frac{\mu_{en}}{\rho}\right)_{\text{cortical\_bone}}\right\}/2}{\left(\frac{\mu_{en}}{\rho}\right)_{\text{soft\_tissue}}}\right] \tag{4·43}$$

赤色骨髄の吸収線量については，各骨格の内部にあっても，その吸収は軟部組織と変わらないと思われるので，そのまま軟部組織の吸収線量として扱ってよいであろう．

なお，赤色骨髄は骨と同様に全身に分布しているため，各位置での吸収線量 $D_{\text{soft\_tissue,marrow,}i}$ に，表4·8で示した重量比 M_i を乗じて積算する（式4·44）．

$$D_{\text{bone\_marrow}} = \sum_i D_{\text{soft\_tissue,marrow,}i} \cdot M_i \tag{4·44}$$

結腸の吸収線量については，以下の公式[53]がICRPで定義されている．

$$D_{\text{colon}} = 0.57 D_{\text{ULI}} + 0.43 D_{\text{LLI}} \tag{4·45}$$

ここで，D_{ULI} は上部結腸の吸収線量，D_{LLI} は下部結腸の吸収線量である．

皮膚の平均吸収線量についても，先に述べたとおり，直接線の当たる皮膚位置で測定された吸収線量の平均値 $D_{\text{skin,primary}}$ に，皮膚総表面積 A_{total} に対する皮膚照射面積 A_{primary} を乗じて求める（式4·46）．

$$D_{skin} = D_{\text{skin,primary}} \times \frac{A_{primary}}{A_{total}} \tag{4·46}$$

皮膚の総表面積については，実際に使用するファントムを採寸して計算するか，文献による計算式[54]（$0.63 \times (身長)^2$）などを用いる．身長170 cmを想定すると，$1.6 \sim 1.8 \text{ m}^2$ となる．

これらを前述の式（4·38）に代入して実効線量を求める．なお，エクセルシート「実効線量算出シート」では，組織・臓器それぞれのセルに，各吸収線量値を入力すると，計算が行われ実効線量が算出されるようになっている．

成人用人体ファントム内の各組織・臓器位置に小型線量計を設置したものを，各種CT撮影条件でスキャンして線量測定を行い，各組織・臓器の吸収線量および実効線量を評価した例を**表4·9**に示す．

表4·9　各部位の成人CT検査における臓器線量と実効線量の例

撮影部位	頭部CT[55]	胸部CT[56]	腹部-骨盤CT[56]
管電圧〔kV〕	120	120	120
管電流（平均）〔mA〕	頭頂200/頭蓋底200	308	351
実効mAs〔mAs〕	―	186	208
回転時間〔s/rot〕	1.5	0.5	0.5
ビーム幅	頭頂 4 mm × 4/頭蓋底 2 mm × 4	0.5 mm × 64	1.0 mm × 32
ピッチファクタ	―（コンベンショナル）	0.828	0.844
設定スキャン範囲〔mm〕	120	305	440
$CTDI_{vol,16}$〔mGy〕	頭頂46.1/頭蓋底71.3	―	―
$CTDI_{vol,32}$〔mGy〕	―	18.7	22.9
DLP_{16}〔mGy·cm〕	頭頂369/頭蓋底285	―	―
DLP_{32}〔mGy·cm〕	―	672	1,138
組織・臓器	臓器線量〔mGy〕		
脳	41.7	―	―
水晶体	44.5	―	―
唾液腺	3.9	―	―
甲状腺	0.6	19.9	0.5
肺	0.2	32.4	12.0
乳房	0.1	23.6	17.9
食道	0.1	29.1	13.6
肝臓	0.1以下	27.7	27.1
胃	0.1	31.0	31.0
結腸	0.1以下	3.1	31.3
卵巣	0.1以下	0.2	31.1
膀胱	0.1以下	0.1	32.6
精巣	0.1以下	0.1	21.0
骨表面	12.1	17.8	29.4
赤色骨髄	3.4	12.0	14.4
皮膚	1.9	4.8	5.8
その他の臓器（ICRP Pub. 103）	0.5	17.6	21.3
実効線量〔mSv〕（ICRP Pub. 103）	1.1	17.7	20.7

4·2·3　シミュレーションによる線量評価

〔1〕　汎用モンテカルロシミュレーションコード

　現在，医療用によく用いられている汎用モンテカルロシミュレーションコードには，EGS5（Electron Gamma Shower Ver.5），MCNP5（A General Monte Carlo N-Particle Transport Code Ver.5）などがある．それぞれに，扱える放射線の種類やシミュレーション上の体系の構造・形状などが微妙に異なるが，基本的な使用方法はほぼ同じである．なお，使用される言語もさまざまであるが，FortranやC言語

などが使用されている．

(1) EGS5

EGS5 は，1960 年代に Stanford Linear Accelerator Center の設計用に考案されたものを基に，Nagel が Fortran を用いて Shower1 として開発したものが最初のものとなる．その後，Nicoli, Ryder, Talwer, Nelson, Ford により Shower4 まで順に開発が進み，さらに 1970 〜 1980 年代に，Ford, Nelson, Hirayama (KEK), Rogers が中心となり EGS1 から EGS4 までの開発が進められた．現在のバージョンである EGS5 は Hirayama (KEK), Namito (KEK), Bielajew, Wilderman, Nelson により開発されたもの[57]であり，高エネルギー加速器研究機構 (KEK)[58]においてさまざまな工夫が加えられ使いやすくなっている．なお，現バージョンでは，標準的な方法として Cygwin と呼ばれる Windows 上で起動する Linux 環境上で，プログラミング言語は Fortran を使用し作業を行う．また，EGS5 で扱える放射線は光子，電子および陽電子である．

(2) EGS5 による X 線 CT シミュレーション

以下に，これを用いて X 線 CT のシミュレーションを行う例について，具体的に解説する．EGS5 でユーザが作成するファイルは，物質の組成や密度などを記述したファイル PEGS5（∗.inp），シミュレーションの体系・構造などを記述したファイル（∗.data），線源や付与エネルギーの収集，統計処理などを記述したユーザーコード（∗.f）の3つである．これらのファイルを作成した後，乱数発生や相互作用などを記述したサブルーチン群と結合しコンパイル，実行し計算を行う．

① 物質ファイル PEGS5（∗.inp）

物質ファイルでは，シミュレーションの体系内で使用する物質の組成，原子数比，密度，物質が気体の場合は圧力，使用する線源のエネルギーの上・下限値などについて，所定の書式で記述する．このデータに基づき，コンパイル時に減弱係数，反応断面積などが計算される．X 線 CT のシミュレーションで必要となる物質には，空気，アルミニウム，人体軟部組織，肺組織，骨組織などがある．これらの基礎データは，光子減弱係数データブック[59]などで調べることができる．

② 体系・構造を記述したファイル（∗.data）

シミュレーションを行う体系・構造を記述する方法については，実際には2通りの方法がある．1つは，KEK から配給されている CGVIEW というソフトウェアを使用して作成する方法で，2つは後に説明するユーザーコード内に直接記述する方法である．

CGVIEW で作成する場合は，まず比較的単純な形状（面や立方体など）の座標と，その傾きをベクトルで入力する．さらに，それらの形状の組合せにより領域を決定する．これは，例えば円筒の端に円錐を組み合わせて，鉛筆状の1つの領域を作成するような作業である．この例を図 4・62 に示す．この領域ごとに，物質を割り当てる作業も行う．こうして作成されたファイルを，∗.data ファイルとして保存する．なお，現在使用できる形状は，面，立方体，楕円を含む円筒，楕円を含む球，楕円を含む円錐，トーラスと呼ばれる浮き輪形状，三角柱，多面体などがあ

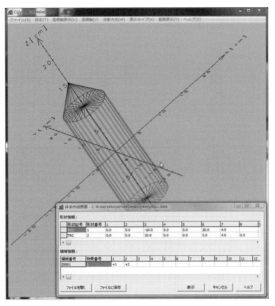

図4・62 円錐と円筒を組み合わせた形状を作成したさま

る．後に述べるMIRD（Medical Internal Radiation Dose）ファントムなどはこれらを組み合わせて作成される．

　もう1つの物質の記述方法は，後のユーザーコード（*.f）内に直接，記述する方法である．この場合も面をはじめとするさまざまな形状を，座標と方向を示すベクトルで記述する．また，この場合は，形状への物質の割当もユーザーコード内で行う．さらに，領域番号（リージョン番号）どうしの位置関係についてもコード内で記述する必要がある．

　X線CTで人体を模した体系を作成する場合は，先に述べたように各種臓器・組織を比較的簡単な形状に近似させ作成したもの（図4・63，MIRDファントム）や，X線CT・MRIで実際に撮影された人体もしくはファントムのデータをもとに，細かなボクセルごとに物質を割り当てる形で作成したもの（ボクセルファントム）がある．なお後者については，日本原子力研究開発機構で開発された，日本人成人標準ボクセルファントム（男性：JMファントム，女性：JFファントム）などがある．X線CT所有の施設では，自施設でファントムなどを撮影し，作成することも可能である．なお，ボクセルの寸法については，細かくすることにより付与エネルギー蓄積の領域のためのメモリ領域が多数必要になるため，使用するコンピュータの状況に応じ近隣のボクセルをまとめ，ボクセル数を少なくすることで，メモリ領域を節約することも必要となる．

③　ユーザーコード（*.f）

　ユーザーコードは，ヒストリーと呼ばれる光子数，線源の種類（光子，電子，陽電子），方向ベクトル（方向余弦）で表される線束の向き，CGVIEWを用いなかった場合の物質の割当てや領域番号の設定，付与エネルギーの仕分けやスコア（収集），統計処理，結果の出力などが記述される．

第4章　CTの線量計測

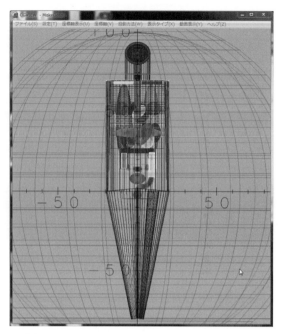

図4·63　CGVIEWによるMIRDファントム

　以下，X線CTのユーザーコードについて，具体的に解説する．まず，体系・構造についてCGVIEWを用いなかった場合は，円筒や楕円球などの座標や具体的なサイズを記述する．人体などの比較的複雑な構造について，この方法で記述するのはめんどうな作業となる．不可能ではないが，このような場合はCGVIEWを使用したほうが容易である．ボクセルファントムを構築する場合は，空間を面で仕切っていく．特にボクセルファントムの場合は，規則的な配置となるため，プログラミングにおいてループ構造などを使用すれば，比較的短いコードでこれらを記述することが可能である．なお，先にも述べたように，個々のボクセルサイズをあまり小さくすると，メモリ領域を圧迫し，また，個々のボクセルに付与されるエネルギーの統計誤差が大きくなるためある程度大きさを調整する必要がある．形状の設定ができれば，それぞれの領域に物質（軟部組織，肺，骨など）を割り当てる．X線CTでは，CTのDICOM画像からCT値を呼び出し，これを適当なしきい値で区別することにより物質を割り当てることができる．

　次に，線源について，EGS5では粒子1つ1つについて，粒子の種類，エネルギー，出発点の座標と方向余弦を設定する．これらについて，X線CTについて，どのようになるかを以下に説明する．まず，粒子の種類は光子ということでよいが，エネルギーについては，通常管電圧で，80 kV，100 kV，120 kV，135 kVなどの値が使用される．これらは，連続スペクトルのエネルギー成分と特性X線のエネルギーの成分を持つため，適当な幅に区切ったエネルギー区画ごとの比率に合わせ，疑似乱数を用いてエネルギーを決定して1個1個の光子を打ち出す．このX線スペクトルは，実測値があればそれを用いればよいが，ない場合は，半価層値と標準的なスペクトルのデータもしくはTuckerらの計算式[60]などを用いて得る．

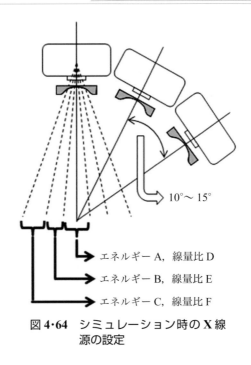

図4・64　シミュレーション時のX線源の設定

　光子の出発点の座標は，実際のCT装置に合わせ回転中心から一定の半径の同心円上（XY平面上）に，均等に適当な角度間隔で設定する．具体的には，例えば0時方向を0度として時計回りに10度ごと，あるいは15度ごとに設定すればよい（図4・64）．

　光子の進行方向である方向余弦，すなわち方向を示す単位ベクトルについては，ファン角に基づくXY平面上の角度とZ軸方向のスライス厚に，これもやはり光子1個1個につき疑似乱数を用いて光子を射出する．ここで，X線CTは，一般的に，X線管の射出口の部分に，ボウタイフィルタを装備している．そこで，このボウタイフィルタの形状がわかれば，これをシミュレーションに組み入れるが，通常，この形状・材質はメーカ社外秘になっており，不明なことが多い．この場合，ファン角を適当な角度で区画し，この中で線量強度の分布と各位置での半価層を測定しておく．そして，シミュレーション中で，線量強度に比例する割合で，疑似乱数を用いて各区画に光子数を割り振り，さらにエネルギーについても各区画に応じたX線スペクトルを使い分けて，1個1個の光子を打ち出す．

　ユーザーコードの中で，実際に光子を打ち出す部分は，ループ構造になっており，そのループの中で，光子の出発点の座標，光子のエネルギー，射出の方向を順次，疑似乱数を用いて決定し，光子輸送のサブルーチンに移行する．光子輸送のサブルーチンでは，物理現象に応じた相互作用を行い，各領域（リージョン）で付与されるエネルギー値が特定の変数に割り当てられる．これを目的に応じて，目的の領域（ボクセル）ごとに蓄積（スコア）していけば，各位置での吸収エネルギーや，総合的に見た線量分布と行った情報が得られることになる．なお，ループの中でスコアしたエネルギーを適当な粒子数分ごとに区切り（バッチ分け），それぞれのバッチ間の標準偏差をとり，標準誤差を求めることも行われる．

最終的に，ヒストリー数分蓄積された，個々の領域の蓄積エネルギーをデータファイルとして書き出して，ユーザーコードの終了となる．

以上のユーザーコードに疑似乱数発生や，光電効果，コンプトン散乱，電子対生成，電子散乱などのサブルーチン群を合成しコンパイル（実行形式ファイルに変換する）し，実行する．

なお，KEKでは毎年8月にEGSの講習会と研究発表会が開催されている．

〔2〕 線量計算ソフトウェア

シミュレーション計算に基づいて被検者の被ばく線量を評価するには，人体を模擬した数学ファントムや人体のCT画像から作成したボクセルファントムを用意し，前述で述べたような，ファントム材質と光子との相互作用に関するモンテカルロシミュレーションコードを用いる方法がある．この方法以外にも，市販の線量計算ソフトウェアを用いて被検者の被ばく線量を簡易的に評価する方法がある．線量計算ソフトウェアの多くは，前述したいずれかのシミュレーションコードと数学ファントムの組合せにより，特定のCT装置，特定のスキャンパラメータで照射することを想定して計算された組織・臓器の吸収線量データを所持している．このデータに基づいて，各医療施設で使用されているCT装置名やスキャンパラメータを入力することで，各組織・臓器の吸収線量および実効線量を把握することができる．CT検査の被検者に対する被ばく線量の推定に用いられている代表的な線量計算ソフトウェアには，ImPACT CT Patient Dosimetry Calculator（ImPACT calculator）やCT-Expoなどがある．また，近年，ImpactMC（Advanced Breast CT GmbH）というソフトウェアが市販されており，このソフトウェアでは，CT装置および被写体を想定し，CT装置のジオメトリやスキャンパラメータを設定して，シミュレーション計算を行うことで被写体の線量分布を推定することが可能である．このように，様々なCT線量計算ソフトウェアが市販されているが，それぞれ利点と欠点があり，ユーザの目的に応じてソフトウェアを選択する必要がある．本章では，CT-ExpoとImpactMCの概要及び使用例を紹介する．

(1) 線量計算ソフトウェアCT-Expoの概要

CT-Expoは，Visual Basicで記述されたExcel形式のアプリケーションソフトである[61]．CT-Expoの特徴として，以下の点が挙げられる．
- 代表的な成人男女，小児，新生児体型に対する線量計算ができる．
- 様々なメーカのCT装置を選択して線量計算ができる．また，新機種の装置についても，ソフトウェアを更新することで線量計算ができる．
- 線量出力データにはOver-beamingおよびヘリカルスキャン時に生じるOver-rangingに対する補正がされている．
- CT-Expoのライセンス料金は1ユーザあたり50 Euro，5ユーザ分で175Euroである．また，新機種のデータが追加されてソフトウェアが更新された場合，その更新料は1ユーザあたり10 Euro（5ユーザ分で35 Euro）である（2018年3月現在）．

CT-Expoで使用されているデジタルファントムはMIRD型数学ファントムで，

4・2 CT検査における線量計測

表4・10　CT-Expoで使用できるデジタルファントムの種類と形状[58]

ファントムの種類	成人男性 (ADAM)	成人女性 (EVA)	小児 (Child)	新生児 (Baby)
年齢	18歳以上	18歳以上	7歳	生後6か月
身長〔cm〕	170	160	115	57
体重〔kg〕	70	60	22	4.2
体厚〔cm〕	20	18.8	17.6	12.2

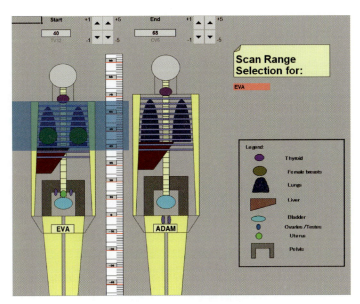

図4・65　スキャン範囲の設定

ユーザは成人男性用のADAM，成人女性用のEVA，小児用のChildおよび新生児用のBabyを選択できる．各ファントムのサイズを表4・10に示す．ユーザはこれらの数学ファントムに対する撮影範囲を設定し（図4・65），CT装置を選択した後，スキャン方式，管電圧，管電流などのスキャンパラメータを設定することで各組織の臓器線量，実効線量の値が表示される（図4・66）．

(2)　線量シミュレーションソフトウェアImpactMCの概要と使用例

ImpactMCは，CT装置および被写体を想定し，モンテカルロシミュレーションに基づいて被写体の線量分布を推定するソフトウェアである[62]．DICOM形式の被写体のCT画像をソフトウェアに読み込ませると，ボクセルファントムが自動的に作成され，CT装置のジオメトリやスキャンパラメータを設定して，シミュレーション計算を行うことで，各ボクセルにおける吸収線量を推定し，三次元的な線量分布画像を出力する．また，ImpactMCでは，CPU（Central Processing Unit）だけでなくGPU（Graphics Processing Unit）を使用したシミュレーション計算を行うことができるため，CPU使用時よりも計算時間を大幅に短縮することが可能である．ImpactMCでは，被写体として，任意の数学ファントムやボクセルファント

第4章 CTの線量計測

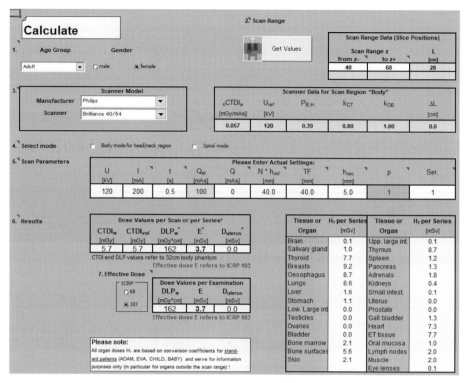

図4・66　CT-Expo実行画面

ムを用いて，様々な形状の被写体内部の線量分布を把握することができるが，そのライセンス料は高価である．また，各CTメーカのCT装置を想定した線量評価ができるが，その際には，測定するCT装置のX線スペクトルおよびボウタイフィルタ形状に関するデータが必要である．

ImpactMCを用いて被写体の線量分布画像を得るには，スキャンパラメータ，MCパラメータを設定する必要がある．スキャンパラメータには，X線スペクトルおよびボウタイフィルタ形状，100 mAsあたりの空気カーマ，管電流，焦点-回転中心間距離，ファン角，管球回転数，管球回転時間，スキャンモード，スキャン開始位置，寝台移動距離，ビームコリメーション等のデータを入力する．一方，MCパラメータには，被写体画像のCT値に対応する密度および材質を指定したファイル，設定光子数等を入力する．スキャンパラメータ，MCパラメータを設定して，シミュレーションを行うと，設定光子数に達するまでスキャンが繰り返され，最終的にスキャン回数分平均された線量分布画像が得られる．

ImpactMCを用いた被ばく線量評価の例を表4・11，表4・12に示す．被写体には，日本人標準体型ファントム（THRA-1，京都科学（株））を想定し，ファントムのCT画像を読み込んで，ボクセルファントムを作成した．また，CT装置についてはToshiba Aquilion 64を想定し，Al減弱曲線および半価層データからCT装置の仮想的なX線スペクトルおよびボウタイフィルタの形状を推定した．そして，管電流一定時の胸部CT，腹部-骨盤CTスキャンにおける撮影条件パラメータ（表4・11，表4・12）をそれぞれ設定し，設定光子数を1.0×10^9個として，シミュレー

表4·11 成人胸部CT検査のスキャンパラメータ，各組織・臓器の吸収線量に関する
ImpactMCシミュレーション推定値と実測値との比較[63]

プロトコル	成人胸部CT		
管電圧〔kV〕	120		
Scan FOV	400		
管電流〔mA〕	300		
管球回転時間〔s/rotation〕	0.5		
ビームコリメーション〔mm〕	32		
ピッチファクタ	0.828		
設定スキャン範囲〔mm〕	350		
表示CTDI$_{vol}$〔mGy〕	21.9		
表示DLP〔mGy·cm〕	894		
線量評価方法	シミュレーション	実測	
組織・臓器	臓器線量〔mGy〕	臓器線量〔mGy〕	相対誤差〔%〕
脳	0.8	1.1	−34.7
水晶体	0.5	0.7	−35.0
唾液腺	4.6	5.6	−18.1
甲状腺	49.9	50.2	−0.5
肺	32.2	32.8	−1.6
食道	31.7	30.6	3.6
乳房	21.0	21.0	0.3
肝臓	28.5	27.6	3.2
胃	30.8	30.7	0.2
結腸	8.1	7.9	2.3
卵巣	0.2	0.2	−8.5
膀胱	0.2	0.2	9.6
精巣	0.0	0.0	−61.5
赤色骨髄	9.0	9.7	−6.8
骨表面	18.9	20.8	−9.0
皮膚	6.9	7.1	−3.4
残りの臓器	20.9	20.2	3.7
	実効線量〔mSv〕	実効線量〔mSv〕	相対誤差〔%〕
	19.4	19.4	0.1

ション計算を行い（図4·67，図4·68），人体ファントムの線量分布画像を取得した．この線量分布画像上で，蛍光ガラス線量計の設置箇所に相当する位置に10×10 pixelsの関心領域（Region of Interest：ROI）を設置し（図4·69），各ROI内の平均吸収線量から各組織・臓器の臓器線量を評価した．ImpactMCを用いて推定した線量値を，人体ファントムと小型線量計を用いて評価した線量値と比較するため，人体ファントム内の各組織・臓器位置およびファントム表面の計197か所に蛍光ガラス線量計を設置し，シミュレーションに用いたCT装置で同じスキャン条件でスキャンを行った．蛍光ガラス線量計の測定値から各組織・臓器の吸収線量，実効線量を評価した．胸部CT，腹部-骨盤CTスキャンにおける各組織・臓器の吸

表4・12 成人腹部-骨盤CT検査のスキャンパラメータ，各組織・臓器の吸収線量に関するImpactMCシミュレーション推定値と実測値との比較[63]

プロトコル	成人腹部-骨盤CT		
管電圧〔kV〕	120		
Scan FOV〔mm〕	400		
管電流〔mA〕	300		
管球回転時間〔s/rotation〕	0.5		
ビームコリメーション〔mm〕	32		
ピッチファクタ	0.828		
設定スキャン範囲〔mm〕	420		
表示 $CTDI_{vol}$〔mGy〕	21.9		
表示 DLP〔mGy·cm〕	1,048		
線量評価方法	シミュレーション	実測	
組織・臓器	臓器線量〔mGy〕	臓器線量〔mGy〕	相対誤差〔%〕
脳	0.0	0.1	−53.4
水晶体	0.0	0.1	−53.5
唾液腺	0.1	0.2	−27.9
甲状腺	0.6	0.6	−1.6
肺	14.2	15.3	−7.4
食道	9.1	8.7	5.2
乳房	15.1	15.3	−0.8
肝臓	30.9	29.5	4.7
胃	34.1	33.5	1.8
結腸	30.9	29.9	3.5
卵巣	23.5	23.1	1.7
膀胱	31.2	27.7	12.6
精巣	42.5	32.5	31.0
赤色骨髄	12.3	13.7	−10.8
骨表面	27.6	31.1	−11.3
皮膚	8.8	8.7	0.3
残りの臓器	21.7	20.5	5.6
	実効線量〔mSv〕	実効線量〔mSv〕	相対誤差〔%〕
	21.3	20.5	3.5

収線量，実効線量（実測値）をそれぞれ表4・11，表4・12に示す．また，この実測値とImpactMCシミュレーションにより評価した各組織・臓器の吸収線量（シミュレーション値）の相対誤差について，以下の式を用いて評価した．

相対誤差〔%〕
$$= \frac{シミュレーションによる線量値 - 実測による線量値}{実測による線量値} \times 100$$

表4・11，表4・12よりスキャン範囲内に位置する組織・臓器に関するImpactMCシミュレーション推定値と実測値の相対誤差は13%以内に収まっていることがわ

4・2 CT検査における線量計測

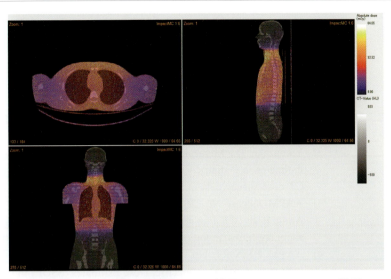

図4・67　成人胸部CT検査における線量シミュレーションの様子

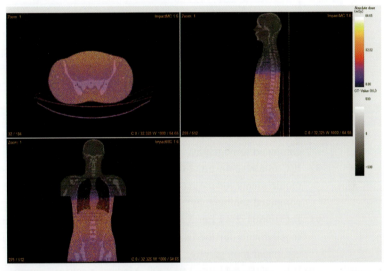

図4・68　成人腹部-骨盤CT検査における線量シミュレーションの様子

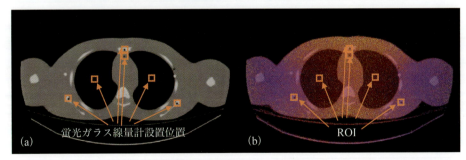

図4・69　シミュレーション線量分布画像上における蛍光ガラス線量計設置位置に対応したROIの設定位置
　　　　（a）成人ファントムCT画像，（b）（a）と同じスライス位置のシミュレーション線量分布画像．

かる．シミュレーションにおける統計誤差や実測値に含まれる不確かさ等を考慮すると，実測値とシミュレーション値はよく一致していると考えられる．

◎参考文献

1) Shope, T. B., Gagne, R. M., Johnson, G. C. : A method for describing the doses delivered by transmission x-ray computed tomography, Med. Phys., 8(4), pp. 488-495 (1981)
2) Yamazaki, D., Miyazaki, O., Takei, Y., et al. : Usefulness of Size-Specific Dose Estimates in Pediatric Computed Tomography: Revalidation of Large-scale Pediatric CT dose survey data in JAPAN, Radiat Prot Dosimetry, Dec 5, pp. 1-9 (2017)
3) AAPM Report No. 204. Size-Specific Dose Estimates (SSDE) in Pediatric and Adult Body CT Examinations. Report of AAPM Task Group 204. https://www.aapm.org/pubs/reports/RPT_204.pdf, Access: 2017/12/20
4) AAPM REPORT No. 220. Use of Water Equivalent Diameter for. Calculating Patient Size and Size-Specific. Dose Estimates (SSDE) in CT. The Report of AAPM Task Group 220. September 2014. https://www.aapm.org/pubs/reports/RPT_220.pdf, Access: 2017/12/20
5) Tsukagoshi, S., Ota, T., Okumura, M., et al. : Simulator-assisted setting of scan protocols for X-ray CT: development and clinical usefulness of the Scan Plan Simulator, Nihon Hoshasen Gijutsu Gakkai Zasshi, 62(1), pp. 95-104 (2006)
6) Suzuki, A., Suzuki, M. N. : Use of a pencil-shaped ionization chamber for measurement of exposure resulting from a computed tomography scan, Med. Phys., 5(6), pp. 536-539 (1978)
7) IEC 60601-2-44: 1999, Medical electrical equipment – Part 2-44: Particular requirements for the basic safety and essential performance of X-ray equipment for computed tomography.
8) IEC 60601-2-44 Ed. 2.0: 2001, Medical electrical equipment – Part 2-44: Particular requirements for the basic safety and essential performance of X-ray equipment for computed tomography.
9) IEC 60601-2-44 Ed. 2.1: 2002, Medical electrical equipment – Part 2-44: Particular requirements for the basic safety and essential performance of X-ray equipment for computed tomography.
10) IEC 60601-2-44 Ed. 3.0: 2009, Medical electrical equipment – Part 2-44: Particular requirements for the basic safety and essential performance of X-ray equipment for computed tomography.
11) IEC 60601-2-44 Ed. 3.1: 2012, Medical electrical equipment – Part 2-44: Particular requirements for the basic safety and essential performance of X-ray equipment for computed tomography.
12) JIS Z 4751-2-44 Ed. 2.0: 2004，医用X線CT装置−基礎安全及び基本性能
13) JIS Z 4751-2-44 Ed. 2.1: 2008，医用X線CT装置−基礎安全及び基本性能
14) JIS Z 4751-2-44 Ed. 3.0: 2012，医用X線CT装置−基礎安全及び基本性能
15) IEC 60601-2-44:2009/AMD2:2016, Amendment 2 - Medical electrical equipment – Part 2-44: Particular requirements for the basic safety and essential performance of X-ray equipment for computed tomography.
16) AAPM Report No. 111: Comprehensive Methodology for the Evaluation of Radiation Dose in X-Ray Computed Tomography -A New Measurement Paradigm Based on a Unified Theory for Axial, Helical, Fan-Beam, and Cone-Beam Scanning

With or Without Longitudinal Translation of the Patient Table-. The Report of AAPM Task Group 111 February 2011.

17) Descamps, C., Gonzalez, M., Garrigo, E., et al. : Measurements of the dose delivered during CT exams using AAPM Task Group Report No. 111, J Appl Clin Med Phys., 2012 Nov 8; 13(6), 3934.

18) Nagel, H. D. : Radiation Exposure in Commuted Tomography, CTB Publications, D-21073, Hamburg.

19) Dixon, R. L., Ekstrand, K. E. : A film dosimetry system for use in computed tomography, Radiology, 127(1), pp. 255-258 (1978)

20) 日本放射線技術学会：臨床放射線技術実験ハンドブック（上），通商産業研究社（1996）

21) IEC 61223-2-6 Ed2.0 (2006) Evaluation and routine testing in medical imaging departments –Part 2-6: Constancy tests Imaging performance of computed tomography X-ray equipment.

22) JIS Z 4752-2-6(2012) 医用画像部門における品質維持の評価及び日常試験方法 ― 第2-6部：不変性試験−医用X線CT装置

23) JIS Z 4752-3-5(2008) 医用画像部門における品質維持の評価及び日常試験方法−第3-5部：受入試験−医用X線CT装置

24) IAEA Human Health Reports No. 5 Status of Computed Tomography Dosimetry for Wide Cone Beam Scanners, http://www-pub.iaea.org/books/IAEABooks/8758/Status-of-Computed-Tomography-Dosimetry-for-Wide-Cone-Beam-Scanners.

25) 塚越伸介：私信

26) 日本放射線技術学会：放射線医療技術学叢書（25）医療被ばく測定テキスト（改訂2版），pp. 64-65(2012)

27) 最新の国内実態調査結果に基づく診断参考レベルの設定，医療被ばく研究情報ネットワーク，平成27年6月7日 http://www.radher.jp/J-RIME/report/DRLhoukokusyo.pdf

28) 医用X線CT装置−基礎安全及び基本性能（JIS Z 4751-2-44）

29) 医用画像部門における品質維持の評価及び日常試験方法−第3-5部：受入試験−医用X線CT装置（JIS Z4752-3-5）

30) 医用画像部門における品質維持の評価及び日常試験方法−第2-6部：不変性試験−医用X線CT装置（JIS Z4752-2-6）

31) 村松禎久，野村恵一，藤井啓輔，新井知大，林原良：6．CT装置の線量特性（線量指標のピットフォール），日獨医報，第61巻 第1号，pp. 52-59(2016)

32) 村松禎久，野村恵一，藤井啓輔：被ばく関連（CT装置の安全規格より），日本CT技術学会，Vol. 4(1)，pp. 123-26(2016)

33) 赤羽正章，大友邦：CTの被曝と撮影条件の最適化―マルチスライスCTを含めて―，画像診断，22，pp. 318-327(2002)

34) International Commission on Radiological Protection : Radiological Protection and Safety in Medicine, ICRP Publication 73, Pergamon Press (1996)

35) International Commission on Radiological Protection : The 2007 Recommendations of the International Commission on Radiological Protection, ICRP Publication 103, Elsevier (2007)

36) 日本放射線技師会：患者さんのための「医療被ばくガイドライン(低減目標値)」，日本放射線技師会雑誌，Vol. 47，pp. 1694-1750(2000)

37) 日本放射線技師会：放射線診療における線量低減目標値―医療被ばくガイドライン2006―，日本放射線技師会雑誌，Vol. 53，pp. 1405-1418(2006)

38) 医療放射線防護連絡協議会　他：最新の国内実態調査結果に基づく診断参考レベルの設定．http://www.radher.jp/J-RIME/report/DRLhoukokusyo.pdf
39) 篠﨑雅史，村松禎久，佐々木　徹：X線CTにおけるDose Index Registryシステムによる Notification Valueの決定過程，日本放射線技術学会誌，第70巻 第1号，pp. 11-18(2014)
40) AAPM Dose Check Guidelines version 1.0 04/27/2011
41) Chatfield, M. B., Meyer, L., Brien, V. O'. : ACR Dose Index Registry Overview and Instructions for Use. http://www.acr.org/~/media/ACR/Documents/PDF/QualitySafety/NRDR/DIR/OverviewForUse.pdf
42) National Radiology Data Registry. Semi-annual Adult Report. https://www.acr.org/~/media/ACR/Documents/PDF/QualitySafety/NRDR/DIR/DIRSampleReport.pdf?la=en
43) Chatfield, M. B. : American College of Radiology Dose Index Registry. http://www.dshs.texas.gov/WorkArea/linkit.aspx?LinkIdentifier=id&ItemID=8589992267
44) 石垣陸太：低線量肺がんCT検診の普及に向けて-被ばく線量管理システムの提案-, INNERVISION, Vol. 27 No. 7, pp. 16-19(2012)
45) 石垣陸太，森　正人，田畑慶人，山鼻将央，塚越伸介，冨髙智成，村松禎久，鍵谷昭典，赤木信裕，花井耕造，松鳥詔洋，森山紀之，遠藤啓吾：低線量肺がんCT検診業務の精度管理用統合データベース「CADI」の開発，CT検診，Vol. 20 No. 1, pp. 5(2013)
46) 村松禎久，荒井美紀，石垣陸太，新井知大，野村恵一，藤井啓輔，佐々木徹，花井耕造，待鳥詔洋，森山紀之：低線量肺がんCT検診画像の精度管理：施設認定制度を見据えて，CT検診，Vol. 20 No. 2, pp. 70-76(2013)
47) 石垣陸太，森正人，田畑慶人，仁木登，河田佳樹，鈴木秀宣，村松禎久，花井耕造，遠藤啓吾：低線量肺がんCT検診の被曝・画質管理システム，電子情報通信学会論文誌，vol.J100-D, no2, pp. 277-284(2017)
48) ICRP Publication 60, 1990 Recommendations of the International Commission on Radiological Protection, Ann. ICRP 21(1-3), 1991
49) ICRP Publication 103, The 2007 Recommendations of the International Commission on Radiological Protection, Ann. ICRP 37(2-4), 2007
50) ICRP Publication 84, Pregnancy and Medical Radiation, Ann. ICRP 30(1), 2000
51) ICRP Publication 87, Managing Patient Dose in Computed Tomography, Ann. ICRP 30(4), 2000
52) ICRP Publication 70, Basic Anatomical and Physiological Data for use in Radiological Protection: The Skeleton, Ann. ICRP 25(2), 1995
53) ICRP Publication 67, Age-dependent Doses to Members of the Public from Intake of Radionuclides, Part2 Ingestion Dose Coefficients, Ann. ICRP 23(3-4), 1993
54) 金子丑之助：日本人体解剖学，第2巻，南山堂（1966）
55) Yamauchi-Kawara, C., Fujii, K., Aoyama, T., et al. : Radiation dose evaluation in multidetector-row CT imaging for acute stroke with an anthropomorphic phantom, Br J Radiol., Vol. 83, pp. 1029-1041 (2010)
56) Fujii, K., Aoyama, T., Yamauchi-Kawaura, C., et al. : Radiation dose evaluation in 64-slice CT examinations with adult and paediatric anthropomorphic phantoms, Br J Radiol., Vol. 82, pp. 1010-1018 (2009)
57) The EGS5 CODE SYSTEM, SLAC Report no.SLAC-R-730, KEK Report no.2005-8, 2005
58) 高エネルギー加速器研究機構（KEK）：EGS研究会ホームページ http://rcwww.kek.

jp/egsconf/index.html

59) 前越久監修：光子現弱係数データブック，放射線医療技術学叢書（11），社団法人日本放射線技術学会（2005）
60) Tucker, D. M., Barnes, G. T., Chakraborty, D. P. : Semiempirical model for generating tungsten target x-ray spectra, Med. Phys., Vol. 18, pp. 211–218 (1991)
61) Stamm, G., Nagel, H. D. : User's Guide CT-Expo (Version 2.3): A Tool for Dose Evaluation in Computed Tomography, Hannover, 2014 https://blogg.hioa.no/victdel4/files/2015/04/CT-Expo-Manual-E-V2.3.pdf
62) Deak, P., van Straten, M., Shrimpton, P. C., et al. : Validation of a Monte Carlo tool for patient-specific dose simulations in multi-slice computed tomography, Eur. Radiol., Vol. 18, pp. 759-772 (2008)
63) Fujii, K., Nomura, K., Muramatsu, Y., et al. : Evaluation of organ doses in adult and paediatric CT examinations based on Monte Carlo simulations and in-phantom dosimetry, Radiat. Prot. Dosimetry, Vol. 165, pp. 166-171 (2015)
64) 飯田泰治，能登公也，三井　渉，他：銅製パイプ型吸収体を用いた新しい実効エネルギー測定法，日放技学誌，67(9)，pp. 1183–1191（2011）
65) 近藤博仁，松原孝祐，廣澤文香，他：X線CT装置における簡便化された各種実効エネルギー評価法の比較，日放技学誌，70(5)，pp. 453–460（2014）
66) Matsubara K, Ichikawa K, Murasaki Y, et al. : Accuracy of measuring half- and quarter-value layers and appropriate aperture width of a convenient method using a lead-covered case in X-ray computed tomography, J Appl Clin Med Phys., 15(1), pp. 4602 (2014)

索　引

アルファベット，ほか

AAPM	26, 102
ACR-DIR	21, 244
ACR-Dose Index Registry	21
ADCT	107
ALARA	18
Alert value	243
area detector CT	107
as low as reasonably achievable	18
beam shaping filter	12
beam-hardening	10
bin 処理	50, 51
bowtie フィルタ	12
Catphan	78, 103, 152
circular edge 法	16
CNR	35, 74, 78, 103, 106, 111, 128, 167
contrast-to-noise ratio	35, 74, 103
CS	128
CT Dose Check	241
CT-AEC	19, 237
CTDI	18, 223
$CTDI_{100}$	224
$CTDI_{free\,air}$	225
$CTDI_{vol}$	120, 130, 223, 226
$CTDI_w$	130, 226
CT-Expo	260
CTmeasureBasic	3, 42
CT-Radiation Dose Structure Report	21
CT-RDSR	21
CT 線量構造レポート	21
CT 線量指標登録事業	21
CT 値	7
CT の線量指標	202
CT 用自動露出機構	19
d'	127, 133
DAS	141
data acquisition system	141
detectability index	127, 133
DFOV	9, 91, 146
Diagnostic Reference Levels	21, 240
DICOM DoseSR	244
DIR	244
display field of view	9, 91
DLP	223
Dose Index Registry	244
DRLs	21, 240
DRLs2015	241
DSCT	75, 190
dual source CT	75
d プライム	127
edge response function	29
edge spread function	29
effective mAs	93, 119
EGS5	256
ERF	29
ESF	29, 48
FBP	6, 12, 32, 48, 123, 131
Feldkamp	138
figure of merit	111
filtered back projection	6, 12, 32, 131
FOM	111
FOV	91
full width at maximum	142
full width at one-tenth of the maximum	142
FWHM	142, 147, 187
FWTM	142, 148, 187
HVL	218
hybrid IR	16, 41, 48, 66, 165
hybrid iterative reconstruction	41, 131
IEC	26
ImpactMC	261
IR	16, 48, 66, 96, 122, 131, 165
iterative reconstruction	16, 96, 131, 165
Japanese industrial standards	136
JIS	136
JIS Z 4725	78
JIS Z 4752	28, 79, 151
JIS Z 4923	28, 73, 78, 136, 145
JIS 規格	145
line spread function	29
LNT	17
low-contrast detectability	102
low-contrast object specific CNR	123
lp/cm	27
LSF	29, 36
mAs	72
matched filter SNR	69
MDCT	77
MFSNR	69
modulation transfer function	27, 126
MTF	27, 29, 66, 126, 146
MTF_{task}	66
multi-detector row CT	77
noise power spectrum	69, 74, 126, 165
Notification value	242
NPS	69, 74, 80, 126, 165
optical transfer function	38
OTF	38
pitch	93
point spread function	29
pre-whitening	127
PSF	29, 36
radial frequency	81, 84
Radiation Dose Structured Report	21
Ramp filter	74
RDSR	21
ROI	43
R-R 間隔	190
SD	72, 78, 79, 126
Shepp-Logan filter	74
signal-to-noise ratio	69, 126

Size-Specific Dose Estimates	202	360度補間法	137
Slice profile quality index	142	3次元再構成法	138
slice sensitivity profile	69, 77, 119, 136	5%MTF	27, 69
SNR	69, 126, 127		
SP	127, 130	**ア**	
SPQI	142	アーチファクト	13
SSDE	202	アパーチャ効果	8
SSP	69, 77, 119, 136, 138, 156	アライメント	146
SSP$_{task}$	166	アンダーシュート	36, 49
standard deviation	72, 126		
SubSlice target	108	位置不変性	30
Supra-Slice target	108	インパルス	143, 150
system performance	127	インパルス応答	33
		インパルス信号	29, 181
task-base	16		
task-based	48, 165	受入試験	78, 151, 237
temporal resolution	178		
temporal sensitivity profile	178	エッジ法	48, 54
Thermo-Luminescence Dosimeter	250	エネルギー依存性	102
TLD	250	エリアシング誤差	9
TSP	178, 188	円形エッジ	16
		円形エッジ法	48, 52, 57, 132
Virtual Slit	43		
volume computed tomography dose index	130	重み付け関数	179
volume CTDI	226	**カ**	
weighted computed tomography dose index	130	開口幅	8, 32
weighted CTDI	226	解像特性	10
		回転時間	178, 188
X線検出効率	76	回転中心	8
X線量子	72	ガイドライン	2, 102
		拡大再構成	39
zeroing	38, 51	加算平均	51
Z軸フィルタ	156	仮想スリット	38, 44, 81, 84
Z方向	136	画像ノイズ	118
		カッピング	10
μ	4	管電流時間	72
180度補間法	137, 140	疑似線形性	15
2次元逆フーリエ変換	6	逆投影	6, 32
2次元のパワースペクトル	74	キャッピング	10
2次元フーリエ変換	36, 81	吸収線量	253

均一性	10		
金属球体	181		
空間周波数	123		
空間分解能	26, 66, 136, 149		
櫛形ファントム	150		
繰り返しパターン	27		
繰り返しパターンファントム	28		
クロストーク	15		
蛍光ガラス線量計	251		
傾斜金属版	151		
検出能	123		
高コントラスト分解能	26		
コーン角	2, 138, 141		
コリメーション	14, 139, 156		
コントラスト雑音比	35		
コントラストスケール	128		
サ			
再構成カーネル	7		
再構成間隔	146, 163		
再構成関数	28, 32, 61, 105, 122, 160		
再構成視野	39, 48		
サイノグラム	11, 183		
サブミリスライス	156		
サンプリング	9		
サンプリング間隔	39, 49		
散乱線	10, 16		
時間間隔	186		
時間感度プロファイル	178		
時間分解能	178, 188		
実効エネルギー	218		
実効時間分解能	180		
実効スライス厚	136, 147		
実効線量	247		
自動露出機構	76		
斜平面の合成	138		
収集時間	178		
周波数間隔	39, 51		
周波数リミット	34		

索 引

焦点サイズ	8, 9, 28, 34, 63, 94, 136, 156, 157
焦点の不鋭	10
心位相	189
心臓CT	189
寝台移動関数	139
診断参考レベル	20, 237, 240
心電図	189
ステンレス鋼線	152
ストリークアーチファクト	183
スライス厚	14, 78, 136, 156
スライス間隔	186
スライス感度プロファイル	77
スライス感度分布	14, 69
精度管理	80
線形性	15, 16, 30, 48
線減弱係数	4, 7, 15, 106, 128
線質	7
線質硬化	10
線量計算ソフトウェア	260
線量構造レポート	21
線量低減	41
組織加重係数	248

タ

対向データ	140
体軸方向	136
体軸方向MTF	148, 160
対数	90
対数変換	15
タスクベース	16, 133, 165
逐次近似画像再構成法	16
逐次近似再構成	41, 96, 122
重畳積分	139
通過速度	185
低管電圧撮影	7, 111
低コントラスト検出能	102, 128
低コントラスト分解能	78, 102

ディスク	143
ディテクタ構成	159
ディテクタコリメーション	14, 157, 159
デルタ関数	29, 143, 150
電気系ノイズ	72, 76, 77
点像強度分布	33
点広がり関数	33
投影	4
投影数	28
投影切断面定理	5
投影データ	4, 137
等価線量	247
トレードオフ	61, 129

ナ

ナイキスト周波数	35, 128, 146
鉛ビーズ	143
日本工業規格	136
日本CT技術学会	3, 42
熱ルミネセンス線量計	250
ノイズ特性	11, 72, 91
ノンヘリカルスキャン	136, 178

ハ

パーシャルボリューム効果	77, 118, 144
ハーフ再構成	190
ハイブリッド型逐次近似再構成	131, 165
白色化	127
パワースペクトル	81
半価層	218
半値幅	147, 180
半導体線量計	251
ピーク	98
ビーズ	143

ビームハードニング	16
ビームハードニング補正	110, 146
ビーム幅	107, 182
ピクセル間隔	35
微小円盤	143
微小球体	143
非線形	48, 96, 122, 131, 165
非線形画像	66
非線形性	15
ピッチファクタ	119, 136, 138, 156, 158, 182, 187
被ばく	76
被ばく線量	164
被ばく低減技術	111
微分	49
ビュー数	13, 28
表示有効視野	91
標準偏差	78
ファントム	61
ファンビーム	10
フィルタカーネル	7
フィルタ関数	6, 12, 32, 74, 76, 129
フィルタ補正逆投影法	6, 12, 32
フーリエ変換	30, 36, 146
フェーディング特性	253
フォトン数	118
不変性試験	79, 151, 237
分散	83
ベッセル関数	34, 123
ヘリカルスキャン	178
ヘリカル補間再構成法	139, 156, 158
変調伝達関数	27
ポアソン分布	72
放射線加重係数	247
ボウタイフィルタ	202

マ

マッチドフィルタ	127
マルチスライスCT	14

INDEX

マルチセグメント再構成法　191

水ファントム　78, 91

モーションアーチファクト　178, 188

ヤ

ゆらぎ　72

ラ

ラジオグラフィックフィルム　213
ラジオクロミックフィルム　213
ラダーファントム　150

リニア　90
リミット周波数　128, 163
量子化誤差ノイズ　77
量子数　72, 130
量子ノイズ　76

隣接差分　51

レイ　32

ロッド　16, 103, 111

ワ

ワイヤ法　16, 33, 48, 129

273

〈編者略歴〉

市川　勝弘（いちかわ　かつひろ）
　名古屋大学医療技術短期大学部卒業，岐阜大学工学研究科修了
　現在：金沢大学医薬保健研究域保健学系教授，工学博士
　「主な著書」
　図解診療放射線技術実験ガイド，文光堂（共著）
　放射線技術学スキル UP シリーズ 標準ディジタル X 線画像計測，オーム社（共著）
　診療画像検査法「最新 X 線 CT の実践」，医療科学社（共著）
　考える CT 撮像技術，文光堂（共著）
　新・医用放射線科学講座 診療画像機器学，医歯薬出版（共著）
　放射線技術学シリーズ CT 撮影技術学（改訂 3 版），オーム社（共著）
　CT super basic，オーム社（共著）
　新・医用放射線科学講座 医用画像情報工学，医歯薬出版（共著）

村松　禎久（むらまつ　よしひさ）
　国際医学総合技術学院卒業（現：岐阜医療科学大学），徳島大学工学研究科修了
　現在：国立がん研究センター東病院　放射線技術部長，工学博士
　「主な著書」
　医用画像のアーチファクト　原因と対策，三輪書店（共著）
　臨床放射線技術実験ハンドブック（上），（下），通商産業研究社（共著）
　放射線技術学シリーズ CT 撮影技術学（改訂 3 版），オーム社（共著）

- 本書の内容に関する質問は，オーム社ホームページの「サポート」から，「お問合せ」の「書籍に関するお問合せ」をご参照いただくか，または書状にてオーム社編集局宛にお願いします．お受けできる質問は本書で紹介した内容に限らせていただきます．なお，電話での質問にはお答えできませんので，あらかじめご了承ください．
- 万一，落丁・乱丁の場合は，送料当社負担でお取替えいたします．当社販売課宛にお送りください．
- 本書の一部の複写複製を希望される場合は，本書扉裏を参照してください．

放射線技術学スキル UP シリーズ
標準　X 線 CT 画像計測（改訂 2 版）

2009 年 9 月 20 日　第 1 版第 1 刷発行
2018 年 4 月 10 日　改訂 2 版第 1 刷発行
2024 年 11 月 10 日　改訂 2 版第 5 刷発行

監 修 者　日本放射線技術学会
編 著 者　市 川 勝 弘
　　　　　村 松 禎 久
発 行 者　村 上 和 夫
発 行 所　株式会社オーム社
　　　　　郵便番号　101-8460
　　　　　東京都千代田区神田錦町 3-1
　　　　　電　話　03(3233)0641（代表）
　　　　　URL　https://www.ohmsha.co.jp/

© 日本放射線技術学会 2018

印刷・製本　小宮山印刷工業
ISBN978-4-274-22207-8　Printed in Japan

日本放射線技術学会が責任をもって監修する教科書

放射線技術学シリーズ

放射化学（改訂3版）
B5判・204頁・定価（本体4,800円【税別】）

東 静香・久保直樹 共編

- 第1章　放射能と同位体
- 第2章　壊変現象
- 第3章　天然放射性核種と人工放射性核種
- 第4章　放射性同位体の化学　他

MR撮像技術学（改訂3版）
B5判・440頁・定価（本体5,300円【税別】）

笠井俊文・土井 司 共編

- 第1章　MR撮像技術の原理
- 第2章　MR装置の構成
- 第3章　MRの物理と数学の基礎知識
- 第4章　MRI造影剤　他

放射線生物学（改訂2版）
B5判・276頁・定価（本体5,000円【税別】）

江島洋介・木村 博 共編

- 第1章　放射線生物学の基礎
- 第2章　放射線生物作用の初期過程
- 第3章　放射線生物学で用いる単位と用語
- 第4章　放射線による細胞死と生存率曲線　他

核医学検査技術学（改訂3版）
B5判・482頁・定価（本体6,300円【税別】）

大西英雄・市原 隆・山本智朗 共編

- 第1章　核医学検査の基礎知識
- 第2章　放射性医薬品
- 第3章　核医学機器
- 第4章　核医学技術　他

X線撮影技術学（改訂2版）
A4変判・336頁・定価（本体5,500円【税別】）

小田敍弘・土井 司・安藤英次 共編

- 第1章　DR画像の基礎と最適化へのアプローチ
- 第2章　撮影基準面（線）と体位
- 第3章　頭部・頸部
- 第4章　胸部・胸郭・腹部　他

放射線計測学（改訂2版）
B5判・234頁・定価（本体4,800円【税別】）

西谷源展・山田勝彦・前越 久 共編

- 第1章　物理学的・化学的関連諸量の単位と定義
- 第2章　放射線計測機器
- 第3章　放射線計測の基礎
- 第4章　応用計測　他

CT撮影技術学（改訂3版）
B5判・280頁・定価（本体4,800円【税別】）

山口 功・市川勝弘・辻岡勝美・宮下宗治・原田耕平 共編

- 基礎編　第1章　CT装置の原理と構造
- 　　　　第2章　画像再構成と画像表示　他
- 臨床編　第8章　造影検査
- 　　　　第9章　CTの安全管理　他

放射線安全管理学（改訂2版）
B5判・256頁・定価（本体5,000円【税別】）

西谷源展・鈴木昇一 共編

- 第1章　放射線安全管理の基本理念
- 第2章　国際放射線防護委員会の勧告
- 第3章　放射線源
- 第4章　放射線の防護　他

放射線物理学
B5判・216頁・定価（本体4,800円【税別】）

遠藤真広・西臺武弘 共編

- 第1章　放射線の種類と基本的性質
- 第2章　原子の構造
- 第3章　原子核の構造
- 第4章　原子核の壊変　他

放射線治療技術学（改訂2版）
B5判・408頁・定価（本体5,600円【税別】）

熊谷孝三 編著

- 第1章　放射線治療概論
- 第2章　放射線治療の歴史
- 第3章　放射線治療の物理
- 第4章　放射線治療の生物学　他

放射線システム情報学
B5判・270頁・定価（本体4,800円【税別】）

奥田保男・小笠原克彦・小寺吉衞 共編

- 第1章　放射線技術領域における医療情報とは
- 第2章　ネットワークの復習
- 第3章　病院情報システム
- 第4章　PACS　他

医療安全管理学
B5判・296頁・定価（本体4,500円【税別】）

佐藤幸光・東村享治 共編

- 第1章　概論　医療安全の基礎知識
- 第2章　放射線診療における安全管理
- 第3章　放射線検査別の安全に関する留意点
- 第4章　放射線機器の安全管理

もっと詳しい情報をお届けできます．
◎書店に商品がない場合または直接ご注文の場合も右記宛にご連絡ください．

ホームページ　https://www.ohmsha.co.jp/
TEL/FAX　TEL.03-3233-0643　FAX.03-3233-3440

（定価は変更される場合があります）